老年健康科学

運動促進・知的活動・社会参加のススメ

牧迫飛雄馬
Hyuma Makizako

HUMAN PRESS

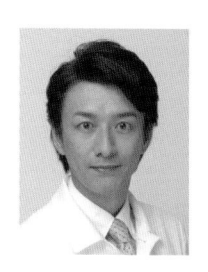

【略歴】

牧迫 飛雄馬（まきざこ ひゅうま）

1978 年	鹿児島県に生まれる
2001 年	国際医療福祉大学保健学部理学療法学科卒業
2001 年	国際医療福祉病院（現・国際医療福祉大学病院） 理学療法士
2003 年	国際医療福祉大学大学院医療福祉研究科博士前期課程修了（保健学）
2003 年	板橋リハビリ訪問看護ステーション 理学療法士
2008 年	札幌医科大学保健医療学部介護予防人材教育センター 特任助教
2009 年	早稲田大学大学院スポーツ科学研究科博士後期課程修了（スポーツ科学）
2010 年	国立長寿医療研究センター 自立支援開発研究部自立支援システム開発室 流動研究員
2011 年	日本学術振興会 特別研究員（PD）
2013 年	University of British Columbia（Canada）Postdoctoral Research Fellow（ポスドク研究員）
2014 年	国立長寿医療研究センター 自立支援開発研究部自立支援システム開発室 室長
2015 年	国立長寿医療研究センター 予防老年学研究部健康増進研究室 室長
2017 年	鹿児島大学医学部保健学科理学療法学専攻 基礎理学療法学講座 教授

主な著書（編集）

・高齢者理学療法学（医歯薬出版）
・理学療法士のための知っておきたい！認知症知識 Q ＆ A（医歯薬出版）
・どう向き合う⁉ 高齢者の認知機能―セラピストのための基本的な考え方と臨床応用（文光堂）

Health science in older adults : recommended activities for physical, cognitive, and social function

（ISBN 978-4-908933-22-6　C3047）

By Hyuma Makizako

2019. 8. 1　1st ed

Human Press, Inc.

167-1 Kawakami-cho, Totsuka-ku, Yokohama, 244-0805, Japan
E-mail : info@human-press.jp

序　文

　2019 年 5 月 1 日，新たな元号が「令和」となり，多くの国民が新たな時代の誕生を認識した瞬間となりました．平成の後期では，「高齢化」「認知症」「健康」いったキーワードをよく耳や目にしたかもしれません．平成 30 年（2018 年）における日本の高齢化率（65 歳以上が全人口に占める割合）は 28.1% と報告されています．ときは少しさかのぼり，「昭和」から「平成」となった当時はどうだったでしょうか．平成元年（1989 年）の高齢化率は 11.6% で，平成 2 年の厚生白書には 2021 年の高齢化率が 23.6% に達する予測が記されています．日本は 30 年前の予想を上回る早さで，高齢化が進展していることがわかります．これは，決して悲観することではなく，わが国の高度な経済成長に加えて，医療技術の発展，疾病予防や公衆衛生に関する施策の充実，国民の生活習慣の改善など，さまざまな要因によって，世界に誇るべく長寿国となったとも考えられます．

　巷では，いまや「人生 100 年時代」といわれています，しかし，人は人生の最期を迎える時が必ず訪れます．その際，「昔はよかった」と思うよりも，「いま現在が幸せだった」と思えるような生き方のほうが，うれしいのではないでしょうか．できることなら「なんとか生きる 100 年」ではなく，「より健康的で，かつ元気な心身状態で 100 年（とはいわずとも，100 年近く）」を過ごしたいものです．そのためには，活発な身体活動，知的な活動，社会的な活動が推奨されます．特に，老年期における健康を科学的に考えるうえでは，この 3 つの側面から多くを学ぶことができます．本書では，これらを実現すべく一助として「老年健康科学」というテーマを設定しました．すなわち，身体的・知的・社会的な活動から，これらによってもたされる恩恵と，これらが損なわれることによる弊害を伝えたく，まとめたしだいです．一人でも多くの人の今を変える，または将来を変えるヒントがあれば，たいへんうれしく思います．

　本書の発刊にあたっては，まず執筆契機を与えていただいた樋口貴広教授（首都大学東京）には，心より感謝申し上げたいと存じます．また，本書で提示した多くの知見や，その礎を築いてくださり，私をこの道へ導いてくださった鈴木隆雄教授（桜美林大学大学院），古名丈人教授（札幌医科大学保健医療学部），島田裕之センター長（国立長寿医療研究センター老年学・社会科学研究センター）には感謝が尽

きません．本書では国立長寿医療研究センターでの多くの研究成果を紹介させて頂きました．これらは，土井剛彦室長，李相侖室長（国立長寿医療研究センター予防老年学研究部）をはじめ，国立長寿医療研究センター予防老年学研究部の研究員・研究補助員の皆様のご指導，ご支援で公表された多数の研究成果となります．

　編集に携わっていただきましたヒューマン・プレスの濱田亮宏氏には，企画の段階から多くのご指導と伝えたい内容がより良い形となるように，懇切丁寧なご尽力をいただきました．思い起こせば，2016 年に開催された第 51 回日本理学療法学術大会（札幌）での出会いが今に至ります．以前，濱田氏から「本は生き物である」というメッセージをいただいたことがありました．本書で紹介する知見が，手に取っていただく方々を通じて，多くの高齢者の方々へさらに有益な情報へと形を変えて伝わり，または発展した知見として形を変えて，未来の当該領域の学問の発展へつながるような種になれば無常の喜びです．

　令和元年 7 月吉日

牧迫　飛雄馬

目次

第 **II** 章 認知の柱 ～知的活動の促進～

第Ⅲ章 参加の柱 ～社会的活動の促進～

Column

🎓 基礎研究からのメッセージ

👵👵 現場からのメッセージ

🏃 高齢者へのアプローチのコツ

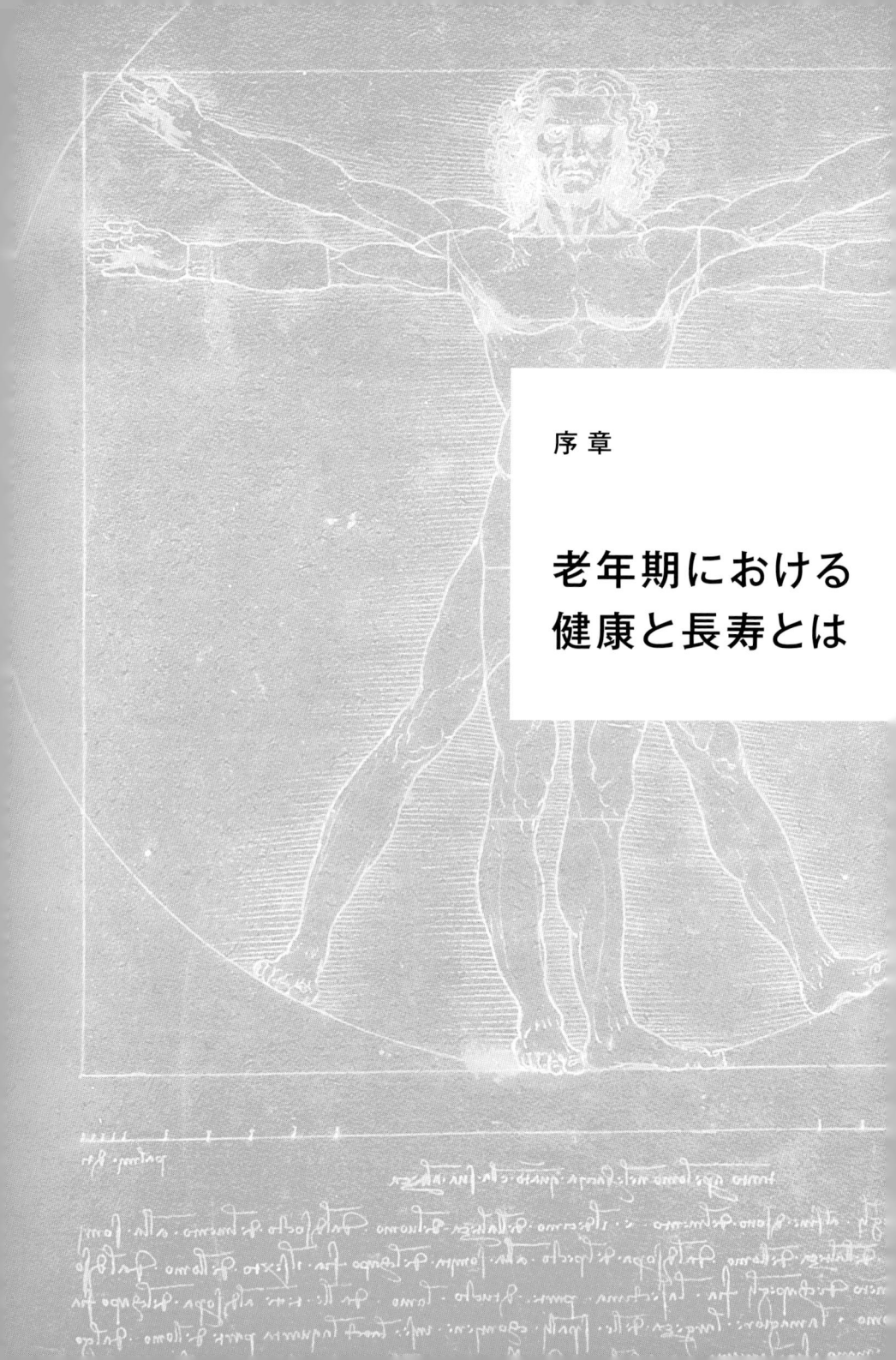

序 章

老年期における
健康と長寿とは

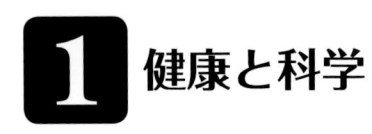

健康と科学

健康は第一の富である

詩人・思想家，ラルフ・ワルド・エマーソン（1803〜1882）

　何ごとを遂行するにおいても健康であることが基本であり，われわれにとって健康とは何にも替えがたい優先順位のきわめて高い状態であろう．そもそも「健康」とは，どのような状態であろうか．世界保健機関（WHO：World Health Organization）憲章（1946 年）の前文において，次のような定義が記されている．

> 健康とは，身体的，精神的および社会的に完全に良好な状態であり，単に疾病または病弱の存在しないことではない
> （Health is a state of complete physical, mental and social well-being and not merely the absence of disease or infirmity）

　その後，前文の state は dynamic state（動的状態）という表現に修正され，physical（身体的），mental（精神的），social（社会的）に加えて，spiritual（霊的）が併記されている．つまり，病気やケガを有さずに身体の状態が良好であるということを指すだけではなく，うつや不安などといった精神的な面や孤立や経済的な困窮などといった社会的な面，さらには日本では馴染みにくいかもしれないが霊的（スピリチュアル）な面も含めた，さまざまな側面での良好な状態が健康に含まれる．

　このような人の健康に関わるあらゆる学問を総じて，健康科学（health sciences）と捉えることができるかもしれない．とりわけ，日本においては世界に類をみない早さで高齢者人口が急増しており，今や 65 歳以上の人口の割合は 30％に達する勢いである．より多くの人々の健康を考えるうえでは，老年期（WHO では 65 歳以上を高齢期としており本書ではこれを老年期と表す）における健康をあらゆる側面から科学的に解明する，またはより良好な状態へ高める術を探索することは，より多くの人々の幸福に寄与するのではないだろうか．

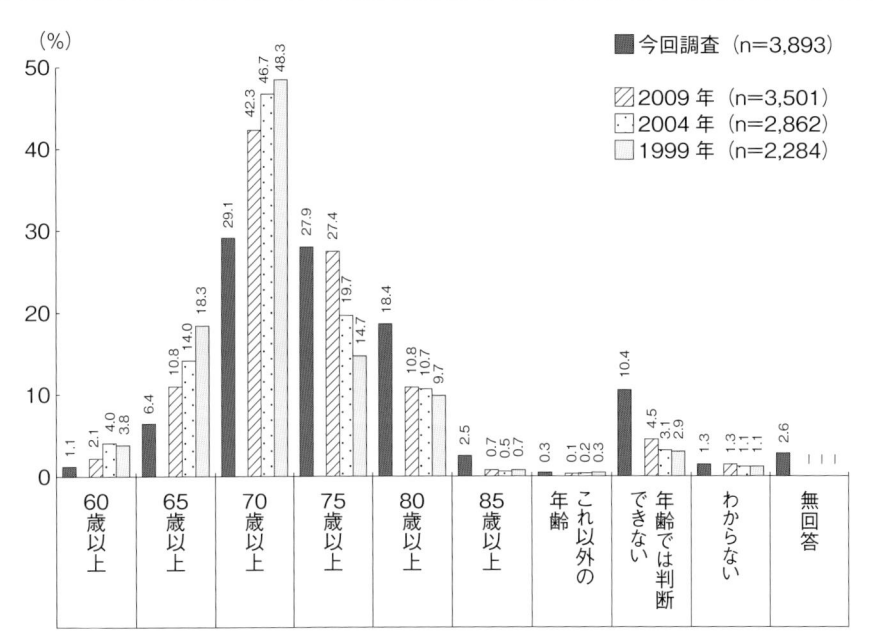

図1　高齢者とは何歳からか？

2 高齢者の定義

　わが国において，高齢者は歴年齢（生まれた日を起点とし，暦の上で数えた年齢）で65歳以上と定義され，さまざまな政策や制度に反映されていることが多い．しかし，高齢者を65歳以上と位置づける医学的および生物学的な根拠は，明確には存在しないといわれている．また，一般的に加齢に伴って心身機能の個人差は大きくなるとされており，特に60代で高齢者とするには，本人の活動水準や心身機能のほか，自分自身や周囲の人からの受容などといった面からも，違和感をもつことは少なくない．

　社会の意識を調査した結果においても，一般的に何歳ころから高齢者だと思うかという問いに対して（調査対象は全国の60歳以上の男女6,000人），「70歳以上（29.1％）」が最も多く，次に「75歳以上（27.9％）」「80歳以上（18.4％）」の順で，「65歳以上」は6.4％と少数の意見となっている．ちなみに，「年齢では判断できない」という意見も10.4％に達している（図1）[1]．

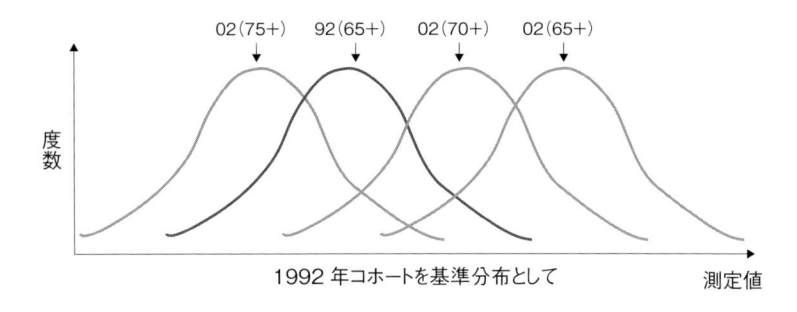

測定値	平均値±標準偏差				統計値			
	1992年 （≦65歳）		2002年 （類似分布の年齢）		F[1]	P値	t[2]	P値
握力								
・男性	30.2 ± 6.9	69 〜	30.0 ± 6.6		1.925	0.166	0.278	0.781
・女性	18.2 ± 4.9	75 〜	18.2 ± 5.3		1.405	0.236	0.013	0.990
開眼片脚起立時間								
・男性	36.6 ± 24.0	69 〜	36.8 ± 23.0		5.155	0.024 *	−0.127	0.899
・女性	25.6 ± 23.0	68 〜	25.8 ± 22.1		2.027	0.155	−0.167	0.868
通常歩行速度								
・男性	1.16 ± 0.27	76 〜	1.17 ± 0.30		1.861	0.173	−0.304	0.761
・女性	1.00 ± 0.27	76 〜	1.00 ± 0.27		0.030	0.863	−0.037	0.970
最大歩行速度								
・男性	1.92 ± 0.44	69 〜	1.92 ± 0.42		1.564	0.212	−0.012	0.990
・女性	1.56 ± 0.40	73 〜	1.55 ± 0.38		1.910	0.167	0.312	0.755

[1] コホートの分散のF検定，[2] 平均差のt検定，*$p < 0.05$

図2　高齢者の運動機能の若返り（10年間の同一コホートの追跡）

　高齢者の心身の健康に関する種々のデータをひと昔前と比較してみると，現在の高齢者においては10〜20年前と比べて，加齢に伴う身体的機能の低下出現が5〜10年程度遅延していることが示されている（**図2**）[2]．つまり，社会全体としてみた場合，身体的機能の「若返り」現象がみられているとも解釈できる．特に65〜74歳の前期高齢者においては，心身の健康が保たれており，活発な社会活動が可能な人が大多数を占めている．このような状況から，高齢者の定義を再考するワーキンググループが立ち上がり（日本老年学会，日本老年医学会），高齢者の定義がさまざまな視点・角度から議論されている．このワーキンググループでは，65〜74歳を准高齢者（期；pre-old），75〜89歳を高齢者（期；old），90歳以上を超高齢者（期；oldest-old, super-old）という提言もなされている．超高齢社会を明るく活力のある

ものにするためには，高齢者の定義を再検討することが一つの意義のあるきっかけと考えるが，現行の社会保障制度や今後の人口構造の変化などを考慮すると，さらなる議論の継続が必要であろう．しかし，高齢者の健康を取り巻く情勢は，時代とともに変化しつつあり，その時代のニーズや状況に合わせた，もしくは近い将来を見据えた高齢期における健康科学の理解と，科学的かつ実践可能な支援方策を模索していくことが望まれる．

3 健康長寿の延伸

　2017年（平成29年簡易生命表：厚生労働省）に発表のわが国における平均寿命（平均余命）は，男性が81.09歳，女性が87.26歳であり，世界では男性が2位，女性が1位となっている（注：国により作成基礎期間や算出方法が異なるため，平均寿命の諸外国との厳密な比較は困難である）[3]．この平均寿命とは，この1年間で亡くなった人の歳を平均した年齢ではなく，その年に生まれた人（0歳児）が平均して生きる年数を示している．そのため，例えば今年70歳となる男性では，現在の平均寿命が81.09歳だからといって，平均した余命はその差分（81－70歳）である11年というわけではない．生まれて以降，各ライフステージによって死亡のリスクは異なる．例えば，出生後の間もない時期においては，先天奇形や不慮の事故が死因となることが多い．また，思春期（概ね10～19歳）では自殺，不慮の事故，悪性新生物，壮年期（25～60歳）では自殺，悪性新生物，心疾患，脳血管疾患などが死因の上位を示す[4]．また疾患についても，その好発年齢や死亡者数は異なる．つまり，70歳においては，その年に生まれた0歳児が70歳までのライフステージで直面するリスクはすでに回避してきており，いまの0歳児が平均余命の81歳（男性の場合）に達する確率と，いま70歳が81歳に到達する確率では異なってくる．いま70歳の男性における平均余命は15.73年とされており，平均して85～86歳までは生きることになる．

　その一方で，健康寿命という指標の重要性が増している．健康である寿命，つまり「健康上の問題で日常生活が制限されることなく生活できる期間」とされている．2010年に報告されたわが国の健康寿命は，男性が70.42歳，女性が73.62歳とされている．このことは，この年の平均寿命と健康寿命の間には，男性で9.13年，女

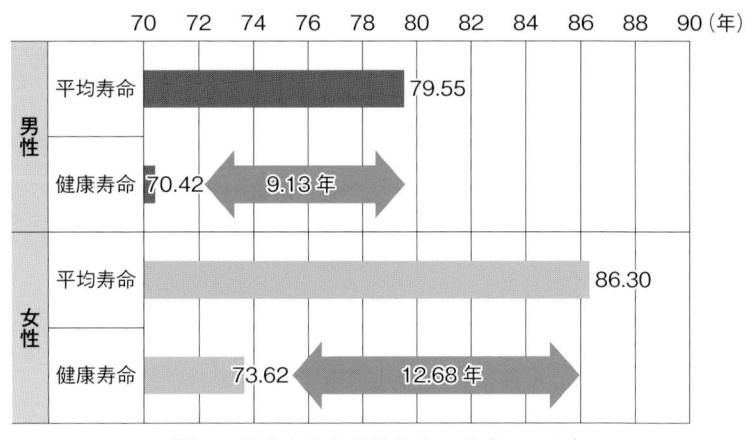

図 3　健康寿命と平均寿命の差 (2010 年)

性で 12.68 年の差が生じている (**図3**)[5]，つまり，男性で約 9 年，女性で約 13 年程度の健康ではない期間 (不健康な期間) があることも意味している．PPK (ピンピンコロリ) という表現が使われることもあるが，この健康寿命を延伸して平均寿命との差異を小さくしていくことが一つの重要な課題とされている．このことは，健康日本 21 (第二次：2013〜2022 年) でも健康寿命の延伸が基本的な方針として定められ，平均寿命の増加ぶんを上回る健康寿命を得ることが目標として掲げられている．いかにして健康寿命を延伸し，生命寿命との差を短くしていくかが老年期の健康科学においての鍵となる．

　また，「地域や社会状況の違いによる集団における健康状態の差」と定義される「健康格差」が，都道府県間で存在することが報告されており，具体的に健康寿命には都道府県間で男女ともに最大で 3 年程度の差異があることが指摘されている．そのため，健康日本 21 (第二次) では健康寿命の延伸とともに，健康格差の縮小を目標の一つに掲げている (**表1**)．

　本書では，老年期における健康科学の主たる目標ともなりうる健康長寿の延伸を図るためのトピックスとして，3 つの柱からの健康長寿の戦略を提示したい．その 3 つの柱とは，「運動の柱〜身体的活動の促進」「認知の柱〜知的活動の促進」「参加の柱−社会的活動の促進」である．いずれにおいても大事なことは，「活動」という能動的な行動に結びつくことである．

　当然のことであるかもしれないが，「長生きすることよりも，いかに健康であり続けるか」が望まれる時代であろう．人生観や健康観は個人で異なるが，人間には

表 1　健康日本 21（第二次）目標 − 健康寿命の延伸と健康格差の縮小

項　目	策定時の現状 （2010 年）	目　標 （2022 年）
①健康寿命の延伸（日常生活に制限のない期間の平均の延伸）	男性：70.42 年 女性：73.62 年	平均寿命の増加ぶんを上回る健康寿命の増加
②健康格差の縮小（日常生活に制限のない期間の平均の都道府県格差の縮小）	男性：2.79 年 女性：2.95 年	都道府県格差の縮小

必ず「死」が訪れる．できることならば，できるだけ健康な状態のままで，ある程度納得して死を迎えたいと思う人がほとんどではないだろうか．そのためには，われわれに何ができるのか，われわれは何をすべきか．前述のように人生観や健康観，幸福感は個人で異なるため，明確な解答を導き出すことは困難であろうし，そもそも解答はないかもしれない．しかし，長寿国といわれる日本において老年期をどのように健康と向き合い過ごし，日本らしい健康長寿のあり方を世界へ示すかは，未来につながる学問体系の一つにもなりうるものと考える．医療・介護・福祉のほか，健康に関するあらゆる専門職，ならびに各個人の活動において，老年期の健康科学をどのように捉えて，どのような活動を起こすか，何かしらのヒントが提起できれば望外の喜びである．

● 文 献 ●

1）平成26年度高齢者の日常生活に関する意識調査2014（https://www8.cao.go.jp/kourei/ishiki/h26/sougou/zentai/index.html）2019年2月21日閲覧
2）鈴木隆雄, 他：日本人高齢者における身体機能の・縦断的・横断的変化に関する研究—高齢者は若返っているか? 厚生の指標　**53**：1−10, 2006
3）平成29年簡易生命表2017（https://www.mhlw.go.jp/toukei/saikin/hw/seimei/list54-57-02.html）2019年2月21日閲覧
4）平成21年（2009）人口動態統計2009（https://www.mhlw.go.jp/toukei/saikin/hw/jinkou/kakutei09/index.html）2019年2月21日閲覧
5）平成26年版厚生労働白書—健康・予防元年2014（https://www.mhlw.go.jp/wp/hakusyo/kousei/14/backdata/index. html）2019年2月21日閲覧

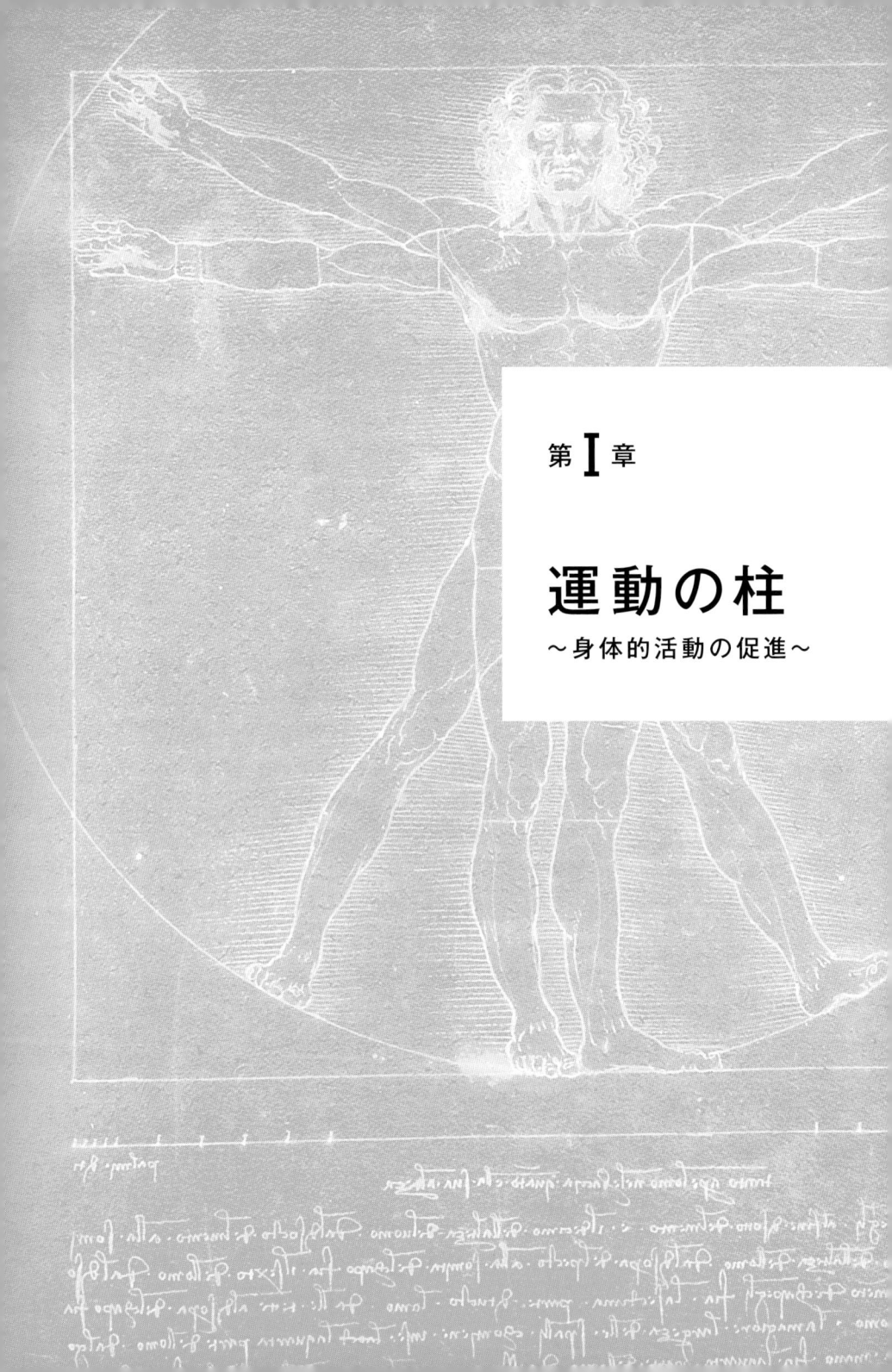

第 I 章

運動の柱
~身体的活動の促進~

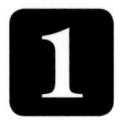 老年期における運動機能

　一般に成人以降は，加齢に伴って各種の運動機能が徐々に低下していくとされる[1]．例えば，**図1-1**に示すように，筋力や歩行速度は20代をピークとして加齢に伴い徐々に低下し，このような加齢による運動機能の低下は，65歳以降において，さらに顕著に認められる．しかし，これらの運動機能における加齢低下の程度は，指標によって異なり，さらに性差も報告されている．

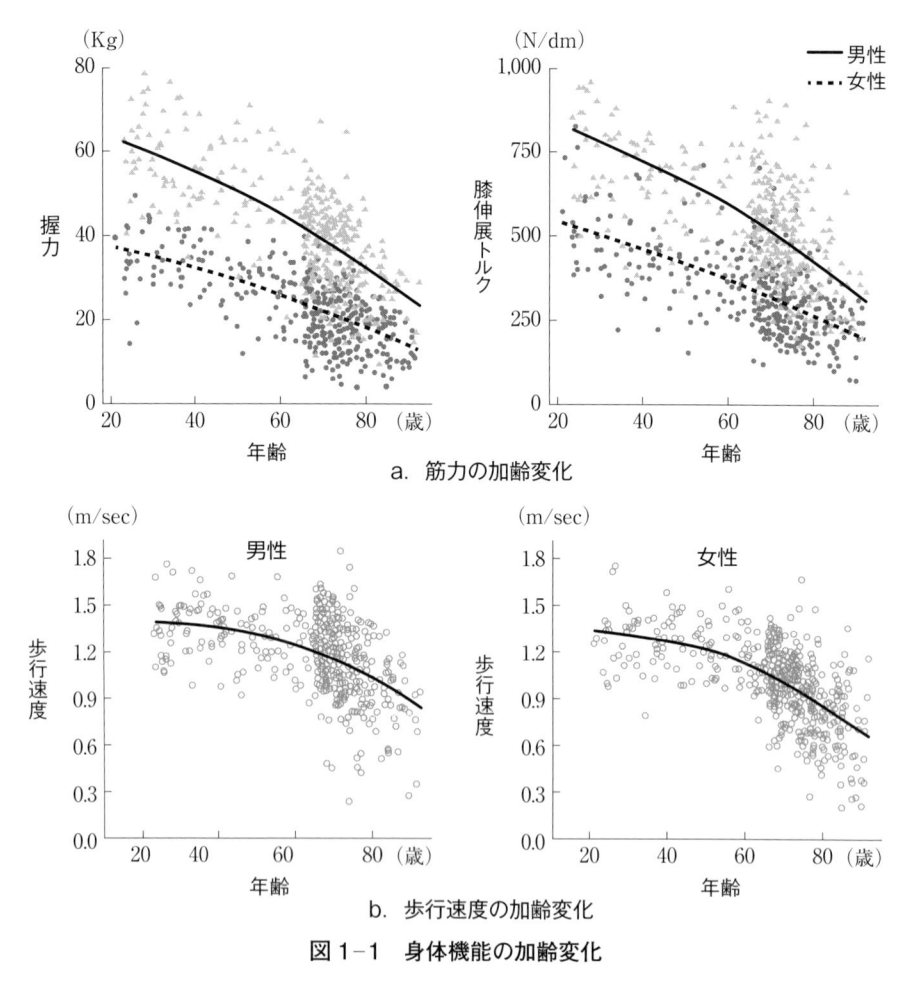

a. 筋力の加齢変化

b. 歩行速度の加齢変化

図1-1　身体機能の加齢変化

　筋力に関しては，上肢の筋力に比べて下肢の筋力低下がより年齢の影響を受けやすい．握力については，20代と比較して60代では約20%程度低下し，60代以降においては低下が加速し，85歳以上では20代の握力と比べて50%程度となる．一方，膝伸展筋力は握力よりも早期から加齢による筋力低下がみられ，20代に比べて60代では約30%程度低下する．60代ではさらに低下が加速し，85歳以上では20代の50%以下にまで低下する[1]．特に65歳以上では，膝伸展筋力が1年間で1〜2%ずつ低下するといわれている．また筋肉量についても，下肢での減少が加齢の影響を受けやすい[2]（図1-2）．特に65歳以上の変化をみてみると，運動機能や身体組成は評価する指標によってその変化の程度が異なる[3]（図1-3）．図1-3に示された結果をみると，身体機能の加齢変化は指標によって異なり，男性では握力，女性では歩行速度の低下が顕著であり，身体組成では体重よりも四肢筋量が加齢の影響を受けやすいことが示唆された[3]．

　これらの加齢に伴う運動機能や身体組成の変化は，さまざまな有害事象を惹起する要因となる．例えば，転倒や日常生活動作（ADL：Activity of Daily Living）能力の障害を引き起こす引き金となり，認知症や脳血管疾患などの疾患リスクの増大や入院リスク，さらには死亡リスクの増大にまで多大な悪影響を及ぼすことにつながるおそれがある．そのため，老年期において運動機能を維持・改善させることは，健康寿命の延伸を図るうえで非常に重要となる．その最たる手段として，これらの運動機能を活用することが大切であり，身体活動を促進し，筋や関節をはじめとした運動器を活性化させることが望まれる．これらを包括的に理解したうえで，維持・向上に必要な要素を効果的に高める支援が必要であろう．

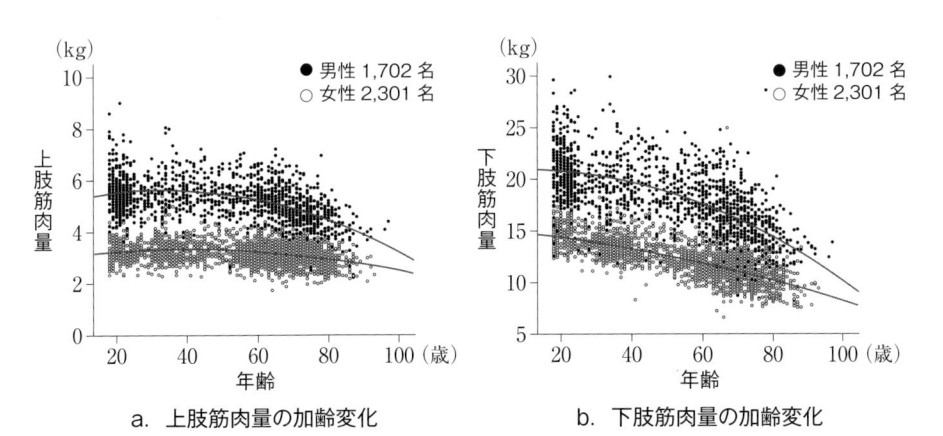

a. 上肢筋肉量の加齢変化　　　　b. 下肢筋肉量の加齢変化

図1-2　筋肉量の加齢変化（文献2）より転載）

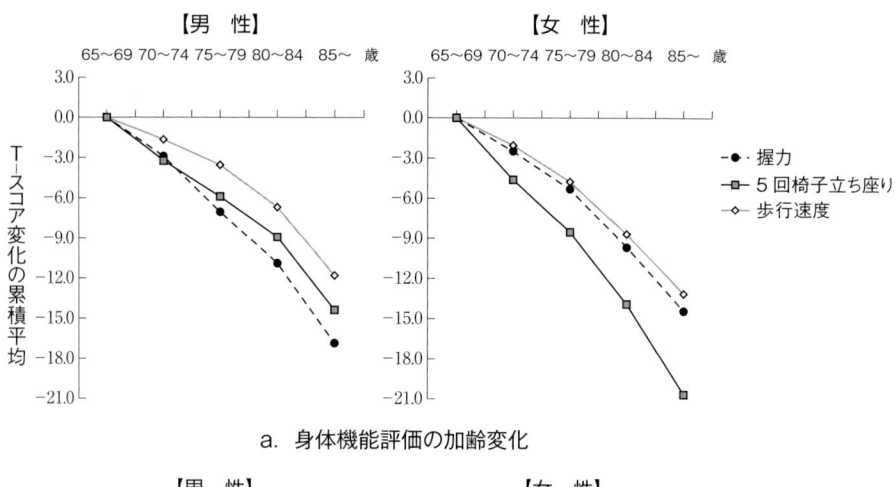

a. 身体機能評価の加齢変化

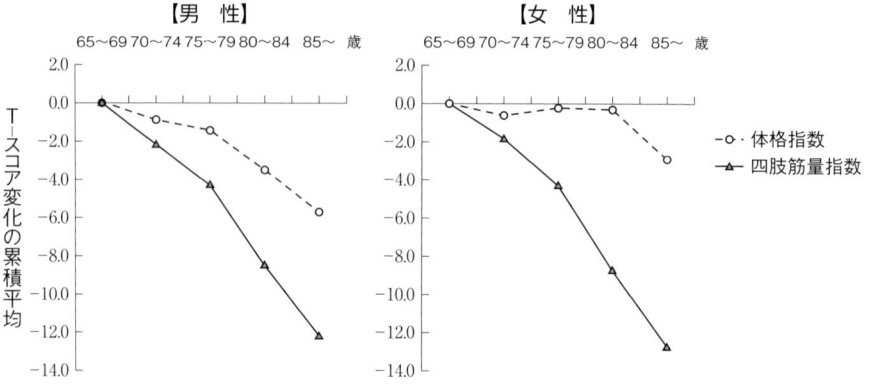

b. 身体組成評価の加齢変化

図 1-3　運動機能および身体組成の 65 歳以降の変化（文献 3）より転載)

　本章では，健康長寿を延伸するうえで最も重要となるであろう「運動の柱」として，その身体的活動を促進するために必要な情報を整理し，具体的な介入手段について概説する.

2 運動機能低下および身体活動低下の弊害

運動機能低下と転倒

　老年期における運動機能の低下がもたらす弊害の一つに，転倒の発生があげられる．わが国の地域在住高齢者（65 歳以上）における年間の転倒発生率は，おおよそ30～40％程度と多く報告されており，約 3 人に 1 人が 1 年間で 1 回は転倒を経験していることになる[4,5]．また，施設入所者や通所施設利用者では，さらに高い転倒率が報告されており[6]，その背景にある危険因子の影響度も異なる（**表 1-1**）[7]．転倒は要介護発生の原因としても重要なリスク要因であり，特に比較的支援・介護が軽度なレベルで発生が高く，要支援者においては支援・介護の必要となった原因の第 3 位（15.2％）にあげられており（2016 年国民健康基礎調査；**表 1-2**），要介護発生リスクを減少させるためにも避けなくてはならない事象である．

　運動機能の低下は転倒発生の重要な危険因子とされている．地域在住高齢者における転倒に影響を及ぼす身体的な危険因子としては，とりわけ筋力低下，歩行能力の低下，バランスの低下が報告されている[8]（**図 1-4**）．Shimada ら[9]は，要支援および軽度要介護高齢者を中心とした通所介護利用者を対象として，筋力，バランス，歩行などのさまざまな身体機能測定と将来の転倒発生との関連を調べたところ，歩行速度の低下が最も転倒発生との関連が強かったことを報告している（**表 1-3**）．また，転倒に対するそれぞれのカットオフ値を算出したところ，通常歩行速度0.7 m/秒，最大歩行速度 1.0 m/秒，片脚立位時間 3.0 秒で，要支援・要介護高齢者における転倒発生リスクを有意に判断することが示唆されている．さらに，転倒発生に関連するとされるこれらの身体機能について相互関係性も考慮して調べてみると，筋力やバランス能力の低下が直接的に転倒発生と関連しているというよりも，筋力およびバランスの低下が，歩行能力の低下を介して転倒発生に関与しているという相互の関係性を有しているものと考えることができる[10]（**図 1-5**）．

　転倒の発生は，その後の ADL 障害や要介護の発生，さらには死亡率の上昇にも影響を与えるとされている[11]．特に大腿骨頸部骨折の 9 割は，転倒が起点になっているとされており[12]，最も避けたい有害事象の一つである．老年期における大腿骨頸部骨折の発生は，歩行能力や ADL を著しく低下させるだけでなく，認知機能の低下やうつの増大など，精神・心理面への影響も大きい．

表1-1　転倒の危険因子の影響度の違い

危険因子	地域在住高齢者	施設入所高齢者
知的機能低下	高	高
向精神薬の服用	高	高
視覚機能低下	高	高
バランス障害	高	高
下肢筋力の低下・障害	高	高
移動・ADL・IADL の低下	高	高
歩行補助具の使用	高	高
末梢神経筋機能の低下	高	低
中等度の活動状態	高	―
多剤利用	高	中
障害物	高	―
飲酒	高	―
尿失禁	中	高
起立性・食後の低血圧	中	高
めまい	中	高
高い活動状態	中	―
心臓病薬の服用	中	高
握力低下・上肢機能障害	中	中
下肢協調動作障害	中	中
歩行異常	中	高
活動制限・低い活動状態	中	高
社会的ネットワークの低下	中	低
うつ病	低	高
聴力障害	低	高
抗炎症薬の服用	低	―
鎮痛剤	―	高
抑制具の使用	―	高

表 1−2　要介護度別にみた介護が必要となった主な原因（上位 3 位：2016 年国民生活基礎調査）

要介護度	第 1 位		第 2 位		第 3 位	
総　数	認知症	18.0	脳血管疾患（脳卒中）	16.6	高齢による衰弱	13.3
要支援者	関節疾患	17.2	高齢者による衰弱	16.2	骨折・転倒	15.2
要支援 1	関節疾患	20.0	高齢者による衰弱	18.4	脳血管疾患（脳卒中）	11.5
要支援 2	骨折・転倒	18.4	関節疾患	14.7	脳血管疾患（脳卒中）	14.6
要介護者	認知症	24.8	脳血管疾患（脳卒中）	18.4	高齢者による衰弱	12.1
要介護 1	認知症	24.8	高齢者による衰弱	13.6	脳血管疾患（脳卒中）	11.9
要介護 2	認知症	22.8	脳血管疾患（脳卒中）	17.9	高齢者による衰弱	13.3
要介護 3	認知症	30.3	脳血管疾患（脳卒中）	19.8	高齢者による衰弱	12.8
要介護 4	認知症	25.4	脳血管疾患（脳卒中）	23.1	骨折・転倒	12.0
要介護 5	脳血管疾患（脳卒中）	30.8	認知症	20.4	骨折・転倒	10.2

注：熊本県を除いたものである　　（単位：%）

内的要因

身体要因

循環器系
- 起立性低血圧
- 不整脈
- 心不全
- 脳血管障害の既往
- その他の脳循環障害

神経系
- パーキンソン症候群
- 認知症
- 末梢神経障害
- 失調性疾患
- 眩暈症

筋・骨格系
- 変形性脊椎症
- 変形性関節症（膝・股関節）
- 骨折の既往
- ミオパチー

視覚障害
- 白内障
- 緑内障

加齢変化
- 筋力低下
- 姿勢の変化
- 運動速度の低下
- 姿勢反射の低下
- 平衡感覚（バランス）の低下
- 深部感覚の低下
- 認知脳の低下
- 視力・視野の低下
- 聴力障害

薬物
- 睡眠薬
- 抗不安薬
- 抗ヒスタミン薬
- 抗精神病薬
- 抗てんかん薬
- 降圧薬
- 抗不整脈薬
- 排尿障害治療薬
- 抗パーキンソン薬

外的要因
- 段差
- 障害物
- 履物
- 滑りやすい場所
- 部屋の暗さ
- 階段
- 手すりの有無
- 坂

図 1−4　転倒に関わる要因

表1-3　要支援・要介護高齢者における機能テストと転倒発生 _{（文献9）より転載}

テスト	基準値	感度	特異度	相対危険度（95%信頼区間）
握力（kg）	≦17	0.55	0.55	1.41（0.90, 2.22）
椅子立ち座りテスト（秒）	≧13	0.61	0.53	1.40（0.90, 2.19）
片脚立位（秒）	≦3	0.51	0.61	1.62（1.03, 2.56）
ファンクショナルリーチ（cm）	≦18	0.47	0.59	1.10（0.71, 1.72）
タンデム歩行テスト（歩）	≦2	0.52	0.65	1.49（0.95, 2.33）
通常歩行速度（m/秒）	≦0.7	0.56	0.59	1.82（1.16, 2.85）
最大歩行速度（m/秒）	≦1	0.58	0.58	1.60（1.01, 2.53）
Timed Up and Go（秒）	≧16	0.53	0.63	1.50（0.96, 2.36）
MSQ（エラー数）	≧4	0.45	0.52	0.89（0.57, 1.39）

MSQ：Mental Status Questionnaire

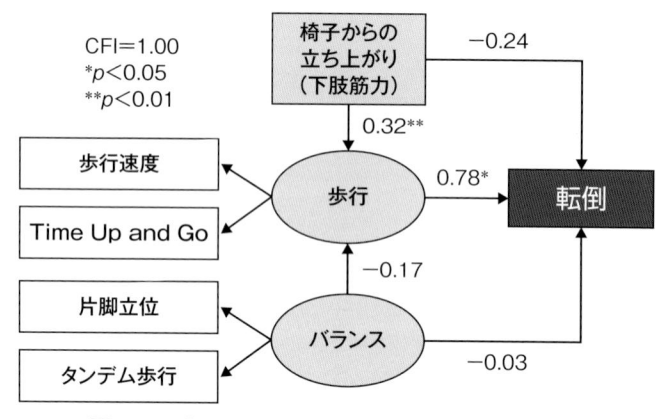

図1-5　転倒リスクとしての身体機能の相互関係

　CFI（比較適合度指標）はモデルの適合度を示す指標で，0.90以上であてはまりのよいモデルとされる．図中の数値は，標準化回帰係数を示す

　転倒によって骨折には至らなくとも，転倒に対する精神的な恐怖感（転倒恐怖感）の増大に伴って，過剰な身体活動の制限が生じ，それにより身体機能の低下が加速して転倒発生リスクが高くなってしまうという，いわゆる転倒後症候群の引き金となってしまう（図1-6）．実は，この転倒恐怖感（FOF：fear of falling）は転倒を経験したからといって生じるわけでない．過去1年以内で転倒の経験がなくても転倒への恐怖心が高いことで，将来の要介護発生リスクを上昇させてしまう（図1-7）[13]．つまり，転倒という事象のみを避けるだけでなく，そのリスクを高めてし

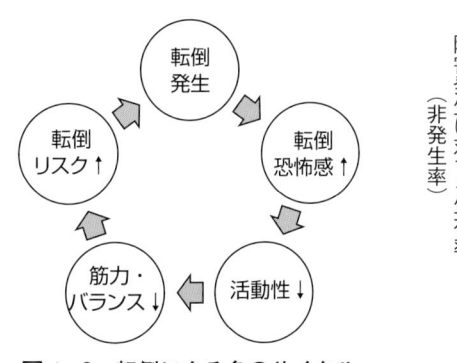

図1-6　転倒による負のサイクル

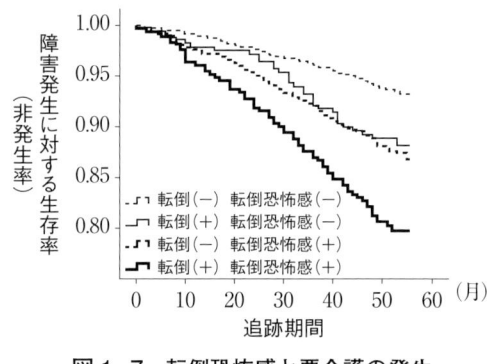

図1-7　転倒恐怖感と要介護の発生

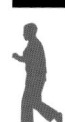

まう背景にある筋力，バランス，歩行能力といった身体機能の低下を抑制すること
が重要であり，同時に精神的な転倒に対する恐怖感の評価や解消も忘れてはいけな
い．

　さらに，このような自身の身体機能の程度を把握する試みとして，安全な歩行の
遂行に対する自信の程度を評価する指標として，Gait Efficacy Scale（GES：歩行エ
フィカシースケール）が作成されている[14]．このGESは，実用性を考慮して
modified GESとして改訂がなされており[15]，日本語改訂版GESも報告されてい
る[16]（図1-8）．これらの指標を活用して，転倒や自身の身体機能に対する精神的
および心理的な側面の影響を考慮しておくことも重要であろう．

運動機能低下および身体活動低下と死亡リスクの増大

　運動機能の指標の中でも，歩行速度と握力はその評価の簡便性からも疫学研究で
も広く使用されている．これらの指標は，いま現在の身体機能を把握することに有
用となるだけでなく，死亡のリスクに対しても重要な評価指標になりうることが報
告されている．

　例えば，Studenskiら[17]による地域在住高齢者34,485名を対象に6〜21年を追
跡した研究では，歩行速度はその後の生存率と有意に関連していたことが報告され
ている（図1-9）．また，歩行速度はさまざまな健康関連の有害事象発生への予測
因子として有用性が報告されており，それらを一覧にまとめたものが図1-10とな
る[18]．対象となる研究フィールド（例えば，地域高齢者や施設入所者，脳卒中既往
者など）によって参照する値は異なるが，最もわかりやすい目安としては1.0 m/秒

以下の質問について，自信の程度を「まったく自信がない」から「完全に自信がある」の1〜10点であてはまる番号に○をつけてください

┌ 記入例 ────────────────────────────────┐
まったく　　　　　　　　　　　　　　　　　　　　　完全に
自信がない　　　　　　　　　　　　　　　　　　　　自信がある
▼　　　　　　　　　　　　　　　　　　　　　　　　▼
| 1 | 2 | 3 | 4 | ⑤ | 6 | 7 | 8 | 9 | 10 |
└──────────────────────────────────────┘

1. 床板のような固い平面を安全に歩ける自信はどのくらいありますか？
まったく　　　　　　　　　　　　　　　　　　　　　完全に
自信がない　　　　　　　　　　　　　　　　　　　　自信がある
▼　　　　　　　　　　　　　　　　　　　　　　　　▼
| 1 | 2 | 3 | 4 | 5 | 6 | 7 | 8 | 9 | 10 |

2. 芝生の上を安全に歩ける自信はどのくらいありますか？
まったく　　　　　　　　　　　　　　　　　　　　　完全に
自信がない　　　　　　　　　　　　　　　　　　　　自信がある
▼　　　　　　　　　　　　　　　　　　　　　　　　▼
| 1 | 2 | 3 | 4 | 5 | 6 | 7 | 8 | 9 | 10 |

3. 通路の障害物を安全に越えて歩ける自信はどのくらいありますか？
まったく　　　　　　　　　　　　　　　　　　　　　完全に
自信がない　　　　　　　　　　　　　　　　　　　　自信がある
▼　　　　　　　　　　　　　　　　　　　　　　　　▼
| 1 | 2 | 3 | 4 | 5 | 6 | 7 | 8 | 9 | 10 |

4. 縁石から安全に降りられる自信はどのくらいありますか？
まったく　　　　　　　　　　　　　　　　　　　　　完全に
自信がない　　　　　　　　　　　　　　　　　　　　自信がある
▼　　　　　　　　　　　　　　　　　　　　　　　　▼
| 1 | 2 | 3 | 4 | 5 | 6 | 7 | 8 | 9 | 10 |

5. 縁石の上を安全に上がれる自信はどのくらいありますか？
まったく　　　　　　　　　　　　　　　　　　　　　完全に
自信がない　　　　　　　　　　　　　　　　　　　　自信がある
▼　　　　　　　　　　　　　　　　　　　　　　　　▼
| 1 | 2 | 3 | 4 | 5 | 6 | 7 | 8 | 9 | 10 |

6. 手すりにつかまって階段を安全に昇れる自信はどのくらいありますか？
まったく　　　　　　　　　　　　　　　　　　　　　完全に
自信がない　　　　　　　　　　　　　　　　　　　　自信がある
▼　　　　　　　　　　　　　　　　　　　　　　　　▼
| 1 | 2 | 3 | 4 | 5 | 6 | 7 | 8 | 9 | 10 |

7. 手すりにつかまって階段を安全に降りられる自信はどのくらいありますか？
まったく　　　　　　　　　　　　　　　　　　　　　完全に
自信がない　　　　　　　　　　　　　　　　　　　　自信がある
▼　　　　　　　　　　　　　　　　　　　　　　　　▼
| 1 | 2 | 3 | 4 | 5 | 6 | 7 | 8 | 9 | 10 |

8. 手すりにつかまらずに階段を安全に昇れる自信はどのくらいありますか？
まったく　　　　　　　　　　　　　　　　　　　　　完全に
自信がない　　　　　　　　　　　　　　　　　　　　自信がある
▼　　　　　　　　　　　　　　　　　　　　　　　　▼
| 1 | 2 | 3 | 4 | 5 | 6 | 7 | 8 | 9 | 10 |

9. 手すりにつかまらずに階段を安全に降りられる自信はどのくらいありますか？
まったく　　　　　　　　　　　　　　　　　　　　　完全に
自信がない　　　　　　　　　　　　　　　　　　　　自信がある
▼　　　　　　　　　　　　　　　　　　　　　　　　▼
| 1 | 2 | 3 | 4 | 5 | 6 | 7 | 8 | 9 | 10 |

10. 800mくらいの距離を安全に歩ける自信はどのくらいありますか？
まったく　　　　　　　　　　　　　　　　　　　　　完全に
自信がない　　　　　　　　　　　　　　　　　　　　自信がある
▼　　　　　　　　　　　　　　　　　　　　　　　　▼
| 1 | 2 | 3 | 4 | 5 | 6 | 7 | 8 | 9 | 10 |

図1-8　日本語改訂版歩行エフィカシースケール（GES） (文献16) より転載)

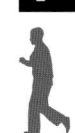

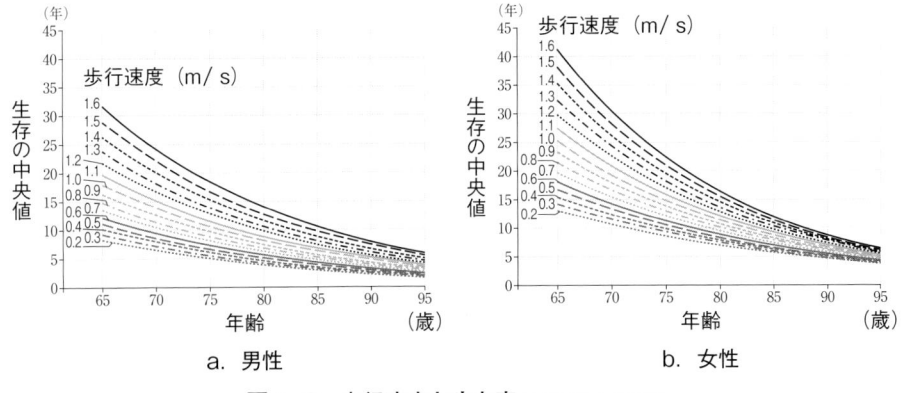

a. 男性　　　　　　　　　　　　b. 女性

図 1-9　歩行速度と生存率（文献 17）より転載）

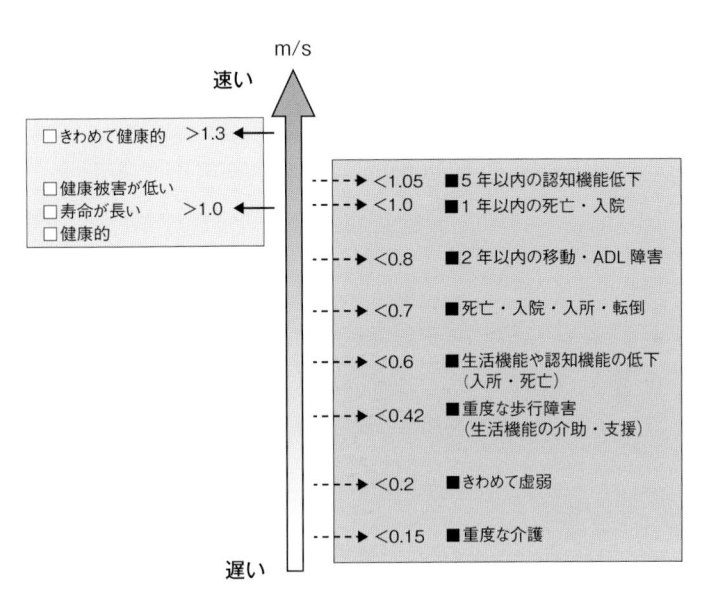

図 1-10　高齢者の歩行速度と健康（文献 18）より転載）

を境にして大きくリスクが分かれる．高橋ら[19]が，国内 130 カ所の横断歩道の青信号の点灯点滅時間を調べ，横断に必要な速さを算出したところ，9 割以上の横断歩道を渡るのには 1.0 m/秒の速度が必要であることを報告している．このことは，高齢者の自立した安全な外出行動を維持するために，または制限となる危険を把握するうえでも，歩行速度の一つの目安になりうる．歩行速度を評価するには，ストップウォッチなどの時間計測機器があれば，特別な機器は不要であり，身体機能を把

握するうえで最も重要な指標であろう.

　また, 握力についても握力計があれば限られたスペースであっても測定が可能であり, おおまかな全身性の筋力を把握するうえで非常に有益である. 握力も歩行速度同様に, 地域在住高齢者において将来の死亡リスクに強く関連することが報告されている. Newman ら[20] によって, 地域在住高齢者 2,292 名 (70〜79 歳) を対象とし平均 4.9 年間追跡した報告では, 握力は将来の生存率と有意に関することが示されている (**図 1-11**). このように, 握力は非常に簡便でありながらも, 健康状態に非常に関連する有益な指標であるが, 実は日本と欧米では一般的に使用される機器や測定方法が異なる (**図 1-12**). 日本では, スメドレー式の握力計が一般的で, 立位にて肘関節伸展位で手指の第 2 関節 (PIP 関節) 屈曲位から測定する. 欧米で一般的に用いられる方法では, 油圧式の握力計で肘関節 90° 屈曲位で測定することが

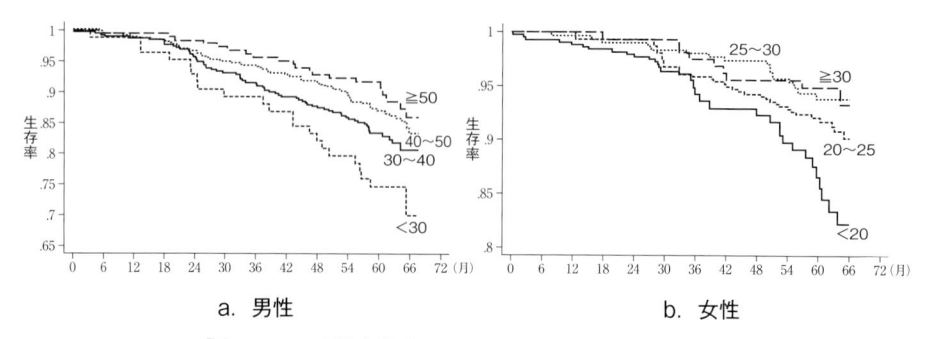

a. 男性　　　　　　　　　　　　　　b. 女性

図 1-11　地域高齢者の握力と生存率(文献 20) より転載)

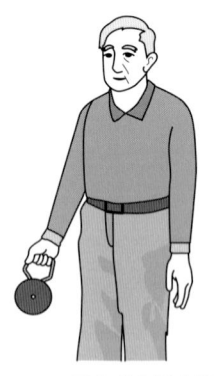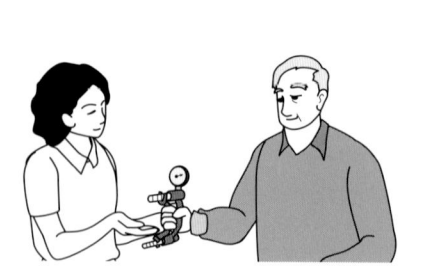

a. 日本式の測定法　　　　　　　b. 欧米式の測定法

図 1-12　握力測定

多い．ただし，これらの測定肢位による明らかな差異は認められないとする報告も
あるため，それぞれの値を参考にすることは可能であると思われるが，常に最大の
握力を測定できるよう，信頼性および妥当性の高い統一した方法が再現できること
が望ましい．

　一方で，身体活動が低下することも生命予後に重大な影響を与えうることが示唆
されている．2012 年の Lancet での報告では，身体的な不活動による死亡数は年間
で 5,300 万人に達すると推定されている[21]．また，近年では座りがち（sedentary）
な生活スタイルによる死亡リスクの増大などへの影響が報告されている[22]．座りが
ちな行動と死亡率や疾患の発症との関連を調べたメタアナリシスによれば，長時間
の座りがちな生活は，全死亡率をはじめ，脳血管疾患による死亡，悪性新生物によ
る死亡のほか，脳血管疾患，悪性新生物，2 型糖尿病の発症のリスクも上昇させる
ことが示されている（表1-4）．つまり，運動などを通じて適度に身体活動する時
間があったとしても，それ以外を座りがちな時間に費やしてしまっては，望ましい
効用は得られないかもしれない．特にデスクワークの多い生活や自動車移動などで
長時間の座位を強いられる状況では，適度な時間間隔で身体活動を促すことや，立
位でのデスクワークなども有効な手立てかもしれない．

身体活動低下と疾患発症リスク

　身体活動が低下した状況は，さまざまな疾患の発症リスクを増大させることが報
告されている．わが国でも有数な質の高い地域研究コホートの一つである中之条研
究では，地域高齢者の 1 日の歩数および中強度（3 METs）以上の活動時間からさま
ざまな疾患の発症リスクが示されている（図1-13）．中之条研究からの報告による
と，脳卒中・心疾患・認知症の予防には 1 日あたり歩数 5,000 歩以上，中強度以上
の身体活動時間 7.5 分以上が目安とされている．また，骨粗鬆症・動脈硬化の予防
には 1 日あたり歩数 7,000 歩以上，中強度以上の身体活動時間 15 分以上，高血圧・
糖尿病の予防には 1 日あたり歩数 8,000 歩以上，中強度以上の身体活動時間 20 分
以上が目標値として提示されている．健康日本 21（第二次）における目標項目には，
日常生活における歩数の増加や運動習慣者の割合の増加が盛り込まれており，2022
年までの 65 歳以上における 1 日あたりの歩数目標として，男性 7,000 歩，女性 6,000
歩が掲げられている（表1-5）．

表 1−4 座位時間（sedentary time）と健康関連の有害事象（文献 22）より転載）

長時間の座位時間と健康指標（身体活動で調整）①						
研究, 年	国	ハザード比 （95% 信頼区間）	Z 値	P 値	ハザード比 （95% 信頼区間）	
【全死亡】						
Seguin et al, 2014	アメリカ	1.120（1.060〜1.183）	4.034	0.000		
Katzmarzyk et al, 2009	カナダ	1.540（1.246〜1.904）	3.992	0.000		
George et al, 2013	アメリカ	1.700（0.894〜3.234）	1.618	0.106		
Matthews et al, 2012	アメリカ	1.190（1.198〜1.267）	5.425	0.000		
Patel et al, 2010	アメリカ	1.228（1.177〜1.281）	9.508	0.000		
Pavey et al, 201209	オーストラリア	1.050（1.080〜1.183）	5.020	0.000		
Dunstan et al, 2012	オーストラリア	1.460（1.040〜2.050）	2.186	0.029		
Inoue et al, 2008	日本	1.166（1.035〜1.314）	2.522	0.012		
Stamatakis et al, 2011	スコットランド	1.540（1.059〜2.239）	2.262	0.024		
Koster et al, 2012	アメリカ	3.260（1.589〜6.687）	3.224	0.001		
Kim et al, 2013	アメリカ	1.072（1.024〜1.122）	2.982	0.003		
va ndr Ploeg et al, 2012	オーストラリア	1.400（1.267〜1.547）	6.620	0.000		
Leon-Munoz et al, 2013	スペイン	0.910（0.756〜1.095）	−1.000	0.32		
Knapp-Hartung による推定値		1.24（1.09〜1.41）				
【2 型糖尿病の発生】						
Dunstan et al, 2005	オーストラリア	2.340（1.407〜3.892）	3.276	0.001		
Hu et al, 2003	アメリカ	1.770（1.242〜2.523）	3.156	0.002		
Kurishnan et al, 2009	アメリカ	1.860（1.542〜2.243）	6.429	0.106		
Ford et al, 2010	アメリカ	1.840（1.319〜2.567）	3.587	0.000		
Hu et al, 2001	アメリカ	2.870（1.459〜5.646）	3.054	0.002		
Knapp-Hartung による推定値		1.91（1.64〜2.22）				
【心血管疾患】						
Stamatakis et al, 2011	アメリカ	2.100（1.138〜3.874）	2.375	0.018		
Wijndaele et al, 2011	イギリス	1.060（1.030〜1.091）	3.978	0.000		
Chomistek et al, 2013	アメリカ	1.180（1.060〜1.277）	4.080	0.000		
Knapp-Hartung による推定値		1.14（1.00〜1.30）				

0.5　1　2
リスク小　リスク大

ハザード比が 1 を超える場合，長い座位時間は害となることを示す

運動機能低下および身体活動低下と要介護の発生

　要介護や機能障害（disability）の発生に運動機能の低下は多大な影響を与える．その代表的な運動機能の要素として，筋力，バランス，歩行などがあげられる．これらの運動機能の要素は，転倒の発生にも影響が大きく，要介護および機能障害の発生へ与える影響も大きい．筋力，バランス，歩行のそれぞれが重要な指標であり，将来の機能障害発生の予測因子となりうることが知られている．75 歳以上の要支援・要介護の認定を受けていない地域在住高齢者 190 名を追跡して調べた結果，歩行速度の低下していた群（5 m 通常歩行時間が男性 5.2 秒以上，女性 5.8 秒以上）では，

表 1-4 つづき

長時間の座位時間と健康指標（身体活動で調整）②					
研究, 年	国	ハザード比 （95% 信頼区間）	Z 値	P 値	ハザード比 （95% 信頼区間）
【心疾患死亡】					
Seguin et al, 2014	アメリカ	1.140（1.018～1.277）	2.262	0.024	
Katzmarzyk et al, 2009	カナダ	1.540（1.091～2.175）	2.438	0.014	
Matthews et al, 2012	アメリカ	1.160（1.020～1.319）	1.618	0.106	
Patel et al, 2010	アメリカ	1.228（1.139～1.324）	5.323	0.000	
Dunstan et al, 2010	オーストラリア	1.800（0.998～3.245）	1.955	0.051	
Kim et al, 2013	アメリカ	1.115（1.032～1.205）	2.753	0.006	
Knapp-Hartung による推定値		1.18（1.11～1.24）			
【がん発症】					
Friberg et al, 2006	スウェーデン	1.800（1.142～2.836）	2.534	0.011	
Howard et al, 2008	アメリカ	1.240（1.026～1.498）	2.228	0.026	
Zhang et al, 2004	中国	1.190（1.000～1.416）	1.960	0.050	
George et al, 2010	アメリカ	1.120（0.954～1.315）	1.383	0.167	
Hildebrand et al, 2013	アメリカ	1.100（1.010～1.198）	2.188	0.029	
Teras et al, 2012	アメリカ	1.066（0.923～1.232）	0.867	0.386	
Paplonska et al, 2008	ポーランド	1.100（0.803～1.506）	0.594	0.552	
Knapp-Hartung による推定値		1.13（1.05～1.21）			
【がん死亡】					
Seguin et al, 2014	アメリカ	1.220（1.097～1.357）	3.674	0.000	
Campbell et al, 2013	アメリカ	1.620（1.073～2.446）	2.294	0.022	
Katzmarzyk et al, 2009	カナダ	1.070（0.716～1.600）	0.330	0.742	
Patel et al, 2010	アメリカ	1.146（1.062～1.236）	3.523	0.000	
Matthews et al, 2012	アメリカ	1.120（1.016～1.235）	2.275	0.023	
Dunstan et al, 2010	オーストラリア	1.480（0.880～2.490）	1.478	0.140	
Kim et al, 2013	アメリカ	1.149（1.063～1.241）	3.517	0.000	
Knapp-Hartung による推定値		1.16（1.10～1.22）			

0.5　1　2
リスク小　リスク大

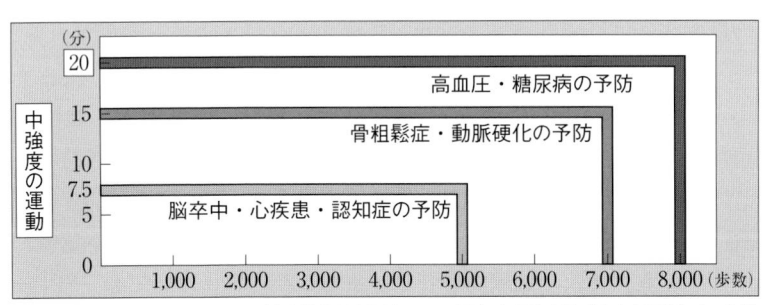

（東京健康長寿医療センター研究所 青柳幸利（中之条研究）より参考）

・歩数：5,000 歩, 中強度の運動：7.5 分→脳卒中・心疾患・認知症の予防
・歩数：7,000 歩, 中強度の運動：15 分 →骨粗鬆症・動脈硬化・一部のがん予防
・歩数：8,000 歩　中強度の運動：20 分 →高血圧・糖尿病の予防

図 1-13　歩数の目標値目安

表1-5　身体活動・運動に関する生活習慣および社会環境の改善目標

項　目	現　状	目　標
①日常生活における歩数の増加	【20〜64歳】 ・男性 7,841 歩 ・女性 6,883 歩 【65歳以上】 ・男性 5,628 歩 ・女性 4,584 歩 （2010 年）	【20〜64歳】 ・男性 9,000 歩 ・女性 8,500 歩 【65歳以上】 ・男性 7,000 歩 ・女性 6,000 歩 （2022 年度）
②運動習慣者の割合の増加	【20〜64歳】 ・男性 26.3% ・女性 22.9% 【65歳以上】 ・男性 47.6% ・女性 37.6% （2010 年）	【20〜64歳】 ・男性 36% ・女性 33% 【65歳以上】 ・男性 58% ・女性 48% （2022 年度）
③住民が運動しやすい街づくり・環境整備に取り組む自治体数の増加	17 都道府県（2012 年）	47 都道府県（2022 年度）

それ以上の歩行能力を有していた群よりも3年3カ月以内に新規に要介護認定を受けた人が有意に多く，5 m歩行時間が1秒遅くなるごとに要介護が発生するリスクは1.65倍になることが示された[23]（**図1-14**）.

　老年期における歩行速度は，その後の健康関連指標に強く影響を与える身体機能の一面であることは，疑いようのない知見と考えられる．そのほかにも，バランス能力などを含めた身体機能を評価するパフォーマンステストが多数存在する．これらのパフォーマンステストの一つひとつを評価として用いることも有用であるが，これらの運動機能に関するパフォーマンステストをバッテリー評価ツールとして，臨床で活用されることが多い．その代表的なバッテリー評価がShort Physical Performance Battery（SPPB）である．SPPBは，歩行，下肢筋力，立位バランスを評価項目に含む，主に下肢機能（lower extremity function）の包括的な評価指標として，Guralnikら[24]によって1994年に報告された（**図1-15**）．SPPBは，入院患者における下肢機能評価のほか，高齢者を対象とした地域コホート研究においても活用されている．また，地域高齢者を対象とした報告においても，SPPBは将来の入院や機能障害の発生に影響する重要な指標であることが報告されている[25]．しかしながら，Guralnikらによって報告されたSPPBの原典に準じたスコア化（SPPB-original）によると，わが国における大規模な地域コホートでの高齢者を対象とした調査では，約8割の参加者で12点の満点となる[26]．そのため，天井効果を示すこ

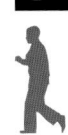

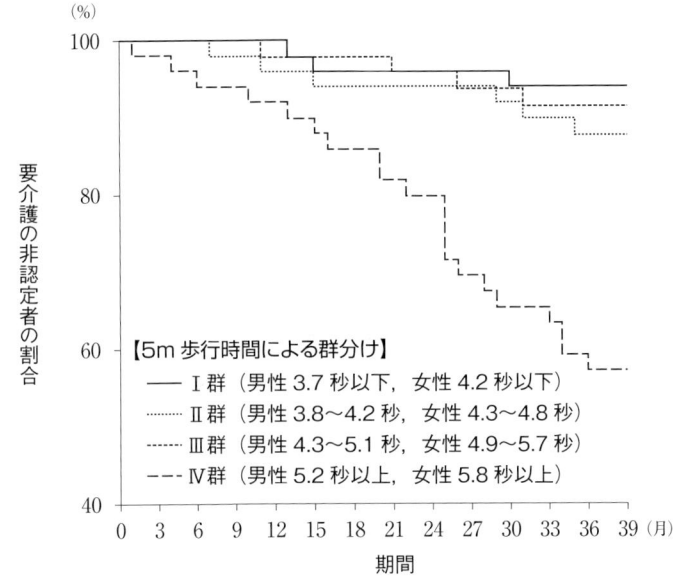

図1-14　75歳以上（地域在住高齢者）における歩行速度と将来の新規要介護の発生
（文献23）より転載）

閉脚立位（両足の内側をつける）

セミタンデム立位
（片足の踵の内側と他足のつま先の内側をつける）

タンデム立位
（片足の踵と他足のつま先をつける）

a．バランステスト

1m　2m　3m　4m
通常速度での歩く速さ

b．歩行速度テスト

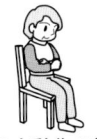
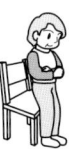

5回の立動作の繰り返しに要する時間

c．椅子立ち上がりテスト

図1-15　Short Physical Performance Battery（SPPB）の構成要素

ととなり，能力の差異を判断するツールとしては非常に限界がある．そこで，SPPB-originalでの測定方法をほぼそのまま採用し，得点配分を変更することで，日本での介護予防事業や大規模コホート研究においての活用の可能性を拡大させる

ことを試みた．**表1-6**に示したSPPB-originalから日本での大規模地域コホート研究の一つであるNational Center for Geriatrics and Gerontology-Study of Geriatric Syndromes（NCGG-SGS）における実測値（椅子からの立ち上がり，歩行速度については四分位値を参照にスコア化を改訂）をもとに地域高齢者向けに改訂したスコア化（SPPB-com：SPPB-community based score）を用いると，地域在住高齢者においても天井効果は解消される．さらに，このSPPB-comの得点を用いて，地域在住の自立高齢者（ベースラインにおいては要支援・要介護を受けていない）における将来2年間での新規要支援・要介護の発生との関連を調べてみると，SPPB-comの得点が低下していることは，要支援・要介護の発生するリスクを明らかに上昇させる要因であることが示された（**図1-16**）．要支援・要介護の発生に対するベースラインSPPB-comのハザード比は0.77であり，このことはSPPB-comが1点上昇すると，要支援・要介護の発生するリスクが23％減少できることを意味する．また，SPPB-comが4点以下の群では最も要支援・要介護の発生する割合が高く，その割合は13％であった．これは，8点以上の群における要支援・

表1-6　Short Physical Performance Battery（SPPB）の得点化

SPPB-original：0 ～ 12点		
スコア	歩行速度	椅子立ち座り	立位バランス
0	不可	不可	不可 サイドバイサイド10秒未満
1	0.43 m/秒以下	16.7秒以上	サイドバイサイド10秒 セミタンデム10秒未満
2	0.44 ～ 0.60 m/秒	13.7 ～ 16.6秒	セミタンデム10秒 タンデム0 ～ 2秒
3	0.61 ～ 0.77 m/秒	11.2 ～ 13.6秒	セミタンデム10秒 タンデム3 ～ 9秒
4	0.78 m/秒以上	11.1秒以下	タンデム10秒
SPPB-com：0 ～ 10点		
スコア	歩行速度	椅子立ち座り	立位バランス
0	不可	不可	タンデム不可
1	1.10 m/秒以下	9.70秒以上	タンデム0 ～ 10秒
2	1.11 ～ 1.24 m/秒	8.15 ～ 9.69秒	タンデム10秒以上
3	1.25 ～ 1.36 m/秒	6.85 ～ 8.14秒	－
4	1.37 m/秒以上	6.84秒	－

要介護の発生率である 1.2％と比べて有意に高く，要支援・要介護の認定を受けていない地域在住高齢者においても SPPB による身体機能のバッテリー評価は有用であり，そのリスクを把握するためには適したスコア化を採用する必要があると報告されている．

運動機能低下および身体活動低下と認知症

老年期における運動機能が低下することは，認知症の発症にも大きく関与する．特に歩行能力の低下は，将来の認知機能の低下および認知症の発症に非常に大きな

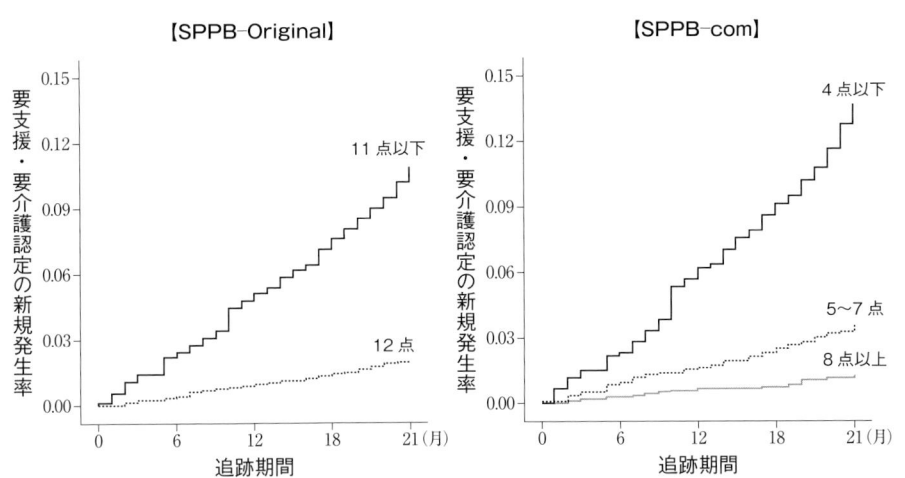

a. SPPB-Original および SPPB-community based score（SPPB-com）と追跡期間中（24 カ月）の要支援・要介護認定の新規発生（Kaplan-Meier 法）

	ハザード比	95％信頼区間	p 値
年齢（歳）	1.11	1.08〜1.14	<0.001
性（女性）	1.52	1.11〜2.09	0.009
MMSE（点）	0.89	0.84〜0.94	<0.001
SPPB-com（点）	0.77	0.70〜0.84	<0.001

MMSE：Mini Mental State Examination, SPPB-com：Short Physical Performance Battery-community-based score, 従属変数：24 カ月間での要支援・要介護の新規発生（0＝なし，1＝あり），独立変数：年齢（歳），性別，高血圧，心臓病，糖尿病，骨粗鬆症，変形性膝関節症

b. Cox 比例ハザード回帰分析（ステップワイズ）による新規の要支援・要介護の発生に対するハザード比

図 1-16 Short Physical Performance Battery（SPPB）と要介護発生（文献 16）より転載）

27

影響を与えることが報告されている．例えば，Welmer ら[27]による報告では，60歳以上の地域在住高齢者 2,938 名を対象に，初期調査での歩行速度と初期調査以降の 3 年後，6 年後での認知症発症と関連を調べたところ，初期調査における歩行速度の低下ならびに追跡期間中の歩行速度の低下は認知症のリスク増大と有意に関連していた．また，Verghese ら[28]によって提案されている主観的なもの忘れと歩行速度の低下が併存する Motoric Cognitive Risk Syndrome（MCR）を有する状態では，将来の認知症の発症リスクを上昇させることが報告されている（図 1–17）．これは，わが国における地域コホート研究である NCGG–SGS における 4,235 名の分析においても，MCR は初期調査以降の平均追跡 29 カ月間での認知症の発症リスクを約 2.5 倍に，要支援・要介護の発生を約 1.7 倍に上昇させることが示されている（図 1–18）[29]．

　また，習慣的な運動や積極的な身体活動の実施は，認知症の発症リスクを低減させることに寄与するものと報告されている．とりわけ，中老年期においては認知症の発症を予防もしくは遅延させる保護因子として，その重要性が注目されている．例えば，米国のシアトルにおける先行研究では，認知機能低下のない高齢者 1,740 名を対象として，少なくとも 15 分以上の運動（ウォーキング，ハイキング，サイクリング，スイミング，水中運動，有酸素運動や柔軟体操，筋力トレーニングやス

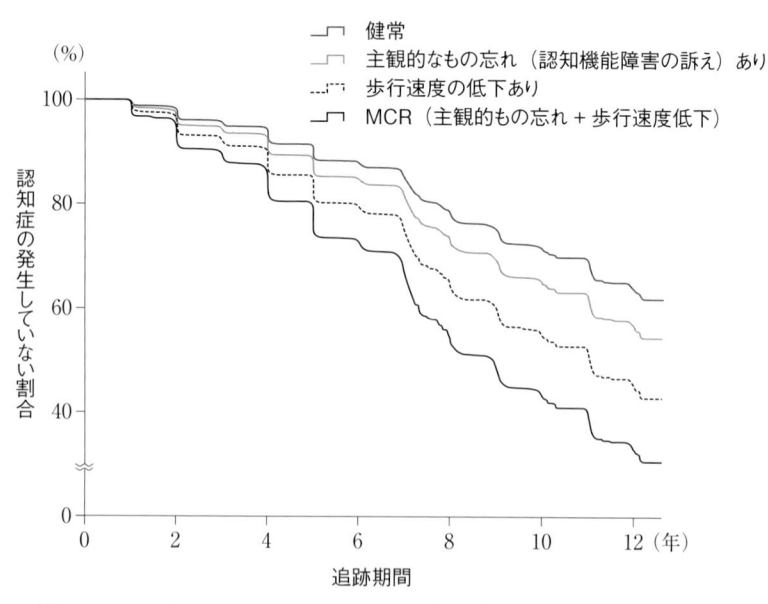

図 1–17　Motoric Cognitive Risk Syndrome（MCR）と認知症の発症（文献 28）より転載）

トレッチングなど) を週に何回実施しているかを調査し，平均 6.2 年間の認知症の発症との関連を調べた[30]．その結果をみると，週 3 回以上の運動習慣を有する人では，週 3 回未満の人に比べて認知症を発症する危険が約 38％低かった．さらに，この定期的な運動習慣が認知症の発症に及ぼす影響として，軽度から中等度の運動機能の低下を認めた高齢者ほど顕著であった (図 1-19)．つまり，少し運動機能の低下が生じ始めたころに，より身体活動を維持・向上しておくことの重要性を示している．これらの習慣的な運動強度について，一般的に健康的な心身機能を維持するためには，週 150 分 (1 日 30 分，週 5 日間) 程度の中強度程度 (やや速歩き相当) の運動実施が推奨されている[31]．しかしながら，15 の疫学縦断研究を統合したメタ分析の結果，低強度から中強度の運動による身体活動 (週 3 回程度) であっても，将来において認知障害の発生が有意に低くなることが報告されている[32]．

このように，習慣的な運動が認知症の発症の予防もしくは遅延に有効であることが，多くの縦断観察の疫学研究によって示されており，たとえ低強度から中強度程度の運動であっても，老年期においては習慣化することが認知機能低下の予防に有効であるかもしれない．ただし，Sibia ら[33]の報告ではアルツハイマー病発症の 9 年程度前から身体活動量が低下し始めるとされている (図 1-20)．そのため，一時的に身体活動量を高めるだけではなく，高めた活動量を維持する生活スタイルを確立させることが重要である．

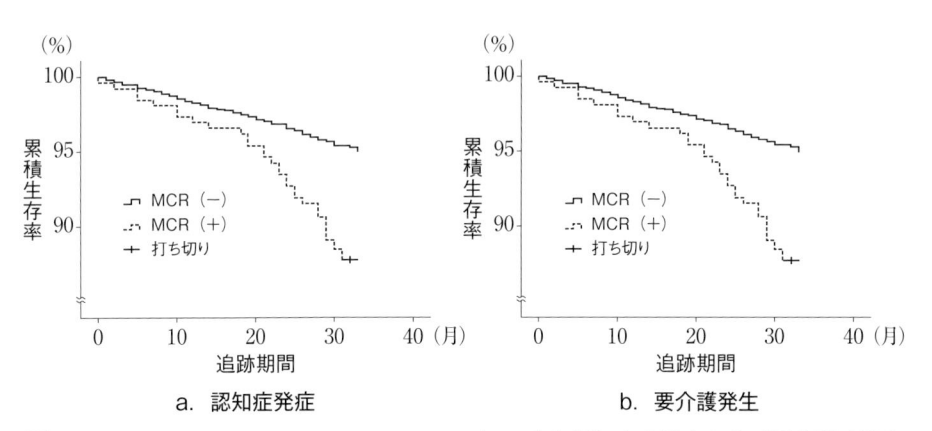

a. 認知症発症　　　　　　　　　b. 要介護発生

図 1-18　Motoric Cognitive Risk Syndrome (MCR) と認知症の発症および要介護の発生
(文献 29) より転載)

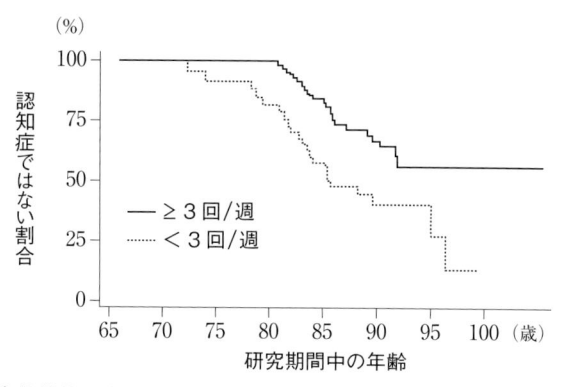

a. 身体機能の中等度低下者：身体機能パフォーマンススコア 10 点以下

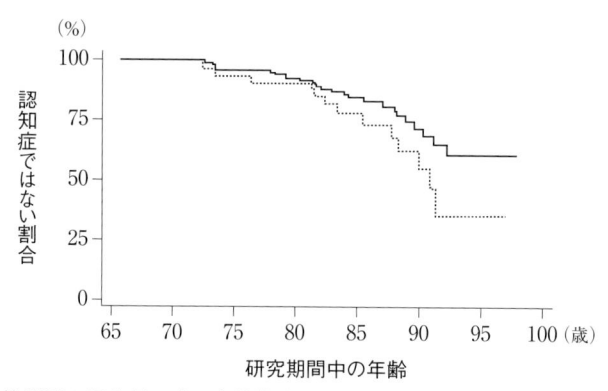

b. 身体機能の軽度低下者：身体機能パフォーマンススコア 11 〜 12 点以下

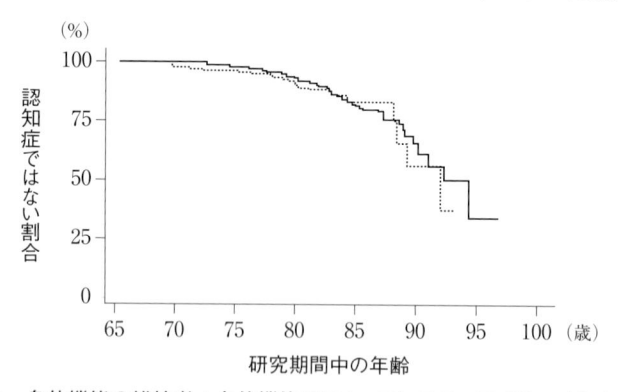

c. 身体機能の維持者：身体機能パフォーマンススコア 13 〜 16 点

図 1-19　運動習慣（週 3 回以上）と認知症の発症（文献 30）より転載）

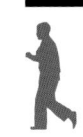

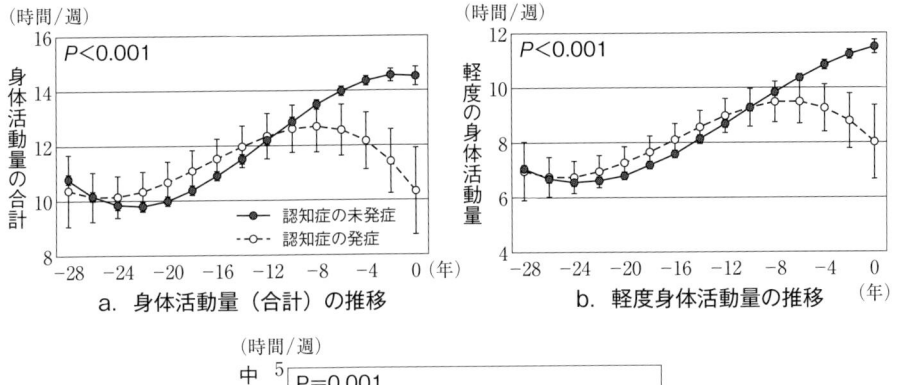

a. 身体活動量（合計）の推移

b. 軽度身体活動量の推移

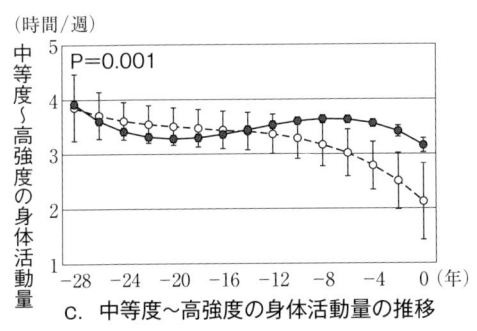

c. 中等度～高強度の身体活動量の推移

図 1-20　認知症発症前の身体活動量の変化（文献 33）より転載）

高齢者における身体活動と脳機能

　65 歳以上の高齢女性 5,925 名を対象として，日常での歩行による身体活動の習慣と将来の認知機能低下との関係を調べた研究では，普段から歩行習慣があった人（1日平均 4 km 程度）は，習慣的な歩行での活動が少なかった人（1日平均 500 m 以下）に比べて，6～8 年間の追跡期間中に認知機能が低下する危険が有意に低かったと報告されている（オッズ比 0.66）[34]．なかでも，認知症のリスクとして重要とされる記憶機能の低下に対しても，身体活動レベルが関連することが指摘されており，75 歳以上の高齢者を対象とした報告では，身体活動量（kcal/週）が多い人ほど記憶機能が良好であり，このような身体活動量が多い高齢者では，脳容量も大きかったことが示されている[35]．認知症には記憶を中心として，注意，遂行機能，視空間認知などのさまざまな領域の認知機能の低下が伴うとされている．認知症の中核的な症状となる，これらの認知機能の低下の保護的な因子としても習慣的な運動の重要性が注目されている．

　軽度認知障害（MCI：Mild Cognitive Impairment）を有する高齢者 310 名を対象

に，3軸加速度計を用いて日常での活動量を評価し，1日あたりの身体活動時間を強度別に算出して，記憶機能検査の成績および海馬容量との関連を調べた[36]．その結果をみてみると，日常での身体活動時間のうち，3 METs 未満の低強度の身体活動時間は海馬の容量と関連しなかったが，3 METs 以上の中強度以上の身体活動時間は海馬の容量と有意な相関関係を示した（**図1-21**）．身体活動量，記憶機能，海馬容量の三者の相互関係性を調べてみると，記憶機能に対して中強度以上の身体活動と海馬の容量がそれぞれ直接的に記憶機能に影響するとしたモデルよりも，中強度以上の身体活動が海馬容量を介して記憶機能に間接的に影響を与えているとしたモデルにおける適合度が良好であった（**図1-22**）．つまり，日常での身体活動，とりわけ中強度程度以上の身体活動は，脳の形態的な加齢変化を抑制し，そのことが記憶機能をはじめとした脳機能の維持に重要な影響を与えているかもしれない．

　このような運動による身体活動の増大が認知機能に良好な影響を与える要因として，運動によって脳内の神経炎症の減少，血管新生，神経内分泌反応などが促進されるものと考えられている．その背景には，脳由来神経栄養因子（BDNF：Brain-Derived Neurotrophic Factor）が関与している可能性が示唆されている．BDNFは，神経細胞の生存・成長，シナプスの機能亢進などの神経細胞の成長を調節する脳細胞の増加には不可欠な神経性の液状タンパク質であると考えられている．このBDNF は，運動によって活性化され，海馬領域の可塑的な変化をもたらすことが報告されている[37, 38]．BDNF を介在して記憶機能が向上する機序の一つとしては，神経細胞ニューロン間の恒久的接続を確立するタンパク質を転写・翻訳するのに必要な因子である cAMP 応答配列結合タンパク（CREB：cAMP Response Element

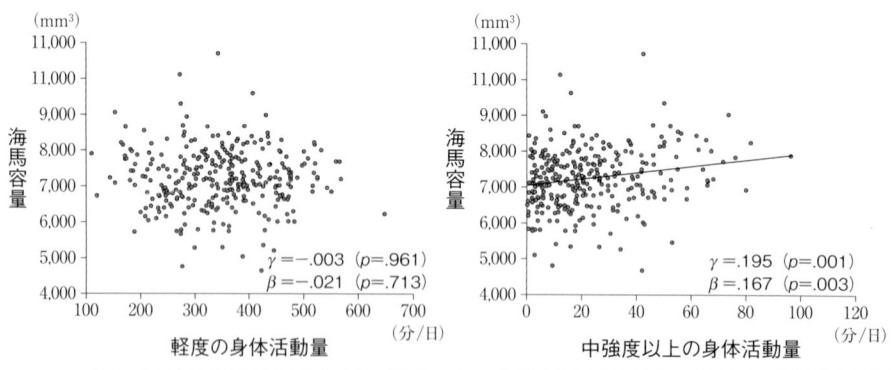

a.　軽度の身体活動量と海馬容量の相関　　b.　中等度以上の身体活動量と海馬容量の相関

図1-21　身体活動量と海馬容量（文献36）より転載）

Binding Protein) が BDNF によって活性化され, その結果, 長期記憶機能が向上するものとされている[39]. BDNF 以外にも, 運動による血管新生や, 運動に伴うコリン作動性活性化による海馬の神経幹細胞に及ぼす影響などが報告されており, 運動による身体活動が脳機能へもたらす影響については, 明らかにされつつある. これらは動物実験からの知見に基づくが, ヒトにおいても身体活動を活性しておくことが, これらの因子を介在して, 脳機能, 脳容量, 認知機能に好影響をもたらすものと期待される.

さらに, 身体活動量が低下してくると生活空間が狭小化することが懸念される. 認知症を有さない地域在住高齢者 1,294 名を対象に生活空間と認知症の発症を調べたところ, 平均 4.4 年間の追跡期間中で生活空間が自宅内に制限されていた人では, 生活空間が広い（町外）人に比べて約 2 倍のアルツハイマー病が発症したとされている[40]. 運動に限らずに, 運動以外の生活活動も含めた日常での身体活動量と認知症の発症との関連を検証した研究を概観してみると, 運動の有無によらずに日合計

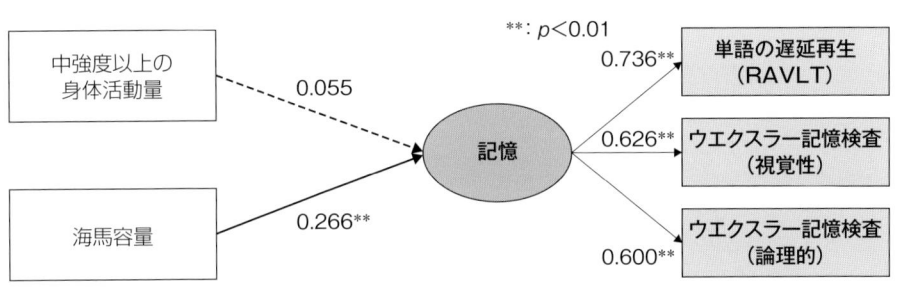

a. χ^2=19.344 (df=5, p=.002), GFI=.976, CFI=.922, RMSEA=.096

a. 仮説モデル

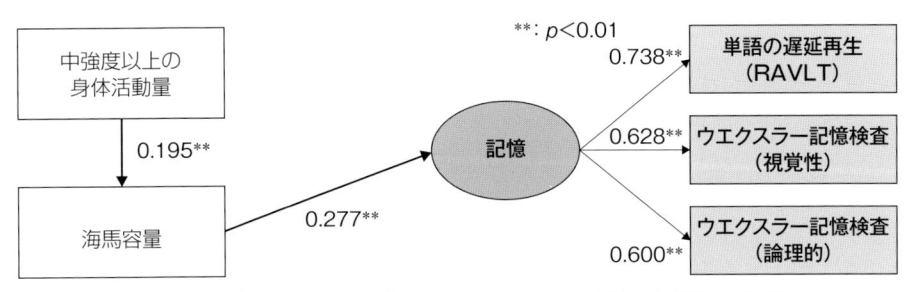

χ^2=8.091 (df=5, p=.151), GFI=.989, CFI=.983, RMSEA=.045

b. 修正モデル

図 1-22　身体活動量, 海馬容量, 記憶の相互関係性（文献 36）より転載）

の高い身体活動量はアルツハイマー病の発症と有意に関連していた．この効果は，健康状態や社会的，知的活動で調整した後でも認められている[41]．

　また，外出頻度が活発な高齢者（毎日外出している）と外出頻度の低い高齢者で認知課題中の脳血流の変化を比較したところ，認知課題遂行中の脳血流量は，毎日外出している高齢者で有意に活性化していた[42]（**図1-23**）．このように，習慣的な身体活動の増大は，認知症の発症の予防もしくは遅延に有効であろうと考えられており，運動以外の生活活動によっても身体活動を向上させ，積極的な外出行動により生活空間を広く維持しておくことが推奨される．特に将来において心身機能の低下が懸念され，軽度から中等度の身体機能の低下が疑われる段階において，認知症の発症リスクに対する身体活動の影響が大きい．そのため，身体活動量の向上を促す対象としては，健康的な中高齢者から介護予防事業などの地域支援の対象となるような身体的な虚弱高齢者まで幅広く捉えることが重要であろう．

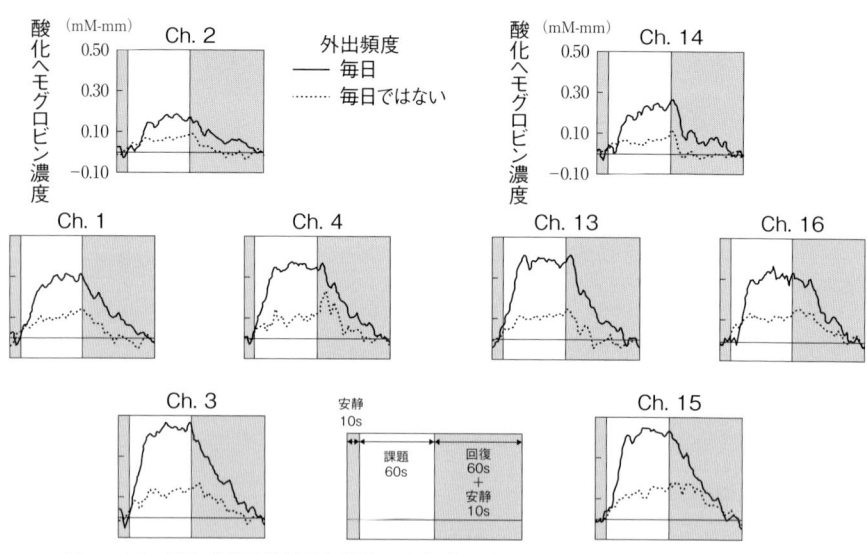

図1-23　認知課題（言語流暢性課題）遂行中の脳血流量変化（文献42）より転載）

Column 基礎研究からのメッセージ

I

発症前の運動〜身体活動は脳の保護的な機能向上にも有効

　身体活動には，筋機能のほか，心肺機能，精神機能などのさまざまな心身機能に対する効用が報告されている．また，身体活動によって脳内の器質的な変化が生じたり，保護的な機能が高められたりする効果も期待されている．脳梗塞モデルラットの実験によると，脳梗塞発症前に運動介入を行った群では，運動介入を行っていない群に比べて，脳梗塞後の梗塞巣の体積が明らかに小さく，脳梗塞後の運動機能の改善も顕著であった（**図**）[1]．これは，運動によって神経細胞の生存・成長・シナプス機能の亢進などの神経細胞の成長を調整する脳細胞の増加に不可欠となる脳由来神経栄養因子（BDNF）の発現が増加したり，脳梗塞後の脳内血管新生が促進されるなどの脳内での虚血に対する耐性が強化される可能性が示唆されている[2]．つまり，運動によって身体活動を促進しておくことは，臓器の損傷後の修復を促進したり，損傷によるダメージを低減する保護的な機能を高めることにも有効であろう．

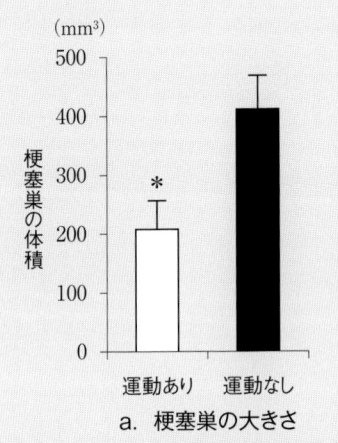

a. 梗塞巣の大きさ

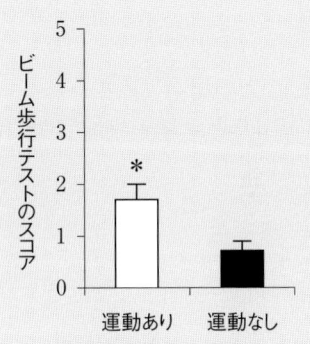

b. 脳梗塞発症後の歩行能力スコア

図　脳梗塞発症前の運動の効果（脳梗塞モデルラット）

● 文 献 ●

1) Otsuka S, et al : Preconditioning exercise reduces brain damage and neuronal apoptosis through enhanced endogenous 14-3-3gamma after focal brain ischemia in rats. Brain Struct Funct, 2018, doi : 10.1007/s00429-018-1800-4
2) Otsuka S, et al : The neuroprotective effects of preconditioning exercise on brain damage and neurotrophic factors after focal brain ischemia in rats. *Behav Brain Res* **303** : 9–18, 2016

3 身体的フレイル

　国民生活基礎調査(2016年)の報告をみてみると，65歳以上における最も多かった要介護の原因は認知症(18％)であり，次いで脳卒中(17％)，高齢による衰弱(13％)となっている．特に75歳以上の後期高齢者においては，特定の疾患に起因するというよりも，徐々に心身機能や生活機能が低下し，いわば「高齢による衰弱」が背景となる要介護の発生が多いと推定される(**表1-2**)．このような「高齢による衰弱」といわれている状態を，より科学的な立場で多面的および包括的に捉えるうえで，「フレイル」を理解することが有用と考える．

フレイルの概念

　老年期に生理的予備能が低下することでストレスに対する脆弱性が亢進し，それにより不健康を引き起こしやすい状態を「frailty」と表現され[43]，これは転倒や日常生活の障害，要介護の発生，死亡のリスクを増大させる要因となる．これまでは，「虚弱」や「老衰」などの用語で表現されることが多かったが，心身が加齢により老いて衰え，改善が困難とする不可逆的な印象を与えることが懸念されてきた．そこで「frailty」の日本語訳として，「フレイル」を使用する提言がなされ(日本老年医学会，2014年5月)，フレイルに対するさまざまな介入によって心身機能の改善が期待されており，フレイルを評価することの意義や予防の重要性を広く周知されることで，さらなる健康寿命の延伸が期待されている．

　フレイルを理解し，臨床的に活用するうえでは，その概念は多面的かつ包括的であることを考慮する必要がある．フレイルは，筋力低下に代表されるような身体的な問題のみならず，認知機能障害やうつなどの精神・心理的問題，さらに独居や経済的困窮などの社会的問題を含む概念とされ，これらを包括的に捉える必要がある(**図1-24，1-25**)．なお，認知機能障害の併存を考慮した認知的フレイル(cognitive frailty)や社会的な側面に焦点をあてた社会的フレイル(social frailty)については，あとの章を参照いただきたい．このように，フレイルは身体的(physical)，認知的(cognitive)，社会的(social)な側面からの包括的な評価が望まれるが，これら各側面からの評価指標や判定方法が必ずしも確立している状況ではない．しかしながら，なかでも身体的フレイルに関しては，その基本的な概念は国際的に概ね共通した理解

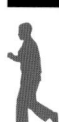

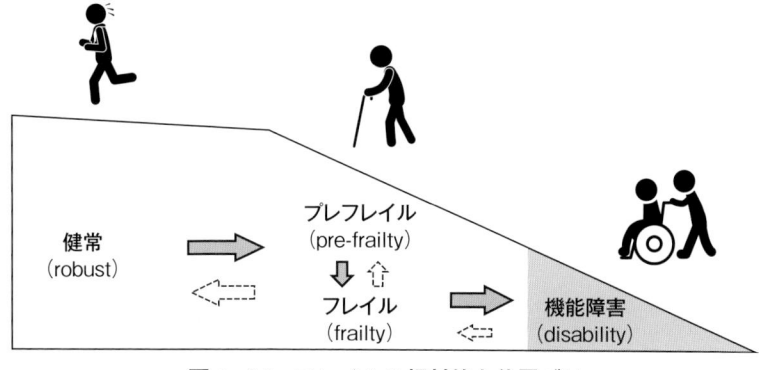

図1-24　フレイルの相対的な位置づけ

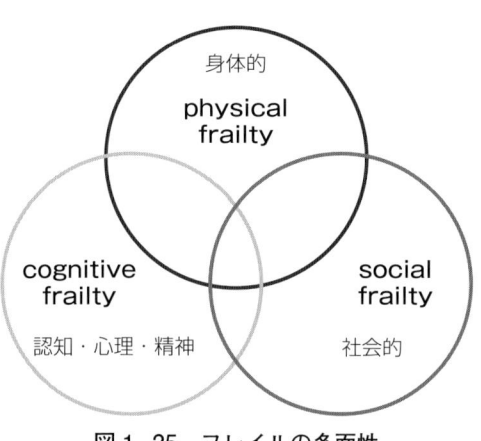

図1-25　フレイルの多面性

が図られており，わが国でも評価が推奨される要素が定まりつつあるといえよう．

身体的フレイルの評価

　身体的フレイルに関しては，その背景で諸々の要因が関与すると考えられており，例えば加齢による骨格筋量の減少や食欲不振による慢性的な低栄養などが相互に影響しあっている．さらに，これらの諸要因が悪循環となり，心身機能の低下を加速させることが懸念される（**図1-26**）[43]．このような身体的フレイルの発生サイクルに影響する要因に対して，フレイルの悪循環を断ち切るために，さまざまな側面から改善可能なアプローチを施すことが必要となる．例えば，歩行能力や持久性の向

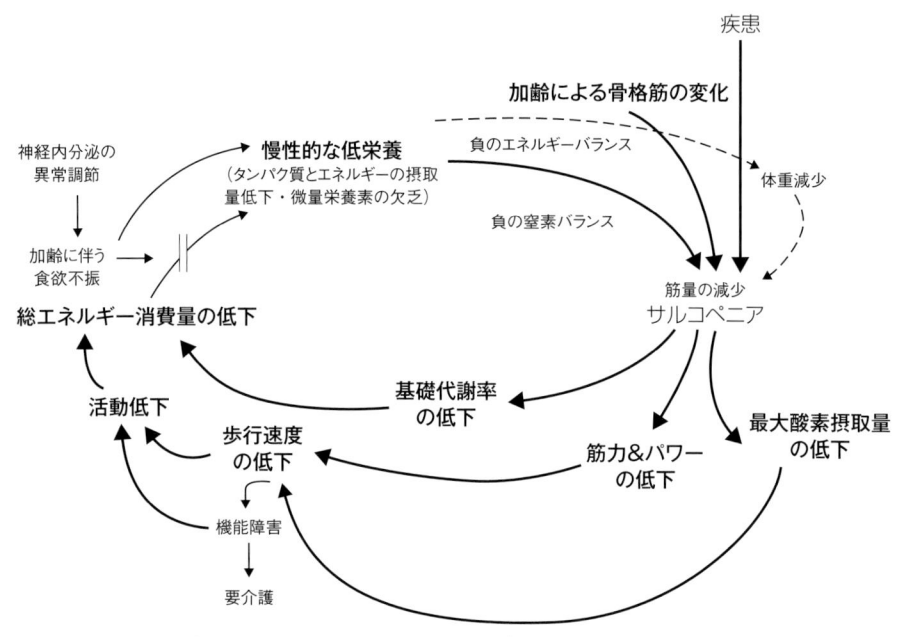

図1-26　身体的フレイルの発生サイクル（cycle of frailty）（文献43）より転載）

　上に対する運動介入だけではなく，生活の改善や補助栄養の摂取を促す介入などの低栄養に対するアプローチなども有効となる．

　身体的フレイルの判定方法について，研究プロジェクトによっていくつかの方法が用いられていることに留意が必要である（**表1-7**）．代表的な例として，①体重減少（shrinking/weight loss），②筋力低下（weakness），③疲労（exhaustion），④歩行速度の低下（slowness），⑤身体活動の低下（low activity）の5つの要素がある．そのうち，3つ以上に該当する場合を身体的フレイルと判定し，健常とフレイルとの中間として1〜2つ該当する場合を，「プレフレイル（pre-frail）」とする操作的な定義がよく用いられる[43]．これらの5つの要素をもとに身体的フレイルの状態を判定することが多く[43〜46]，わが国においてもこの考え方に準じた判定方法が広く活用されつつある．しかしながら，国際的に用いられることが多いCardiovascular Health Study（CHS）[43]による判定指標では，わが国でのフレイルの評価やその予防策がより重要であろうと推察される高齢者に適応するには，簡便化や修正が望まれる点も少なくない．比較的に容易な評価として実施可能で，かつ妥当な判定がなされるための改訂があり，これまでにわが国でも報告がなされている筋力（握力）低下[47]や歩行速度の低下[48]の測定値基準に適応した判定方法を推奨している．**表1-7**

表 1-7　代表的な地域コホート研究における身体的フレイルの判定方法

判定要素	研究プロジェクト名			
	Cardiovascular Health Study (CHS)	Women's Health and Aging Study	Study of Osteoporotic Fractures (SOF)	National Center for Geriatrics and Gerontology–Study of Geriatric Syndromes (NCGG–SGS)
体重減少	ここ 1 年間での 4.54 kg 以上，もしくは 5%以上の意図しない体重の減少	60 歳の体重から 10%以上の減少，または BMI が 18.5 kg/m² 以下	ここ 2 年間で 5%以上の意図しない体重減少	6 カ月間で 2〜3 kg の低下
筋力低下	握力低下（性別と体格を考慮した下位 20%）例） ・男性：BMI24 以下 → 29 kg 以下 ・女性：BMI23 以下 → 17 kg 以下	握力低下（CHS と同様）	腕を使わずに 5 回の椅子からの立ち上がりが不可能	握力低下 ・男性：26 kg 未満 ・女性：18kg 未満
疲労	「過去 1 週間に何をするのも面倒だ」「過去 1 週間に物事が手につかない」上記の質問（いずれも CES-D 下位項目）に対して，「週 3 日以上」と回答	「過去 1 カ月に非常に疲れを感じた」「過去 1 カ月間で非常に弱くなったように感じた」上記の主観的疲労の質問にいずれか 1 つに該当	「自分は活力が満ちあふれていると感じますか」上記の質問（GDS-15 の下位項目）に「いいえ」と回答	「ここ 2 週間，わけもなく疲れたような感じがする」上記の質問に「はい」と回答
歩行速度の低下	通常歩行時間（性別と身長を考慮した下位 20%）例） ・男性：173 cm 以下 → 0.65 m/s 以下 ・女性：159 cm 以下 → 0.65 m/s 以下	通常歩行速度 ・身長 159 cm 以下 → 0.65 m/s 以下 ・身長 160 cm 以上 → 0.76 m/s 以下	なし	通常歩行速度 ・性別および身長問わず 1.0 m/s 未満
身体活動の低下	Minnesota Leisure Time Activity（消費カロリー） ・男性：383 kcal 未満/週 ・女性：270 kcal 未満/週	Minnesota Leisure Time Activity（消費カロリー） 90 kcal 未満/週	なし	「軽い運動・体操をしていますか」「定期的な運動・スポーツをしていますか」上記のいずれの質問とも「いいえ」と回答
判定	3 つ以上に該当（1〜2 つに該当でプレフレイル）	3 つ以上に該当（1〜2 つに該当でプレフレイル）	2 つ以上に該当（1 つに該当でプレフレイル）	3 つ以上に該当（1〜2 つに該当でプレフレイル）

BMI：Body Mass Index，GDS：老年期うつ病評価，CES-D：うつ病自己評価尺度

の判定基準による地域在住高齢者（4,341名）において，身体的フレイルに該当した人の割合は6.9％，身体的プレフレイルに該当した人の割合は49.6％であり，CHSでの報告（フレイルが6.9％，プレフレイルが46.6％）と同程度の割合であった[43,49]．また近年では，わが国の5つの地域コホートの結果を統合した解析の結果，フレイルは7.4％，プレフレイルが48.1％であり[50]，前述の5つの要素で評価することで，身体的フレイルの状態を比較的簡便に，かつ広く把握することが可能となるものと考えられる[50]（**表1-8**）．

身体的フレイルの弊害

Friedら[43]によるCHSでの縦断データの解析結果では，初期調査における身体的フレイルの状況と3年後，7年後の追跡調査での転倒発生，ADL障害の発生，死亡との関連を報告している（**図1-27**）．初期調査における身体的フレイルと3年後および7年後の転倒発生との関連をみてみると，健常であった人は3年後の転倒発生が15％，7年後で27％であったのに対して，プレフレイルに該当した人は，3年後で19％，7年後で33％，身体的フレイルの該当者は3年後で28％，7年後で41％であり，初期調査で身体的フレイルの状態が悪化するにつれて，転倒発生リスクの増大と明らかな関連が示されている．同様に，ADL障害の発生に対しても，初期調査で身体的フレイルの該当者は3年後で39％，7年後では63％であり，プ

表1-8　**日本における地域在住高齢者の身体的フレイルの該当者率**（文献50）より転載）

	統合したフレイルの有病率 （95％信頼区間）	
年齢層（歳）		
・65〜69（n=2,970）	1.9％（0.9〜3.3％）	
・70〜74（n=3,997）	3.8％（2.3〜5.7％）	
・75〜79（n=2,775）	10.0％（6.6〜14.2％）	
・80〜84（n=1,285）	20.4％（18.2〜22.6％）	
・≧85（n=407）	35.1％（30.6〜39.8％）	
性別		
・女性（n=6,378）	8.1％（6.1〜10.3％）	
・男性（n=5,036）	7.6％（6.9〜8.3％）	
合計（n=11,414）	7.9％（6.4〜9.5％）	

0%　5%　10%　15%　20%　25%　30%　35%　40%

レフレイルの3年後で20%，7年後で41%，健常者の3年後で8%，7年後で23%に比して，明らかに高いリスクを有していることが示唆されている．また，3年後および7年後の死亡率に対しても，初期調査の身体的フレイルの状態が影響を及ぼすことが示されている．

わが国の地域在住高齢者（4,341名）を対象として，身体的フレイルと将来の要支援・要介護の発生との関連を調べてみると，2年間での要支援・要介護の新規発生が健常な高齢者では1.2%であったのに対して，プレフレイルに該当した人では4.3%，フレイルに該当した人では17.6%であり，年齢や性別，疾患，認知機能，うつ徴候などの影響を調整しても，健常な高齢者に比べてプレフレイル高齢者では2.5倍，フレイル高齢者では4.7倍に要支援・要介護発生の危険が増大していた（**図1-28**）[49]．さらに身体的フレイルの判定に用いた要素ごとの影響を調べてみると，初期調査で歩行速度の低下，筋力の低下に該当した人における要支援・要介護の発生率が高くなっている（**図1-29**．また，Shimadaら[51]によると身体的フレイルまたはプレフレイルに該当する人の中でも，歩行速度の低下を伴うものは，とりわけ要支援・要介護の発生リスクが高いことが示されており（**図1-30**），歩行能力は特に重要な指標となりうる．このように，わが国の地域在住高齢者を対象として，**表1-7**に示すような判定方法を用いて身体的フレイルを評価することは，将来の要支援・要介護の発生リスクを把握し，介護の予防を推進するうえで有益になるものと考えられる．つまり，この身体的フレイルをより早期に対処し改善させることは，健康長寿の延伸のために，とりわけ重要な取り組みになるものといえる．

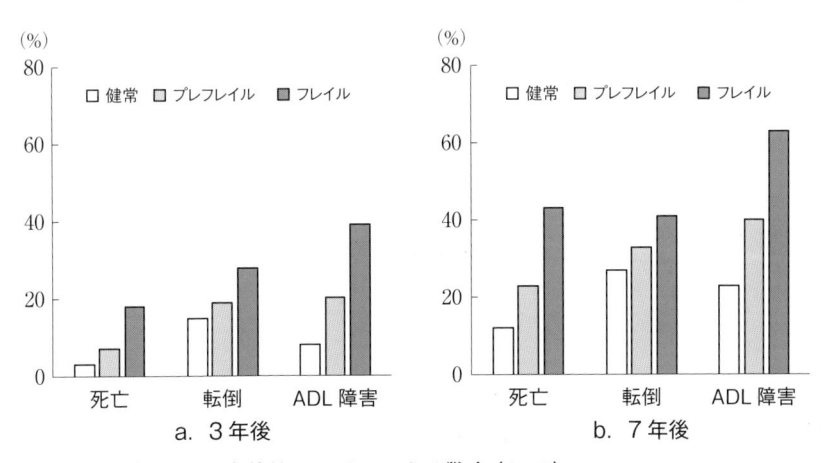

図1-27　**身体的フレイルによる弊害（CHS）**（文献43）より転載）

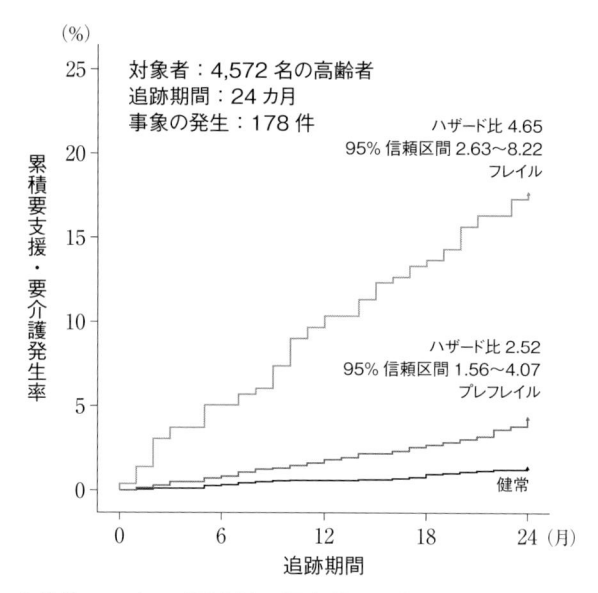

図1-28　身体的フレイルが要支援・要介護の発生に及ぼす影響(文献49)より転載)

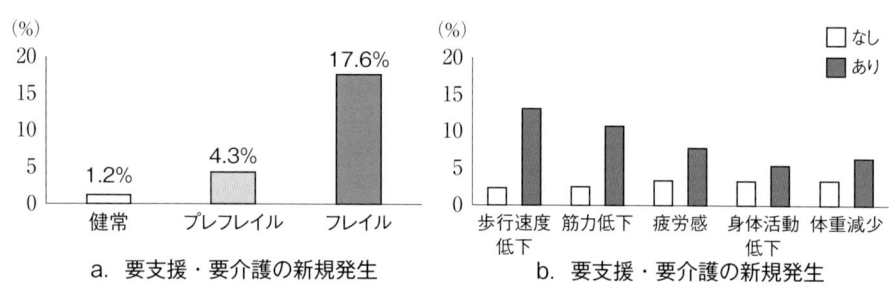

a. 要支援・要介護の新規発生

b. 要支援・要介護の新規発生

図1-29　身体的フレイルと要支援・要介護認定の発生 (24カ月間の追跡調査)
(文献49)より転載)

健康長寿におけるわが国でのフレイルの位置づけ

　日本老年医学会からの声明(2014年)をみると，多くの要介護高齢者が「frailty」という中間的な段階を経て，徐々に要介護状態に陥ると考えられると記載されており，いわばフレイルは健常と要介護の中間と捉えることができるであろう．確かに，CHSをはじめとする海外での先行研究においても，そのような相対的な位置づけの概念であることがうかがえる．しかしながら，介護保険制度という，わが国独自

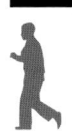

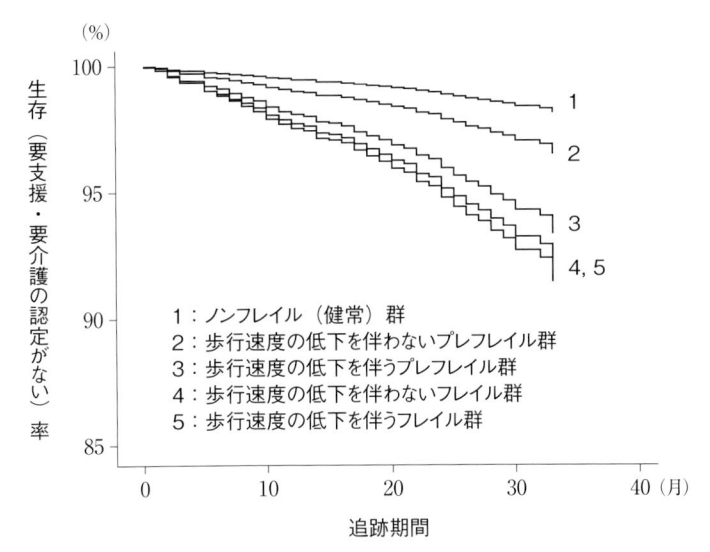

図 1-30　歩行速度の低下の有無による身体的フレイルおよびプレフレイルと要支援・要介護の発生リスク（文献 51）より転載）

の体制を踏まえて，日本における加齢に伴う相対的なフレイルの位置づけとその国際的コンセンサスを考慮すると，いまだ議論の余地が残されているように思われる．

　歩行速度を例にあげると，北米・欧州での代表的な地域コホート研究におけるフレイル（ここでは身体的なフレイルを指す）の基準では，通常歩行速度を 0.8 m/秒未満や身長を考慮した基準値（例えば，男性 173 cm 以下で 0.65 m/秒以下程度）とすることが多い．しかしながら，この基準を日本の大規模な地域コホート研究で適用すると，歩行速度の低下に該当する人はほとんどいない．その背景に，日本では介護保険制度が浸透しており，要支援や要介護の認定を受けている人は地域コホート研究では含まれないことが多い．わが国で要支援または要介護の認定を受け，通所介護を利用する高齢者 3,340 名（平均 81.4 歳）の身体機能測定を実施した報告では，通常歩行速度の計測が可能であった 2,799 名の平均値は 0.71 m/秒であり，転倒発生を予測するカットオフ値として 0.7 m/秒が採用されている[9]．この値は，Fried ら[43]の報告にある CHS（2001 年）で採用されているフレイル判定の歩行速度低下の基準と近似する値であり，北米・欧州で採用されている多くの研究によるフレイルは，わが国においては要支援から軽度要介護に該当する程度の高齢者を含むような概念であるかもしれない．そのような意味から「frailty」を捉えると，「frailty」が進行・悪化した先に位置する「disability」は，すなわち基本的な ADL の低下を意

味すると考えてもよいかもしれない.

　より早期に危険を把握して対応策を講じるためには, より厳しい基準を設定することは有益かもしれないが, 海外を中心に報告されている「frailty」の操作的な定義に基づく臨床像が, わが国における健常と要介護 (≒ 要支援・要介護の認定者) の中間に位置する臨床像とは必ずしも一致しないおそれがある. つまり, わが国では基本的な日常生活には支援を要さずとも手段的な日常生活に支援を要する場合は, 欧米で表現されている「frailty」の臨床像として捉えることができるかもしれない.

フレイルの可逆性

　フレイルを理解するうえで, もう一つの重要な視点としてフレイルは可逆性を有することを心得ておく必要がある. そのためフレイル高齢者に対する適切な介入によって, 身体機能や ADL の向上, さらにはフレイルからの脱却や機能障害発生の回避などが期待されている. フレイルの予防または改善のための具体的な介入方法については, あとに詳しく解説するが, フレイルの該当項目に焦点をあてた介入によってフレイルからの脱却効果が期待される. 一方, 重度な身体的フレイルの状態を有する高齢者では, その介入効果は現在のところ限定的であるといわざるをえない [52, 53]. そのためフレイルにおいては, 早期のリスク発見と早期の対処として望ましい介入を積極的に促進していくことが, 健康長寿のキーポイントとなるであろう.

4 サルコペニアとダイナペニア

　健康長寿やサクセスフル・エイジングの実現のために, 疾病や心身機能の低下を予防すべく, 老年期を対象としてさまざまな基礎研究や臨床研究が推進されている. ヒトが獲得したさまざまな心身機能は, 加齢に伴い変化を生じ, 多くの機能で徐々に低下していくことが知られている. とりわけ, 筋力や筋量は概ね 20〜30 代をピークとして加齢に伴い低下・減少し, これらの加齢変化が加速的に生じると移動能力や生活機能, ADL 自立を阻害する要因となり, 要介護状態を招くことにつながる.

筋力・筋量の加齢変化

　日本の成人 4,003 名（18 歳以上：男性 1,702 名，女性 2,301 名）を対象とした筋量の変化を年齢階層別にみると，下肢における筋量の減少が上肢や体幹に比べて顕著に現れ，85 歳以上における筋量は上肢では 18～24 歳の 80% 程度まで減少するのに対して，下肢では 18～24 歳の 60% 程度まで減少する[2]．

　この筋量の減少に伴って筋力も低下していくことが知られている．筋力の簡便な指標として，握力が用いられることが多い．握力は全身の筋力と関連するとされているが[54]，40 代ごろから急速に低下し始め，20 代の握力と比較して，60 代では約 20% 低下すると報告されている．60 代以降においては，さらに低下が加速し，85 歳以上では 20 代の握力と比べて 50% 程度までに低下する[1]．ただし，その個人差は大きいことに注意が必要である．膝伸展筋力は，握力よりも早期に加齢による低下を認め，20 代に比べて 60 代では 30% 程度低下するとされており，60 歳以降ではさらに加速的に低下する．また，65 歳以上の高齢者では 1 年間で 1～2% ずつ低下するとされており[55]，85 歳以上では 20 代の 50% 以下にまで低下する[1]．

　このような筋力の加齢による低下は，将来の移動能力や生活機能の低下に重篤な影響を与える．例えば，日系のアメリカ人を対象とした長期縦断の疫学研究（Honolulu heart program）において，3,213 名を 25 年間にわたって追跡した結果では，初期調査からの握力低下は将来の椅子から立ち上がる能力の低下や歩行速度の低下のほか，重い家事労働，整容や入浴などの ADL 能力の低下にも関連していることが報告されている（図 1-31）[54]．また，膝伸展筋力の低下も将来の歩行能力低下に大きく影響する因子であり，高齢女性を対象とした縦断研究によると，下肢筋力が低い群（<10.6 kg）では，高い群（>15.1 kg）よりも 3 年後に重篤な歩行能力の低下が出現する危険が 2 倍近く高かったことが報告されている[56]．

　このように，老年期では加齢に伴う筋量の減少や筋力の低下が加速していくことが報告されており，加齢変化が顕著となると，身体機能や ADL の障害のほか，さまざまな生活上の支障を引き起こすことにつながる．

サルコペニアとは

　加齢に伴う筋量の減少や筋力低下はサルコペニア（加齢性筋肉減少症）と称され，ギリシャ語の「sarx（筋肉）」と「penia（喪失）」による造語がもとになっている．1989 年に Rosenberg[57, 58] によって提唱されており，元来は加齢による筋肉量の減

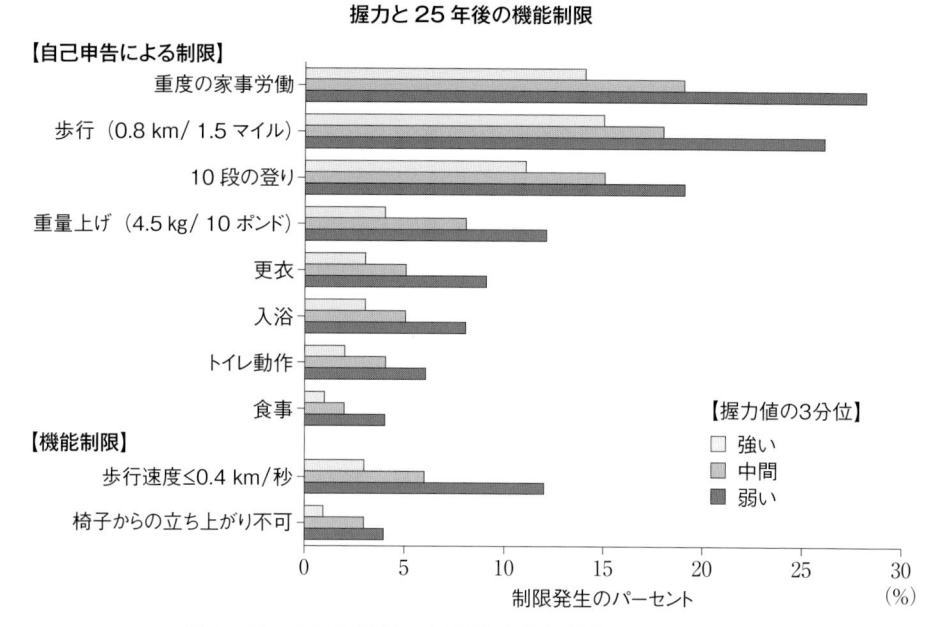

図1-31　中年期の握力と将来の ADL 障害（文献54）より転載）

少を表していたが，次第に加齢による筋量の減少以外に，筋力や身体機能の低下についても含まれた定義が広く使われるようになってきた．加齢以外の要因も背景に有するものと区別するために，一次性サルコペニア，そこで，二次性サルコペニアと分類されるようになっている（**図 1-32**）[59, 60, 61]．

2010 年にヨーロッパの The European Working Group on Sarcopenia in Older People（EWGSOP）によりコンセンサスが発表され，サルコペニアの操作的な定義がより明確化された[59]．EWGSOP によると，サルコペニアを「筋量と筋力の進行性かつ全身性の減少に特徴づけられる症候群で，身体機能障害，QOL 低下，死のリスクを伴うもの」と定め，臨床的な診断フローが**図 1-33** のように示されている[59]．これによると，歩行速度の低下（0.8 m/秒以下）もしくは握力の低下（男性で30 kg 未満，女性で 20 kg 未満）が認められる場合は，筋量の測定を実施し，性別での基準による筋量減少の有無でサルコペニアを判定する流れとなる．それまでは，筋量の減少による判定を前提としており，二重 X 線吸収測定法（DXA：Dual Energy X-ray Absorptiometry）もしくは生体インピーダンス法（BIA：Bioelectrical Impedance Analysis）による筋量測定を実施しなくてはサルコペニアのリスクを判断することが困難であったが，EWGSOP のフローに準じれば，まずは歩行速度と

【sarcopenia の語源】
sarx（sarco）（肉・筋肉）+penia（減少・消失）
加齢に伴って生じる骨格筋量の減少 Rosenberg（1998）

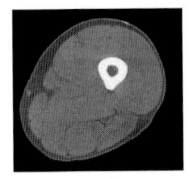 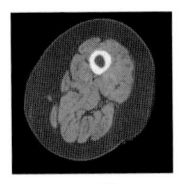

25歳　　　　　75歳

一次性サルコペニア

・加齢性サルコペニア：加齢以外に明らかな原因がないもの

二次性サルコペニア

・活動に関連するサルコペニア：寝たきり，不活発なスタイル，（生活）失調や無重力状態が原因
　となりうるもの
・疾患に関連するサルコペニア：重症臓器不全（心臓，肺，肝臓，腎臓，脳），炎症性疾患，
　悪性腫瘍や内分泌疾患に付随するもの
・栄養に関連するサルコペニア：吸収不良，消化管疾患，および食欲不振を起こす薬剤使用など
　に伴う．摂取エネルギーおよび（または）タンパク質の摂取量不
　足に起因するもの

図1-32　サルコペニアの分類（文献60，61）より改変転載）

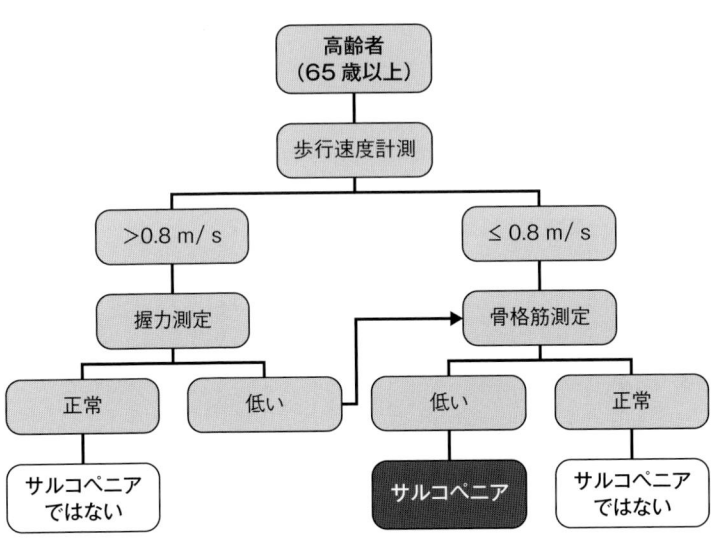

**図1-33　The European Working Group on Sarcopenia in Older People（EWGSOP）に
よるサルコペニアの臨床的な診断フロー（2010年）**（文献59）より転載）

握力の測定によりスクリーニングが可能であるため，サルコペニアのリスクをもつ人をある程度選定することが可能となる．

　一方で，このようなフローにより，必ずしも筋量の減少のみでなく，身体機能や筋力の低下を含む広義での解釈が必要となる．なお，筋量の減少のみによってサルコペニアの有無を判断する際には，健常若年者における四肢の骨格筋量を参照し，高齢者の四肢の筋量減少の有無によって判定する方法を用いていた．この方法に準じた際には，健常若年者における四肢の骨格筋量を身長の二乗で除した値から2標準偏差を下回る値となる場合をサルコペニアとして定義しており[62]，このような方法に準じると，諸外国の報告ではサルコペニアの有症率は10〜60％台と非常に幅広い有症率が報告されている．真田ら[63]による18〜85歳までの日本人1,894名を対象とした報告では，40歳以下の骨格筋指数〔SMI：Skeletal Muscle Index＝四肢除脂肪軟組織量(kg)/身長(m)^2〕を基準として，サルコペニア(性別平均値−2標準偏差)に該当した人は，男性1.7%，女性2.7%，サルコペニア予備群(性別平均値−1標準偏差)に該当した人は，男性28.8%，女性20.7%であり，加齢に伴いSMIは有意に低下することが示されている(図1-34)．そのほか，筋量の減少に基づくサルコペニアの有症率に関してアジア諸国での報告をまとめると表1-9のようになる[64]．

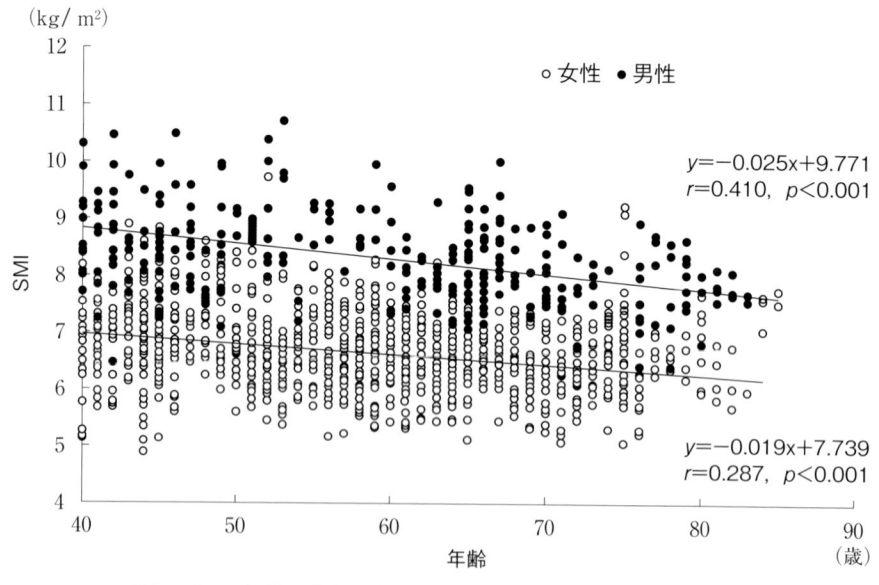

図1-34　加齢に伴う骨格筋指数 (SMI) の変化 (文献63) より引用)

現在，わが国で最も活用されているサルコペニアの判定方法は，2013 年に発表された Asian Working Group for Sarcopenia（AWGS）のコンセンサスに基づく判定フローである（**図 1-35**）．この基本的な考え方は EWGSOP に基づいているが，筋力の低下や筋量の低下の基準値は，アジア人を対象とした地域コホート研究の先行研究の結果に準じて改訂が加えられている．AWGS によるサルコペニアの判定フローに準じると，まずは EWGSOP と同様に，歩行速度と握力の評価でスクリーニングを実施し，歩行速度（通常速度）が 0.8 m/秒以下，握力が男性で 26 kg 未満，女性で 18 kg 未満の場合，筋量の測定による筋量減少の有無を判断する．四肢筋量（除脂肪量）から SMI を算出し，DXA 法の場合，男性で 7.0 kg/m^2 未満，女性で 5.4 kg/m^2 未満，BIA 法の場合，男性で 7.0 kg/m^2 未満，女性で 5.7 kg/m^2 未満に該当すると，サルコペニアの判定となる．EWGSPO の診断基準では，欧米人の高

表 1-9　アジアの高齢者におけるサルコペニア有病率（文献 64）より作成）

研究著者	対象者数			筋量測定方法	有病率（%）		
	全体	男性	女性		全体	男性	女性
Htun N.C, et al（2016）	1,921	976	945	DXA	13.3	10.34	16.56
Chan R, et al（2016）	3,957	1,979	1,978	DXA	7.30	9.30	5.30
Jung H.W, et al（2016）	382	167	215	BIA	27.80	28.10	27.44
Han D.S, et al（2016）	878	402	476	BIA	3.3	6.7	0.4
Han P,et al.（2016）	657	216	441	DXA	9.70	9.7	9.8
Huang C.Y, et al（2016）	731	386	345	DXA	6.80	9.30	4.10
Han P, et al（2016）	1,069	470	606	BIA	9.30	6.40	11.50
Wang Y.J, et al（2015）	316	164	152	DXA	29.75	26.20	33.55
Meng N.H, et al（2015）	771	412	359	DXA	5.70	8.40	2.60
Nishiguchi S, et al（2015）	−	−	273	BIA	−	−	8.06
Yoshida D, et al（2014）	4,811	2,343	2,468	BIA	7.50	8.20	6.80
Tanimoto Y, et al（2014）	1,110	372	738	BIA	14.41	13.40	14.90
Wu C.H, et al（2014）	549	285	264	BIA	7.10	3.86	10.61
Yu R, et al（2014）	4,000	2,000	2,000	DXA	7.32	9.35	5.30
Akune T, et al（2014）	1,000	349	651	BIA	12.90	13.80	12.40
Ishii S, et al（2014）	1,971	977	994	BIA	18.21	14.20	22.10
Yamada M, et al（2013）	1,882	568	1,314	BIA	22.0	21.80	22.10
Tanimoto Y, et al（2012）	1,158	364	794	BIA	10.90	11.30	10.70

DXA：二重エネルギー X 線吸収測定法，BIA：生体インピーダンス法

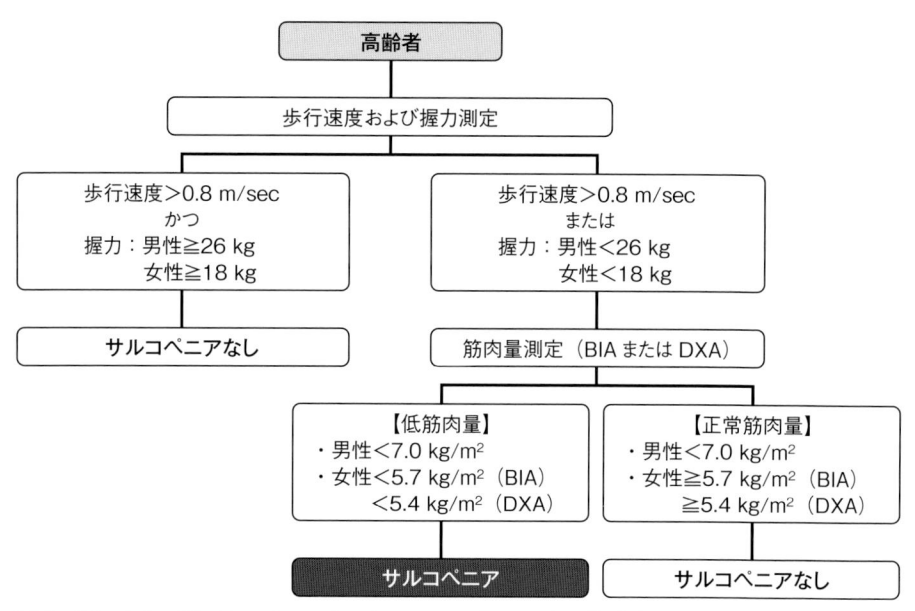

図1-35　Asian Working Group for Sarcopenia（AWGS）に基づくサルコペニアの判断フロー
BIA：生体インピーダンス法，DXA：二重 X 線吸収測定法

齢者の基準値により作成されていたが，アジア人の高齢者による基準値での診断基準である AWGS では，より日本人高齢者において適切な判定が可能になる．また，EWGSPO では筋量測定を DXA 法の値で基準にしているが，AWGS では筋量の基準値に DXA 法と BIA 法のそれぞれでのカットオフ値が明示されている．DXA 法では，より正確な除脂肪組織の判断が可能となるが，わずかではあるが放射線の被曝があり，専門医療機関での測定が必須となる．一方，BIA 法では生体内に微弱な電流を流して電気抵抗値から体組成を推定するため，心臓ペースメーカーの埋め込み術を施行している場合は禁忌となるが，比較的に測定が容易である．

　しかし，BIA 法は DXA 法に比べて測定が容易であるとはいえ，専用の体組成計が必要であり，いつでもどこでも筋量の測定ができ，サルコペニアを判定できるわけではない．そこで，国立長寿医療研究センターの老化に関する長期縦断疫学研究（NILS-LSA：National Institute for Longevity Sciences-Longitudinal Study of Aging）グループでは，日本人高齢者の大規模コホートの実測値をもとにして，より簡易に測定が可能な指標を用いたサルコペニアの判定方法を提唱している（**図1-36**）[65]．ここで用いる指標は，身体機能に関しては EWGSOP と AWGS と同様に歩行速度（通常速度）と握力であるが，筋量の減少の推定には体重による体格指数（BMI：Body

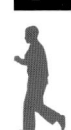

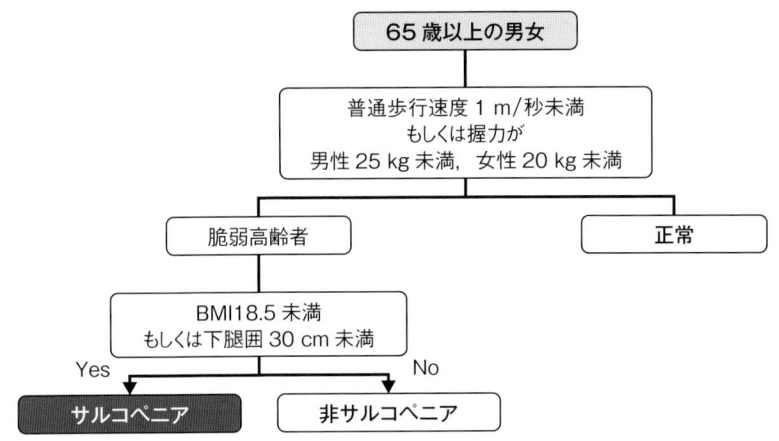

図1-36 日本人に合ったサルコペニアの簡易基準案（NILS-SLA：国立長寿医療研究センター・老化に関する長期縦断疫学研究）（文献65）より転載）

Mass Index）と下腿周径を用いている．例えば，身体機能の低下（歩行速度 1.0 m/秒未満，もしくは握力が男性 25 kg 未満，女性 20 kg 未満）に該当すると脆弱している状態を指すことになり，さらに BMI が 18.5 未満，もしくは下腿周径 30 cm 未満に該当すると，サルコペニアと判定される．測定機器としては，体重計，ストップウォッチで可能という利点がある．

　いつくかサルコペニアに関する判定方法が提唱されているため，どの基準を用いるかが悩ましいことも事実であるが，これらの状況を鑑みると，日本人を対象とする場合，現状においては AWGS に準ずることが最も望ましいであろう．ただし，専用の機器がない状況では，NILS-LSA で提案のある簡易的な方法でリスクを把握することは有用であると思われる．

　また，サルコペニアは 2016 年に国際疾病分類（ICD-10）の一つとして採択されており，国際的にも疾病として認められている．今後はさらに治療やリハビリテーション，予防といったさまざまな側面からのサルコペニアの重要性が高まることと推察される．

　2018 年 10 月に EWGSOP2 からサルコペニアの修正定義が提唱された[66]（図1-37）．EWGSOP2 によるサルコペニア判定フローでは，まずは臨床での気づきを含めて，SARC-F（Simple Five-item Questionnaire）に代表されるような広いスクリーニングが可能となるような方法が提案されている．スクリーニングにおいて陽性となる場合には，筋力として握力もしくは椅子立ち座りテストによってサルコペ

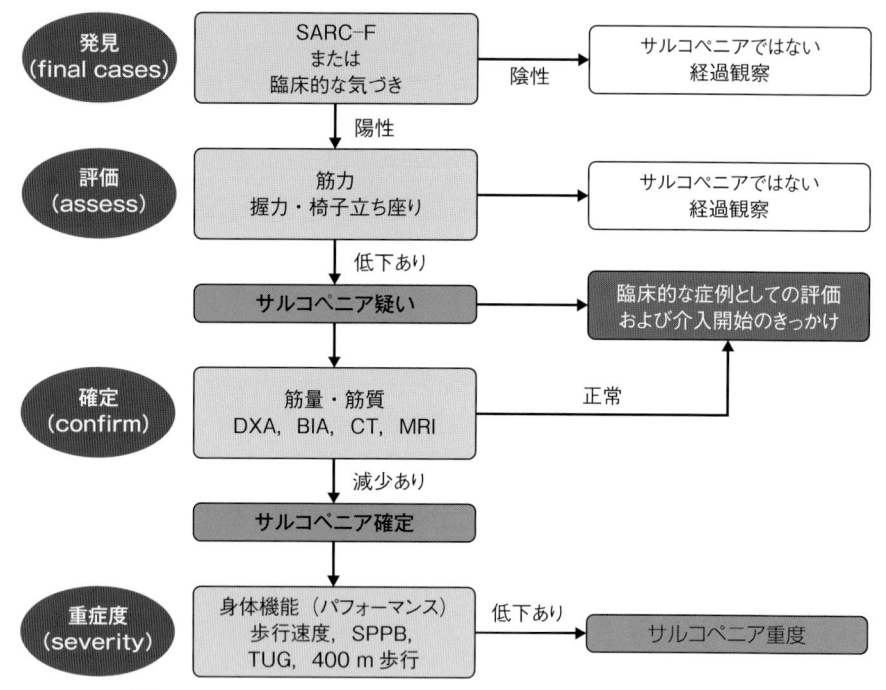

図 1-37　EWGSOP2 によるサルコペニア判定（文献 66）より転載）

SARC-F：Simple Five-item Questionnaire，DXA：二重 X 線吸収測定法，BIA：生体インピーダンス法，TUG：Timed Up and Go Test，SPPB：Short Physical Performance Battery

ニアの疑いを評価する．筋力の低下を認め，サルコペニアが疑われる場合，筋量や筋質の評価で確定診断を行う．その際は，DXA 法や BIA 法，磁気共鳴画像（MRI：Magnetic Resonance Imaging），コンピュータ断層撮影（CT：Computed Tomography）による検査が実施され，これらによって筋量の減少が認められた場合，サルコペニアが確定される．さらに，サルコペニアを有する人に対しては，身体機能（パフォーマンス）の測定によって，重症度が評価される．身体機能の測定には，歩行速度や Timed Up and Go Test（TUG），400 m 歩行テストといった移動能力のほか，歩行速度・椅子立ち座り・立位バランスを含む Short Physical Performance Battery（SPPB）による包括的な身体機能の測定ツールが推奨されている．

　これらの各測定指標のカットオフ値には，**表 1-10**[66)]に示すような基準が提示されている．これらは欧州の研究グループによる先行研究をもとに設定されているため，日本人（ならびにアジア人）においての適応については慎重に判断すべきであ

表 1-10　EWGSOP2 によるサルコペニア指標のカットオフ値(文献 66)より転載)

テスト	男性のカットオフ値	女性のカットオフ値
【筋力のカットオフ】		
・握力	<27 kg	<16 kg
・椅子立ち座り (5 回)	>15 s	
【筋質のカットオフ】		
・四肢骨格筋量	<20 kg	<15 kg
・四肢骨格筋量/身長^2	<7.0 kg/m^2	<6.0 kg/m^2
【身体パフォーマンスのカットオフ】		
・歩行速度	≤ 0.8 m/s	
・Short Physical Performance Battery	≤ 8 点	
・Timed Up and Go Test	≥ 20 s	
・400 m 歩行テスト	完遂できない，もしくは 6 分以上	

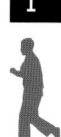

表 1-11　EWGSOP2 による新たなカテゴリ(文献 66)より転載)

カテゴリ	期間	要因・リスク
急性サルコペニア	<6 カ月	急性疾患，傷害
慢性サルコペニア	≥ 6 カ月	慢性疾患，進行性の状態，死亡リスクの増大

・増悪や発症リスクの早期に発見につながる周期的なサルコペニア評価の必要性
・サルコペニアの進行抑制，遅延，予防を促進する治療を伴う早期介入（とりわけ施設高齢者，入院患者など）の予測

り，AWGS によるアジア人における判断基準の修正などの動向もあわせて考慮する必要がある．

　また，サルコペニアの状態の持続期間によっては，急性サルコペニア (6 カ月未満)，慢性サルコペニア (6 カ月以上) といった新たな概念も提示されている (**表 1-11**)．これらは，サルコペニアの進行抑制，遅延，予防を促進する治療を伴い，早期介入の必要性を議論することを主目的としており，憎悪や発症リスクの早期発見につながる周期的なサルコペニア評価の重要性も警鐘している．

ダイナペニアとは

　サルコペニアでは，加齢に伴う筋量の減少を発端として，筋力や歩行速度などの身体機能の低下を含み，臨床的な利便性も考慮した操作的な定義や判定方法が推奨されている．加齢に伴う筋肉量の減少は，筋力の低下の起因となることが知られているが，縦断研究や介入研究の結果からは，必ずしも筋の萎縮が筋力の低下に多大な寄与をするとは限らないことが報告されている[67~69]．また，筋量の増大が得られたとしても，筋力の向上への寄与はわずかであったとする縦断研究も報告されている[70,71]．

　このような背景のもと，加齢に伴う筋量の低下と筋力の低下を区別して理解すべく，「ダイナペニア（dynapenia）」という定義が提唱されている[72]．これは，パワーや筋力，力を意味する「dyna」と減少や喪失を意味する「penia」のギリシャ語が源となる．ダイナペニアは，加齢に関連した筋力低下を指し，神経筋疾患による筋力低下は除外され，基本的には等速性筋力や等尺性筋力を測定する機器での筋出力の低下を意味する．近年では，筋量の減少や筋の萎縮との対比として，筋力低下や身体機能（歩行速度の低下など）を含めた筋機能の低下を指すことが多い．

　ダイナペニアは，身体機能障害のリスクを増大させるのみならず[54,73]，死亡率を上昇させる要因ともなりうる[20,74~76]．例えば，筋力低下の身体機能障害（身体機能低下を含む）に対するリスクを調べたメタアナリシスによると，90％の報告で筋力低下が身体機能障害との有意な関連を認めていたが，サルコペニア（筋量減少）が身体機能障害の有意なリスクとなっていた報告は35％程度にとどまっていた[77]．また，Newman ら[20]の報告では，握力や膝伸展筋力の低下は，死亡率と有意に関連していたが，筋肉量は死亡率との関連が低かったとしている（**図1-38**）．また，大規模で縦断的な前向きコホート研究である The Health, Aging and Body Composition Study（health ABC study）で報告されたデータをみると，加齢による筋力低下は筋量の減少よりも明らかに加速的な低下を示しており，大腿四頭筋の筋面積は，膝伸展筋力の変化の6～8％を説明するにすぎなかった[69]．さらには，筋量の増大は加齢による筋力の低下を抑制するには至っていないことも示されている．これらの結果から，高齢者における筋力の低下は，必ずしも筋量の減少と強い関連があるとは限らないといえる．そのため，加齢に伴う筋量の減少と加齢に伴う筋力の低下，および身体機能の低下は区別した整理が必要であるかもしれない．

　加齢による筋力低下の原因となるメカニズムは，「神経系」と「筋肉系」の要因の組み合わせに起因していると考えられる．例えば，脊髄上位からの下行性興奮の減

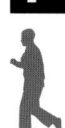

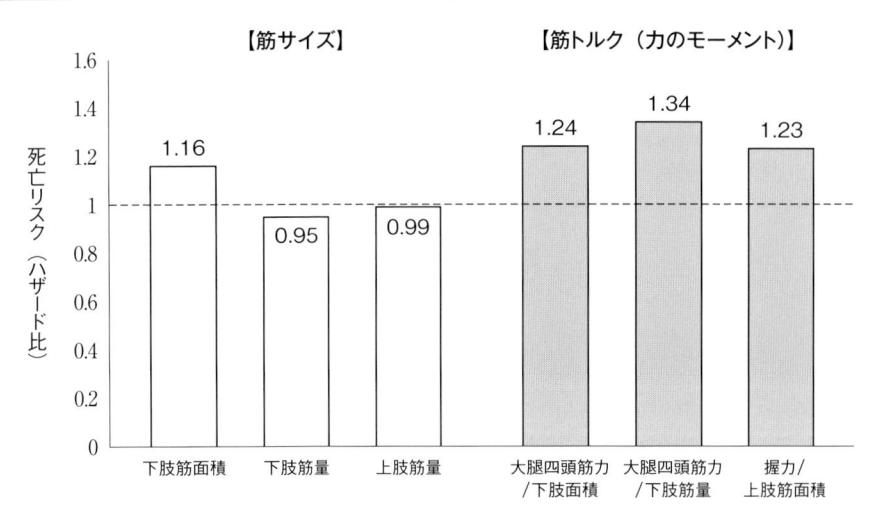

図1-38　高齢者の筋量・筋力と死亡リスク

少のほか，運動単位の動員や発火頻度の減少などによる中枢性の神経活動の障害が生じ，結果としてダイナペニアとなるであろう．さらに，筋の本質的な力発揮容量の減少やアクトミオシン（アクチンとミオシンの結合体）の構造および機能の変化，筋線維への脂肪細胞の侵入などがダイナペニアを引き起こすかもしれない[77]．このようなダイナペニアの背景にある神経系および筋系の諸要因をモデル化したものが図1-39となる[72]．

　このように，筋量の減少（最近の臨床的な定義では筋力や身体機能の筋機能低下も含む）を主たる所見とするサルコペニアと，筋力低下（身体機能を含む筋機能低下）を主たる所見とするダイナペニアは，区別した整理が必要であろう．臨床的な判定フローにおいては，Yamadaら[78]が地域在住高齢者を対象に骨格筋の性質の違いを比較する際に用いた判定フローが有益であろう．ここでは，AWGSの判定フローに基づいて，握力，歩行速度，骨格筋量（四肢筋指標）を用いた評価を行い，AWGSに準じて歩行速度および握力ともに基準値以上で筋量も減少を認めない場合は正常とし，歩行速度または（および）握力に低下を認め，さらに筋量に減少を認める場合は，サルコペニアと判定する．歩行速度および握力ともに基準値以上であるものの，筋量に減少を認める場合をプレサルコペニア，歩行速度または（および）握力に低下を認めるが，筋量は減少していない場合をダイナペニアと分類している（図1-40）．つまり，サルコペニアでは筋量減少および筋機能低下を認め，プレサルコペニアでは筋量減少はあるが筋機能は正常な状態，ダイナペニアでは筋量

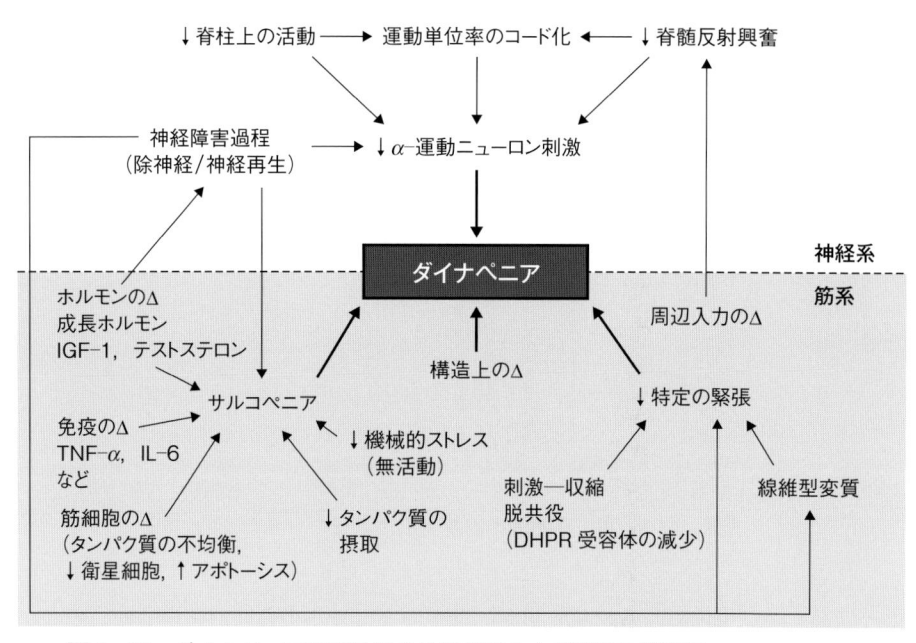

図 1-39　ダイナペニアの背景にある神経系および筋系の諸要因（文献 72）より転載）

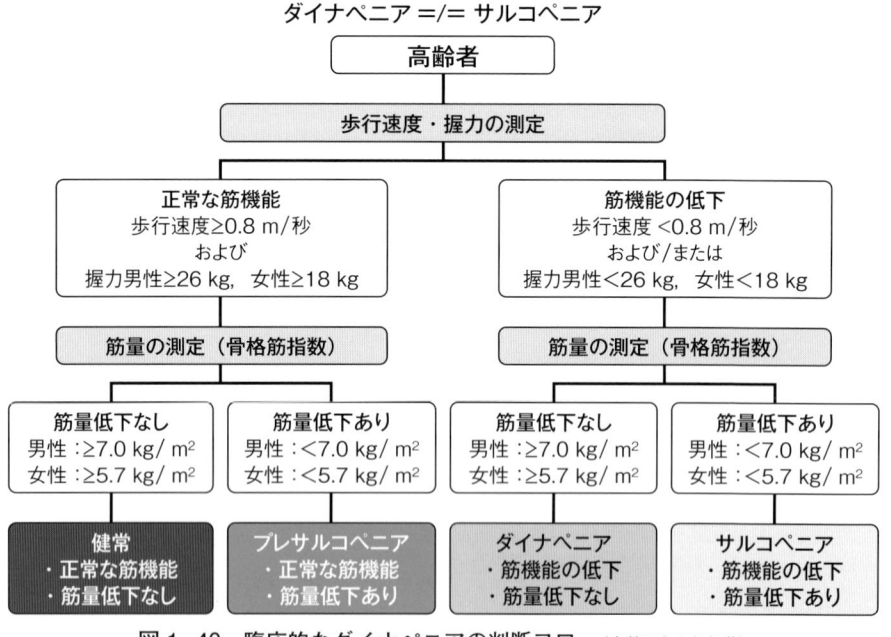

図 1-40　臨床的なダイナペニアの判断フロー（文献 82）より転載）

が正常であるが筋機能が低下している状態を指す．なお，ダイナペニアでは筋量の減少は認めないものの，筋の質に変化（例えば，筋内の脂肪組織をはじめとする非収縮組織の増加を反映する筋輝度の上昇）が認められることが報告されている．

Column 基礎研究からのメッセージ

αアクチニン（筋力生成および骨格筋量の減少に関与する遺伝子）

アクチン（筋細胞ではミオシンと共に筋収縮を担う）どうしをつなぐ細胞骨格タンパク質の一種に α アクチニン（ACTN）というタンパク質があり，骨格筋の形態維持のために重要な役割を担うとされる．ACTN は 1～4 の存在が明らかとされているが，ACTN2 と 3 はヒトの骨格筋に特異的に発現し，特に ACTN3 は Type II 線維（速筋線維）にのみ発現している．ACTN3 遺伝子多型にはホモである RR 型，XX 型，ヘテロである RX 型がある．この多型が XX 型の人は ACTN3 を発現していない．ACTN3 の欠損（XX 型）の影響を調べた動物実験においては，筋力生成および骨格筋量の減少が報告されている[1]．

ACTN3 遺伝子型の身体機能への影響については，アスリートを対象にした研究が多数報告されており，持久力が要求されるタイプのスポーツ選手においては ACTN3 遺伝子（R577X 多型）の XX 型が多数に検出されるのに対して，パワーおよびスプリントタイプの一流スポーツ選手では XX 型は検出されていない[2]．高齢

表　加齢変化に対する α アクチニン（ACTN）3 の影響

	ACTN3	
	RR 型	XX 型
筋機能	↑ Type-II 線維（即筋）割合 ↑ 骨格筋機能 ↓ 転倒リスク ↓ サルコペニアリスク	↓ 骨格筋量 ↓ 骨格筋機能 ↑ 転倒リスク ↑ サルコペニアリスク
骨の健康	↑ 骨密度（BMD）	↓ 骨密度（BMD）
代謝の健康	↓（可能） インスリン抵抗性の発生リスク? 肥満・高血圧への効果は不明 ↓（可能性）HDL コレステロール	↑（可能） インスリン抵抗性の発生リスク? 肥満・高血圧への効果は不明 ↑（可能性）HDL コレステロール

者を対象とした報告も散見され，ACTN3は筋機能のほか，加齢変化に影響を及ぼす可能性が報告されている[3]（**表**）.

　筋力トレーニングをはじめとした健康増進のための運動介入の効果に，このような遺伝子多型の影響が生じている可能性もあり，効果の得られにくさや，得られやすさによって，介入手段を選択する必要があるかもしれない.

● 文 献 ●

1) MacArthur DG, et al : An Actn3 knockout mouse provides mechanistic insights into the association between alpha-actinin-3 deficiency and human athletic performance. *Hum Mol Genet* **17** : 1076-1086, 2008
2) Niemi AK, et al : Mitochondrial DNA and ACTN3 genotypes in Finnish elite endurance and sprint athletes. *Eur J Hum Genet* **13** : 965-969, 2005
3) Pickering C, et al : ACTN3, Morbidity, and Healthy Aging. *Front Genet* **9** : 15, 2018

5 ロコモティブシンドローム

　2016年の国民生活基礎調査によると，要支援となった主な原因は，関節疾患が17.2％で最も多く，骨折・転倒の15.2％（要支援となった原因の第3位）を合わせると，要支援者の3割以上が運動器の機能障害によって日常生活に支障をきたしているものと推察される.

　高齢者では加齢に伴って複数の疾患を合併しやすく，運動器以外の機能障害により要支援や要介護が必要となった場合でも運動器の機能低下をきたす危険は高く，これらが高齢者のADL制限に影響を与える割合はさらに大きいものと考えられる.これらの問題に関して，2007年に日本整形外科学会では「運動器の障害による要介護リスクの高い状態」をロコモティブシンドローム（locomotive syndrome）と提唱し，広く周知の普及を図っている.このような運動器の機能障害を背景とする諸問題に対し，介護予防としての取り組みの役割は大きいものと考える.ロコモティブシンドロームを広義に解釈すると，運動器の機能障害に関わる骨，関節，筋肉，神経などの包括的な問題と捉えることもでき，高齢者の運動機能の改善および生活全体の活性化をターゲットとした老年期における運動器の健康増進においては，重要なキーワードの一つとなる.

I

ロコモティブシンドロームとは

　ロコモティブシンドロームは，「運動器の障害により移動機能が低下した状態」との定義がなされており（日本整形外科学会ロコモパンフレット2015年度版），要支援・要介護のリスクを増大させる要因となる．ロコモティブシンドロームの概念と要因をまとめると図1-41のように示され，ここでの運動器の障害には加齢に伴う運動機能の低下や運動器疾患が含まれる．また，運動習慣の欠如や身体活動の減少，不適切な栄養摂取などの可変的な要因によって，ロコモティブシンドロームは加速するとされており，これらの可変的リスク要因についても，早めにリスクの把握と対策が重要であるといわれている．「健康日本21（第二次）」においては，ロコモティブシンドロームの認知度を向上させることは一つの目標に設定されており，政策的な課題としても重要な役割を担うものと考えられる．

ロコモティブシンドロームの評価と疫学

　ロコモティブシンドロームは，質問票でのスクリーニングと移動能力を実際の出来高で評価するパフォーマンステストに大別される．質問票でのロコチェックは，一般の人が自身でロコモティブシンドロームのリスクに気づくための普及啓発の目的もあり，日常における生活の様子から判断可能な7つの質問項目から構成されている（図1-42）．ロコチェックでは，7項目のうち1つでも該当するとロコモティブシンドロームの可能性があるとして判断される．具体的なチェック項目としては，「①片脚立ちで靴下がはけない」「②家のなかでつまずいたり滑ったりする」「③階段を上るのに手すりが必要である」「④横断歩道を青信号で渡りきれない」「⑤15分く

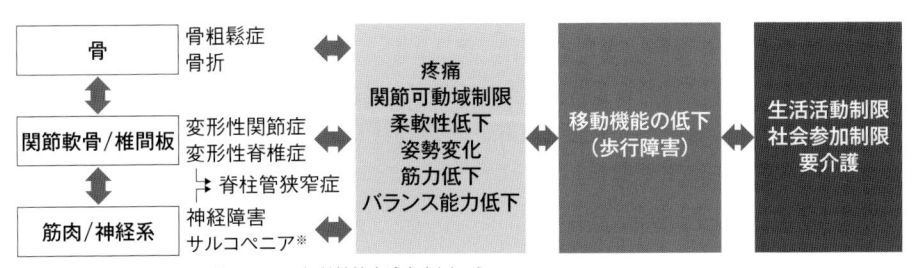

※加齢に伴う筋量・筋力の低下のこと．加齢性筋肉減少症ともいう

図1-41　ロコモティブシンドロームの概念（日本整形外科学会ロコモティブシンドロームパンフレットより転載）

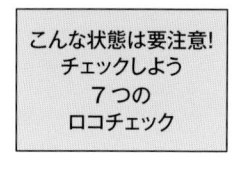
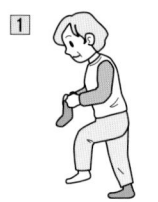
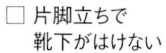
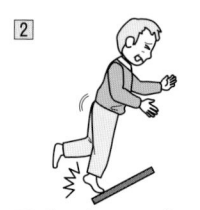
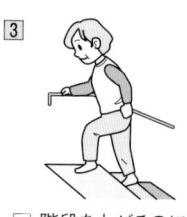
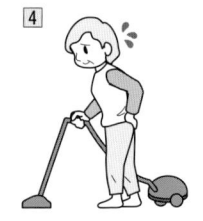
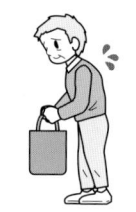
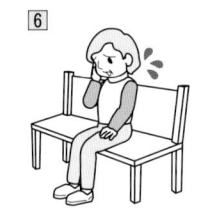
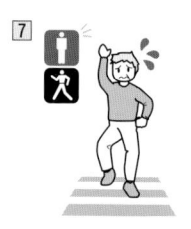

こんな状態は要注意！
チェックしよう
7つの
ロコチェック

1　□ 片脚立ちで
　　　靴下がはけない

2　□ 家の中でつまずいたり
　　　すべったりする

3　□ 階段を上がるのに
　　　手すりが必要である

4　□ 家のやや重い
　　　仕事が困難である

5　□ 2kg 程度※の買い物をして
　　　持ち帰るのが困難である
　　　※1リットルの牛乳パック2個程度

6　□ 15 分くらい続けて
　　　歩くことができない

7　□ 横断歩道を青信号で
　　　渡りきれない

図1-42　7つのロコチェック（日本整形外科学会ロコモティブシンドロームパンフレットより転載）

らい続けて歩けない」「⑥2 kg 程度の買い物（1ℓの牛乳パック2個程度）をして持ち帰るのが困難である」「⑦家のやや重い仕事（掃除機の使用，布団の上げ下ろしなど）が困難である」であり，日常生活において自らの気づきで評価が可能なため，早期発見を広く促すためには有用であろう．質問内容は簡便かつ比較的に短時間で回答可能であるため，さまざまな環境で使用可能であり，ロコモティブシンドロームのリスクをスクリーニングするうえでは適しているが，介入の効果を判定するなどのアウトカム指標としては適していないため，注意が必要である．

　2015 年に日本整形外科学会から新たに発表されたロコモ度テストでは，①立ち上がりテスト，②2 ステップテストといた実際のパフォーマンスに基づく評価と，③ロコモ25 による疼痛，歩行，不安，起居動作，身辺処理動作，家事動作，社会的活動に関する質問票が含まれる（**図1-43**）．これら3種目の結果から，ロコモティブシンドロームの危険度を判定し，移動機能の低下が始まっている段階（ロコモ度1）と，移動機能の低下が進行している段階（ロコモ度2）に分けてリスクの判定が行われる（**図1-43**）．

　ロコモ度チェックの該当率については，大規模住民コホート ROAD（Research on Osteoarthritis/Osteoporosis Against Disability）プロジェクトから 1,575 名の地域住民による結果が報告されている[78]．そこではロコモ度テストのうち，ロコモ度

I

ロコモ度テスト □1
立ち上がりテスト
（下肢筋力を調べる）

立ち上がりテストの方法

台は 40cm，30cm，20cm，10cm の 4 種類の高さがあり，両脚または片脚で行います

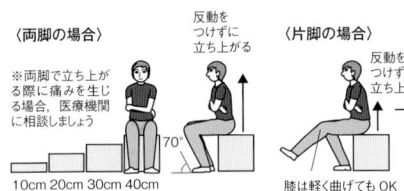

〈両脚の場合〉
反動をつけずに立ち上がる
〈片脚の場合〉
反動をつけて立ち上がる
立ちあがって 3 秒間保持

※両脚で立ち上がる際に痛みを生じる場合，医療機関に相談しましょう

70°

10cm 20cm 30cm 40cm

膝は軽く曲げても OK

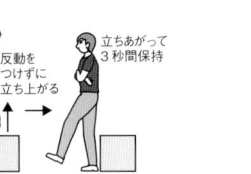

測定結果	〈片脚 40cm ができた場合➡低い台での片脚でテストを行う〉 10cm ずつ低い台に移り，片脚ずつテストします左右とも片脚で立ち上がれた一番低い台がテスト結果です 〈片脚 40cm ができなかった場合➡両脚でテストを行う〉 10cm ずつ低い台に移り両脚での立ち上がりをテストします 両脚で立ち上がれた一番低い台がテスト結果です ［参考：各高さでの難易度比較］ 両脚 40cm<両脚 30cm<両脚 20cm<両脚 10cm<片脚 40cm<片脚 30cm<片脚 20cm<片脚 10cm

結果の判定方法	**ロコモ度 1** どちらか一方の片脚で 40cm の高さから立ち上がれない 「ロコモ度 1」は移動機能の低下が始まっている状態です．筋力やバランス力が落ちてきているので，ロコトレ（ロコモーショントレーニング）を始めとする運動を習慣づける必要があります．また，十分なたんぱく質とカルシウムを含んだバランスの取れた食事をとるように気をつけましょう **ロコモ度 2** 両足で 20cm の高さから立ち上がれない 「ロコモ度 2」は移動機能の低下が進行している状態です．自立した生活ができなくなるリスクが高くなっています．特に痛みを伴う場合は，なんらかの運動器疾患が発症している可能性もありますので，整形外科専門医の受診をお勧めします

ロコモ度テスト □2
2 ステップテスト
（歩幅を調べる）

■2 ステップ値の算出方法

2 歩幅（cm）÷ 身長（cm）＝ステップ値

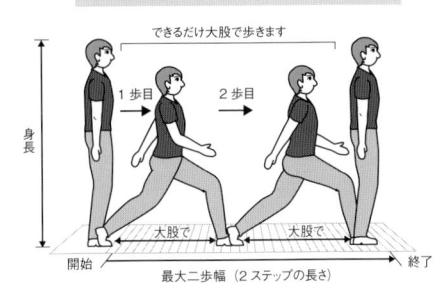

できるだけ大股で歩きます

1 歩目　2 歩目

身長

大股で　大股で

開始　最大二歩幅（2 ステップの長さ）　終了

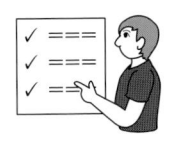

結果の判定方法	**ロコモ度 1　2 ステップ値が 1.3 未満** 「ロコモ度 1」は移動機能の低下が始まっている状態です筋力，バランス能力や柔軟性が落ちてきているので，ロコトレ（ロコモーショントレーニング）を始めとする運動を習慣づける必要があります．また，十分なたんぱく質とカルシウムを含んだバランスの取れた食事をとるように気をつけましょう **ロコモ度 2　2 ステップ値が 1.1 未満** 「ロコモ度 2」は移動機能の低下が進行している状態です．自立した生活ができなくなるリスクが高くなっています．特に痛みを伴う場合は，なんらかの運動器疾患が発症している可能性もありますので，整形外科専門医の受診をお勧めします

ロコモ度テスト □3
ロコモ 25
（身体の状態・生活状況を調べる）

ロコモ度判定方法	
ロコモ度 1 ロコモ 25 の結果が 7 点以上	**ロコモ度 2** ロコモ 25 の結果が 16 点以上

図 1-43　ロコモ度テストの内容（日本整形外科学会ロコモティブシンドローム予防啓発公式サイトより改変転載）

1に該当する立ち上がりテストの片脚で40 cmの高さから立つことができない人の割合は全体の40.6%，2ステップテストが1.3に達しない人の割合は57.4%，ロコモ25が7点以上の割合は22.6%であった．また，ロコモ度2に該当する立ち上がりテストの両脚で20 cmの高さから立つことができない人は全体の7.9%，2ステップテストが1.1に達しない人は21.1%，ロコモ25が16点以上の割合は10.6%であった（**図1-44**）．

ロコモ度 1-1）立ち上がりテスト：片脚で
40 cm の高さから立てないものの有病率（%）

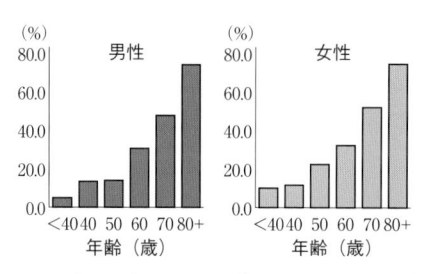

ロコモ度 2-1）立ち上がりテスト：両脚で
20 cm の高さから立てないものの有病率（%）

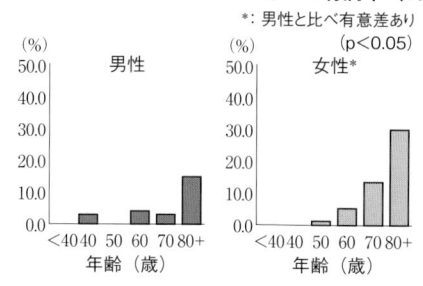

ロコモ度 1-2）2 ステップテスト：2 ステップ
値<1.3 のものの有病率（%）

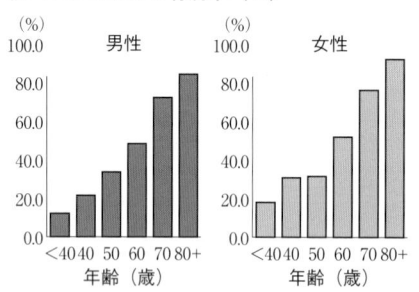

ロコモ度 2-2）2 ステップテスト：2 ステップ
テスト<1.1 のものの有病率（%）

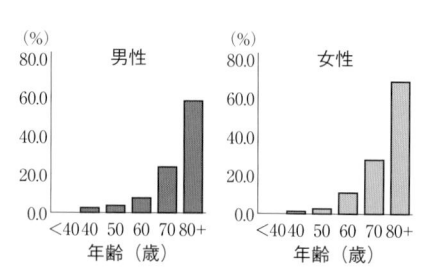

ロコモ度 1-3）ロコモ 25：ロコモ 25 が 7 点
以上のものの有病率（%）

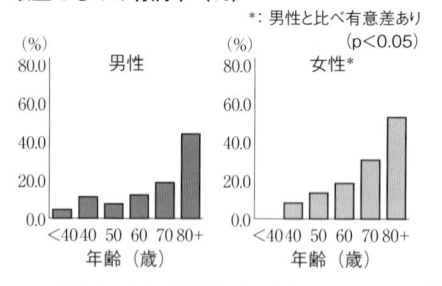

ロコモ度 2-3）ロコモ 25：ロコモ 25 が 16
点以上のものの有病率（%）

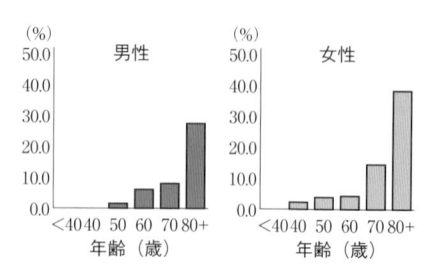

図1-44　地域におけるロコモティブシンドロームの有病率（文献79）より改変転載）

6 身体活動・運動の効用

身体活動・運動による身体機能への効果

1. 骨格筋への効用（サルコペニア含む）

　身体活動・運動によってもたらされる身体への効用を考えた時に，最初にあげられるのが筋骨格系に対する影響であろう．1990年にFiataroneら[80]によって報告された研究では，平均年齢90歳を超える超高齢女性を対象に，週3回のマシンによるレジスタンストレーニングを8週間継続した結果，開始前に比べて下肢筋力は36％向上が認められ，また筋量の増大も観察されていた（**図1-45**）．超老年期においては，レジスタンストレーニングによる循環器系への高負荷（血圧の上昇など），筋損傷，疼痛誘発などのリスクの増大が懸念され，必ずしも積極的な介入がなされていなかったであろう．しかしながら，筋力の向上を得るためには，決して遅すぎることはなく，超老年期においてもリスクを十分に考慮したうえでレジスタンストレーニングを実施することで，筋力の向上が期待できる．

　レジスタンストレーニングでは，老年期における筋力のみならず，筋量の増大がもたらされることも期待される．筋力の増強および筋量の増大を求めるには，一定以上の負荷が要求される．ウォーキングに代表される，比較的に強度の低い有酸素運動は，生活習慣病の予防には効果的であるが，筋肥大や筋力増強の効果はきわめ

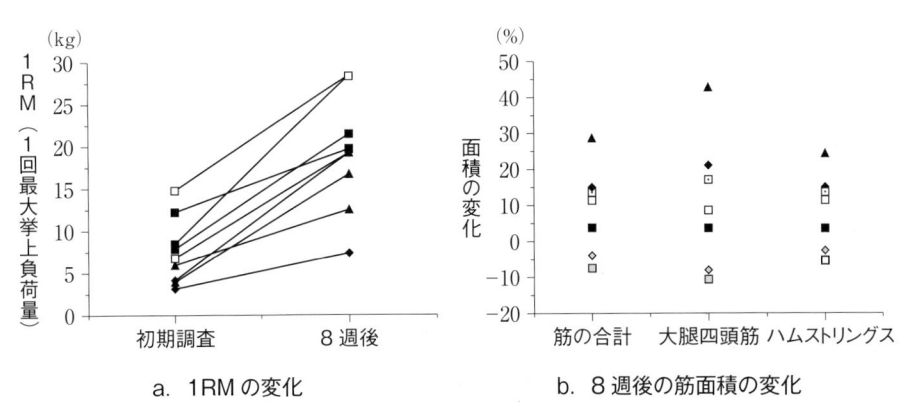

a. 1RM の変化　　　　　　　　b. 8週後の筋面積の変化

図1-45　平均90歳超の高齢女性に対する筋力トレーニング効果（文献80）より転載）

て低く，サルコペニアの予防や改善に対しては期待される効果は限定的といわざる
をえないであろう．つまり，発揮される最大筋出力の70〜80％程度以上の負荷が
必要とされる．高齢者の筋量増大や筋力向上を認めた報告では，1回最大挙上重量
（1RM：One Repetition Maximum）の70〜80％程度の高負荷で，期間は8〜24週
程度と幅があるものの，筋量増大には少なくとも10〜14週程度は必要であろうと
考えられ[81]，筋量増大や筋力向上の効果を得るためには，一定以上の負荷と期間が
必要とされる（表1-12）[82]．しかしながら，とりわけ老年期においては，さまざま
な阻害要因によって必ずしも高負荷でのトレーニングが容易ではない．Mitchell
ら[83]の報告によると，若年者を対象に30％程度の低負荷の介入（週3回，10週間）
であっても，疲労が生じるまで継続することで，筋蛋白質合成の亢進と筋肥大は
80％の高負荷条件と比べても差異がなく生じていたとしている．また，Csapoら[84]
の分析において高齢者における負荷量のみならず，負荷（％1RM），セット数，反
復回数の乗算による仕事量を考慮する必要性を示している．つまり，高負荷設定の
困難な場合においては，30％程度の低負荷であっても高頻度，長期間の介入によっ
て一定の効果が期待できるかもしれない．

　Bordeら[85]が健常高齢者を対象とした筋力向上，筋量増大に対する効果的な方
法をまとめた報告によると，期間や強度のほか，収縮の持続時間やセット間の休息
時間にも考慮が必要であることを示唆している（表1-13）．

　このような高齢者における筋力の向上や筋量の増大は，加齢に伴う筋量・筋力の
低下を主体とするサルコペニアの予防や改善にもつながる．サルコペニアには諸要
因が複雑に関わっているが，特に筋力増強を目的とした抵抗運動による筋力トレー
ニングや，筋蛋白合成の促進を目的とした栄養介入（アミノ酸摂取など）が，筋量
増大や筋力向上に効果的であるとされている．しかしながら，2017年のサルコペ

表1-12　筋力トレーニングの推奨プログラム

反復回数	1セット8〜12回．連続12回の反復が可能であれば，連続8回が可能な負荷まで増やす
セット	最低1セット．1〜2分間の休息をはさんで，2〜3セット行うのが望ましい
頻　度	1週間で1〜3日（各セッションで48時間の間隔をあける）
速　度	2〜3秒かけて求心性収縮，2〜3秒かけて遠心性収縮を行う．同じセット内で急速な求心性収縮も含む
呼　吸	すべての施行中において，通常の呼吸を維持する（呼吸を止めない）
持続時間	1時間未満

ニア診療ガイドラインにおいては，レジスタンストレーニングを含む運動療法はサルコペニアを有する高齢者に対しても四肢骨格筋量や膝伸展筋力などの改善効果が期待され（**表1-14**）[86]，介入の実施が推奨されているものの，エビデンスレベルはいまだ低いレベルにとどまっており，ランダム化比較対照試験（RCT：Randomized Controlled Trial）はごくわずかであることが指摘されている．

一方，Hunterら[87]の報告では高齢者に対する筋力トレーニングの効果として，筋力の平均増加率は約65％であり，筋横断面積の増加率は約20％程度とされている．つまり，高齢者に対する筋力トレーニングの効果は筋横断面積の増加に比して筋力の増加が大きいことにより，筋の量的な低下のみならず，質的な機能低下（筋の固有張力の低下など）も高齢者における筋力低下の要因とされている．また，筋力トレーニングによる筋量増大の効果は，80歳を超えた高齢者でも認められているが，超高齢者では前期高齢者に比して筋の反応性は低下しており，筋の可塑性には制約があると考えられる．なるべく若い時から筋力・筋量を蓄えておくことに越したことはないであろう．

身体活動や運動によって筋肥大がもたらされるメカニズムには，多様な要因が関与していることが考えられ，その全容が明らかとなっているとは言い難い．運動による筋への刺激は，筋線維内での蛋白質合成の上昇，蛋白質分解の抑制を引き起こし，筋線維の肥大がもたらされるものと考えられる．また，運動により筋内の幹細胞の増殖が促進され，筋線維の増殖が刺激される．増殖した筋サテライト細胞は，近接した筋線維に融合して新たな核を供給することで，筋線維核の入れ替えや増加をもたらすことが示唆されており[88]，筋線維の維持や肥大にはこのような筋線維核の役割も寄与するものと考えられる．

また，リハビリテーション領域においても，サルコペニア対策として身体活動や運動による介入の重要性が示唆されている．元来のリハビリテーションの語源（ラテン語）をたどると「re（再び）+habilis（適した）」に「ation（すること）」の接尾語が伴ったものとされており，良好な健康や仕事ができるような状態を取り戻す（回復する）こと，資格（役割），身分，地位，権利，基本的人権などを回復すること，な

表1-13 高齢者に対する効果的なレジスタンストレーニング介入
（筋力増強および筋肥大に求められる推奨水準）

□トレーニング期間：50〜53週	□頻度：週2回（セッション）
□強度：1RMの70〜79%（51〜69%）	□セット数：2〜3セット
□緊張持続時間：6秒	□1セットでの回数：7〜9回の反復
□セット間休息：60〜120秒	□反復間の休息：2.5〜4秒

表 1-14　サルコペニアに対する運動療法（サルコペニア診療ガイドライン 2017）

運動療法の有効性エビデンスレベル：非常に低い，推奨レベル：弱い

a. 骨格筋量

Study or Subgroup	介入群			対照群			Weight	Ⅳ Random, 95%CI	平均値の差
	Mean	SD	Total	Mean	SD	Total			Ⅳ.Random, 95%CI
Kim 2012	13.8986	1.4519	70	13.35	1.1154	74	44.8%	0.55 (0.12, 0.97)	
Kim 2013	14.3173	1.4869	59	13.8404	1.3932	57	34.0%	0.48 (−0.05, 1.00)	
Kim 2016	13	2.2356	70	13.1463	2.0338	67	21.2%	−0.15 (−0.86, 0.57)	
Total (95%CI)			199			198	100.0%	0.38 (0.01, 0.74)	

3カ月後の四肢骨格筋量（kg）　−2 −1 0 1 2　対照群優位　介入群優位

b. 握力

Study or Subgroup	介入群			対照群			Weight	Ⅳ Random, 95%CI	平均値の差
	Mean	SD	Total	Mean	SD	Total			Ⅳ.Random, 95%CI
Kim 2013	19.2944	4.5844	59	17.4195	3.2036	57	50.4%	1.87 (0.44, 3.31)	
Kim 2016	19.94	4.5548	70	21.0015	4.5854	67	49.6%	−1.06 (−2.59, 0.47)	
Total (95%CI)			129			124	100.0%	0.42 (−2.46, 3.30)	

3カ月後の握力（kg）　−4 −2 0 2 4　対照群優位　介入群優位

c. 下肢筋力

Study or Subgroup	介入群			対照群			Weight	Ⅳ Random, 95%CI	平均値の差
	Mean	SD	Total	Mean	SD	Total			Ⅳ.Random, 95%CI
Kim 2012	1.1837	0.2767	70	1.07	0.2629	74	100.0%	0.11 (0.03, 0.20)	
Total (95%CI)			70			74	100.0%	0.11 (0.03, 0.20)	

3カ月後の膝伸展筋力（Nm/kg）　−0.2 −0.1 0 0.1 0.2　対照群優位　介入群優位

Study or Subgroup	介入群			対照群			Weight	Ⅳ Random, 95%CI	平均値の差
	Mean	SD	Total	Mean	SD	Total			Ⅳ.Random, 95%CI
Kim 2012	1.9817	0.3257	70	1.78	0.3213	74	51.4%	0.20 (0.10, 0.31)	
Kim 2013	2.0354	0.3539	59	1.71	0.2643	57	48.6%	0.33 (0.21, 0.44)	
Total (95%CI)			129			131	100.0%	0.26 (0.14, 0.38)	

3カ月後の膝伸展筋力（N）　−0.5 −0.25 0 0.25 0.5　対照群優位　介入群優位

Mean：平均，SD：標準偏差位，Total：対象者数，Weight：重み付け，IV Random：ランダムモデル（平均値の差）

どの意味を有する．サルコペニアに対するリハビリテーションを考慮する場合，加齢による筋量減少やそれに伴う筋力低下を良好な状態に回復させることが主な目的となる．つまり，筋量そのものの増大やそれを介した筋力の向上が期待される．しかし，サルコペニアを対象とした筋量の増大に対する介入効果の検証が十分になされているとは言い難い．その原因の一つには，近年まで簡便に活用可能なサルコペ

ニアの臨床的な基準が明確には示されておらず，サルコペニアそのものを治療対象とするには至っていなかったことが考えられる．しかし，高齢者を対象とした多くの先行研究によって，筋量増大や筋力向上に対する筋力トレーニングや栄養面からのアプローチ効果が報告されており，サルコペニアに対しても筋力トレーニングや栄養改善によってリハビリテーション効果を得ることが期待できる．わが国においても，サルコペニアの判定基準が整理されつつあり，今後はサルコペニアを対象とした筋量増大や筋力増強を目的とした取り組みが，さらに重要になっていくものと推察される．

　もう一つの側面として，臨床的にリハビリテーションの対象となる疾患を有する高齢者に対してサルコペニアによる弊害の予防が重要となる．元来では加齢に伴う生理学的筋萎縮をサルコペニアとしていたが，加齢に起因する一次性サルコペニアに加えて，臨床的な有益性も考慮して，不活動による廃用や重篤疾患に起因する二次性サルコペニアとする分類が適用される機会が増え，サルコペニアに対するリハビリテーション領域としての対応も重要な課題と認識されつつある．理学療法白書（2005 年）に基づくと，臨床で頻出する理学療法の対象疾患として脳血管障害，骨折，変形性関節症などが上位にあげられている．これらの疾患を有する患者には高齢者も多く，疾患が原因となる身体機能の低下に加えて，サルコペニアや筋活動の減少が導く筋力低下は加速的な機能低下につながる．このようなリハビリテーションの対象となる患者では，筋力低下により ADL の制限に及ぼす影響が大きいため，サルコペニアや不活動による筋萎縮に伴う筋力低下を予防することがきわめて重要となる．また，サルコペニアに対するリハビリテーションでは，その定義から考えるとサルコペニアの改善，すなわち「筋量の増大」が目標となるが，発揮される筋力の向上に対する寄与としては，筋の質的な機能低下の改善も重要であろう．サルコペニアを有する高齢者においては，急激な高負荷運動は筋損傷を招き，そのことは不活動や炎症に起因する萎縮の亢進を加速させる可能性もある．そのため，コンディショニング期として筋活動に動員する筋線維の増加を目的にした低負荷による反復的な運動からの開始や，比較的に低い負荷によって運動速度を遅くした運動を取り入れるなどの工夫も必要である．そして，最終的には得られた筋量増大や筋力向上を，日常生活において機能的に活用させるような日常動作の応用を視野に入れた介入が望まれる．

　日常生活における下肢筋活動は最大随意収縮の 10～20％程度であるため，リハビリテーションによって心身機能の回復が図られたとしても，通常の日常生活だけでは筋力を維持もしくは向上させる期待は低いといわざるをえない．リハビリテー

ションの対象となる高齢者に対するサルコペニア予防のための運動方法としては，やはり筋力トレーニングにほかならない．また，筋力トレーニングのみならず，栄養面からのサポートも不可欠であり，運動と栄養支援の組み合わせによる相乗効果があることから，チームとしてこれらを併用することが重要であろう．

2. 循環器への効用

身体運動，とりわけ全身運動を伴う有酸素運動は，呼吸や循環系に対して効用をもたらすことが期待される．健康日本 21（第二次）における循環器疾患分野の目標設定においても，身体活動・運動の促進の重要性が明記されており，歩数の増加や運動習慣者の割合の増加による血圧低下を介して，脳血管疾患の減少，虚血性心疾患の減少が期待されている（**図 1-46**）[89]．具体的な目標値の一つとして，現状よりも 1 日約 1,500 歩の歩数増加を図ることが促されている．運動による高血圧効果に関するメタアナリシスの結果では，歩数の増加により高血圧者に対して収縮期血圧 $2 \sim 3$ mmHg の低下が期待され[90]，また運動量の増加で循環器病のリスクを 5〜10％減少させることが示唆されている[91]．

運動介入による降圧効果は高齢者においても報告されており，Herrod ら[92] の高齢者を対象にしたメタアナリシスによると，有酸素運動や筋力増強運動，またはそれらの組み合わせによる運動など種類は問わず，運動介入による血圧の低下が認め

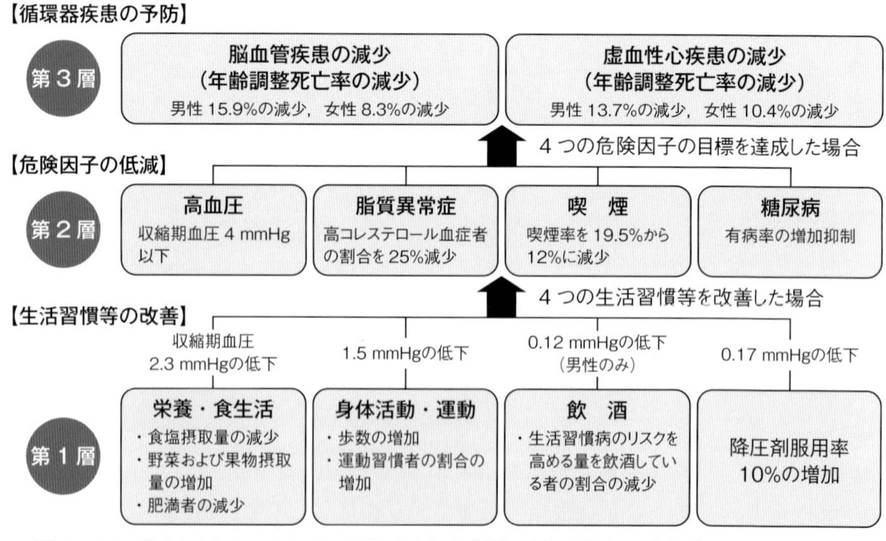

【循環器疾患の予防】

第3層	脳血管疾患の減少 （年齢調整死亡率の減少） 男性 15.9％の減少　女性 8.3％の減少	虚血性心疾患の減少 （年齢調整死亡率の減少） 男性 13.7％の減少，女性 10.4％の減少

4 つの危険因子の目標を達成した場合

【危険因子の低減】

第2層	高血圧 収縮期血圧 4 mmHg 以下	脂質異常症 高コレステロール血症者 の割合を25％減少	喫 煙 喫煙率を 19.5％から 12％に減少	糖尿病 有病率の増加抑制

4 つの生活習慣等を改善した場合

【生活習慣等の改善】

収縮期血圧 2.3 mmHg の低下　　1.5 mmHg の低下　　0.12 mmHg の低下（男性のみ）　　0.17 mmHg の低下

第1層	栄養・食生活 ・食塩摂取量の減少 ・野菜および果物摂取量の増加 ・肥満者の減少	身体活動・運動 ・歩数の増加 ・運動習慣者の割合の増加	飲 酒 ・生活習慣病のリスクを高める量を飲酒している者の割合の減少	降圧剤服用率 10％の増加

図 1-46　健康日本 21 における循環器疾患分野の目標設定の考え方（文献89）より転載）

られており，3カ月程度の介入で収縮期血圧が約5 mmHg，拡張期血圧で約3 mmHg の低下が期待されている（図1-47）．また，有酸素運動や筋力増強運動は，2型糖尿病者におけるグルコヘモグロビン（HbA1c）の低下のほか，最大酸素摂取量や LDL コレステロールの改善に有用となることが示されている[93]．

3. 身体的フレイルの改善・予防への効用

身体的フレイルを有する高齢者では，そのまま悪化の一途をたどるわけではなく，適切な介入によって身体機能や ADL 能力の向上，さらにはフレイルからの脱却や要介護の回避などが期待されている．Fairhall ら[94] の報告では，フレイルと判断された241名（平均83.3歳）に対してフレイルの構成概念を標的とした多面的な在宅での介入を12カ月間実施した結果，対照群（通常提供される健康状態の管理や介護の必要性の評価などの地域サービス）と比べて，フレイルの構成要素を考慮した介入群（歩行や筋力の向上，身体活動量の増大など）では，歩行速度などのフレイ

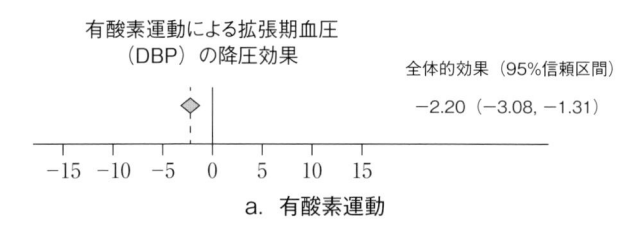

有酸素運動による拡張期血圧
（DBP）の降圧効果

全体的効果（95%信頼区間）
−2.20（−3.08，−1.31）

−15 −10 −5　0　5　10　15

a. 有酸素運動

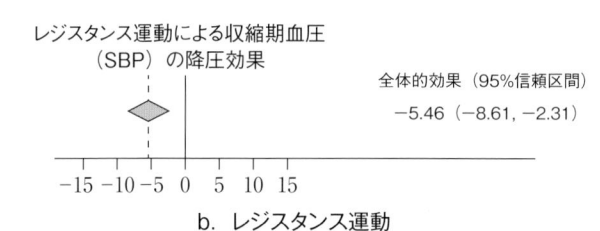

レジスタンス運動による収縮期血圧
（SBP）の降圧効果

全体的効果（95%信頼区間）
−5.46（−8.61，−2.31）

−15 −10 −5　0　5　10　15

b. レジスタンス運動

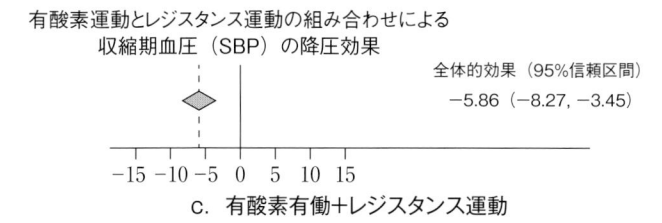

有酸素運動とレジスタンス運動の組み合わせによる
収縮期血圧（SBP）の降圧効果

全体的効果（95%信頼区間）
−5.86（−8.27，−3.45）

−15 −10 −5　0　5　10　15

c. 有酸素有働＋レジスタンス運動

図1-47　高齢者に対する運動による降圧（収縮期血圧）効果（文献92）より一部改変転載）

ル構成要素を考慮した介入群の有意な改善が認められている．また，介入群と対照群での介入後のフレイル該当者に群間で約15％の差異が生じており，フレイルの該当項目に焦点をあてた介入によってフレイルからの脱却への効果が期待される[95]．特に，身体的フレイルの構成要素のうちでも歩行速度，身体活動量の減少に対する改善の効果が高く[95]，これらの側面に対する介入は運動療法が最も能力を発揮できる領域であり，身体的フレイルの改善および予防のために積極的に関わることが推奨される．

しかしながら，重度な身体的フレイル状態を有する高齢者では，その介入効果は限定的であるといわざるをえないかもしれない[52]．身体的フレイルの高齢者に対して理学療法士による自宅での介入効果の例を紹介すると，6カ月間の介入を実施した群（平均訪問回数は6カ月間で16回）では，非介入群と比較して介入後のADL能力の低下を抑制することが示されており，その効果は5カ月後も維持されていた[53]．しかし，その効果は重度なフレイルを有する高齢者では認められておらず，フレイルが重度化する前から積極的な介入の重要性が示唆されるものと考える（図1-48）．介入内容には，筋力増強や関節可動運動，バランス練習のほか，歩行補助具の使用方法の指導や環境整備（危険物の除去など）などが含まれ，運動については週3回の自主的な実施を指導されていた．

また，要支援・要介護の認定を受けておらず，身体的フレイル（もしくはプレフレイル）に該当した高齢者における新規の要支援・要介護発生状況を48カ月間にわたり調べたところ，地域での予防を目的とした介入研究に参加した256名では，介入研究に参加しなかった256名（調査前の年齢や性別，歩行速度，認知機能など

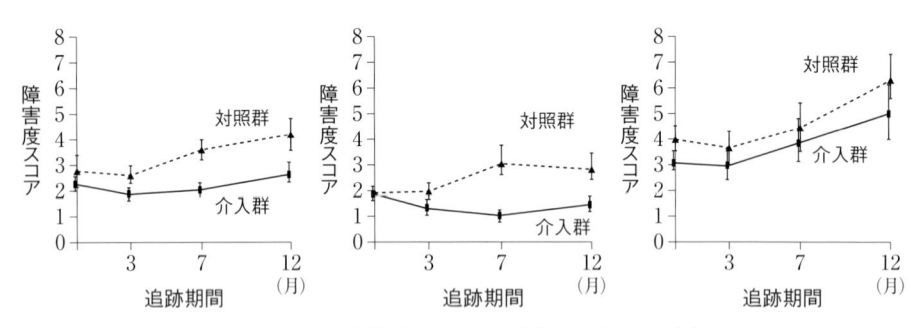

図1-48　フレイル高齢者に対する在宅での介入効果（文献53）より転載）
中程度（moderate）のフレイルであれば効果が得られているが，重度（severe）となると効果が得られにくい

を統制した群）よりも，有意に新規の要支援・要介護発生リスクが低く，そのハザード比は 0.55 であり，地域での介入研究に参加することで要支援・要介護を発生するリスクを 65％ 抑えることができていた（**図1-49**）[96]．まずは，フレイルに該当する高齢者を早期に把握し，地域での介入機会に興味をもち，参加しやすい，また継続できる環境を支援することも重要であろう．

これらの研究成果より，特に身体的フレイルの背景にある要素（体重減少，筋力低下，疲労，歩行速度の低下，身体活動の低下）に焦点化した介入が有効であることが示唆され，可能であれば多要素を取り入れた包括的な介入が望まれる[97]．また，フレイルが重度化すると改善に対する効果が限られるため，早期の発見および早期の介入が重要となる．身体的フレイルに対する評価や介入の効果は散見されつつある一方で，認知的フレイルや社会的フレイルに対する根拠のあるデータは限られるため，今後は認知的フレイルや社会的フレイルに対しても，効果的な介入手段の検討が蓄積されていくことが望まれ，個別を対象とした介入にとどまらず，身体的・認知的・社会的なフレイル予防のための地域での人的・物的資源の拡充を含めた地域社会のあり方を検討することも課題の一つであろう．

2017 年に Lozano-Montoya ら[98]によって報告されたシステマティックレビューによると，Fried's 定義によって抽出された身体的フレイルの高齢者に対する非薬物による介入効果を RCT で検証したものは，4 つの研究（論文は 6 編）であった（**表**

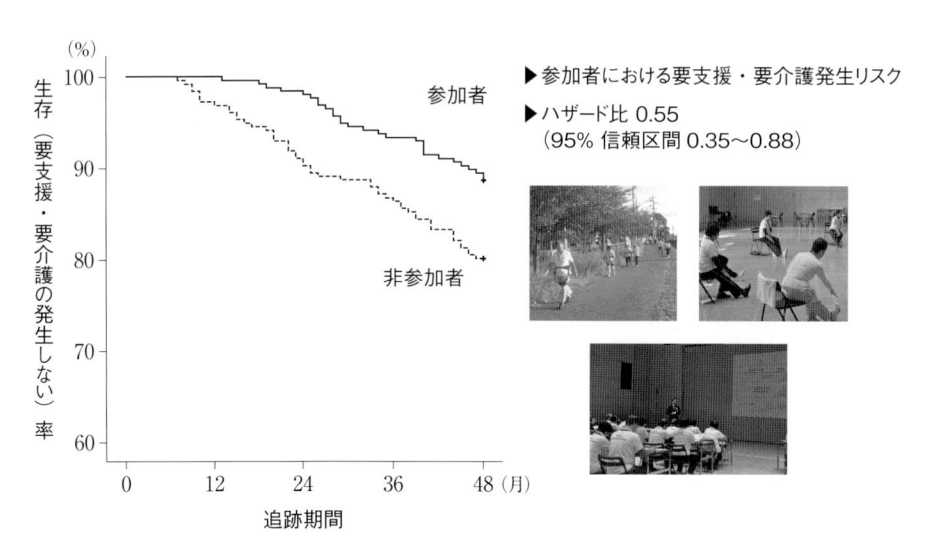

図1-49　フレイル高齢者における要介護予防プログラムの効果（48カ月の追跡）
（文献96）より転載）

1-15）．介入方法には，筋力増強やバランス練習のほか，栄養補助（乳脂肪）を組み合わせた介入や全身振動運動を取り入れた方法が実施されていた．栄養補助を取り入れるか否かに問わず，身体的フレイルを有する高齢者の身体機能の改善には運動介入の有効性が示されているが，大規模で長期間の追跡を伴う介入研究は不十分であり，その根拠レベルは高いとは言い難いため，さらなる検証の積み重ねが必要であろう．

4. 転倒予防への効用

　前述のように，老年期における転倒の発生にはさまざまな要因が関与する．なかでも下肢筋力，バランス，歩行の低下は，内的要因として転倒発生に対する影響力が強い（**表1-16**）．そのため，運動介入によって下肢筋力，バランス，歩行の維持・向上を図ることは，転倒の発生リスクを低減させ，転倒の予防につながることが期待される．

　これまでに多数の運動介入による転倒予防効果が報告されており，それらによるメタアナリシスの結果からも，運動介入による転倒予防の効果が期待される．しかしながら，より効果的な予防を推進するためには，その内容や強度，頻度などを考慮する必要があろう．Sherringtonら[99]によるシステマティックレビューにおいて，バランス練習が転倒予防に有効であることが明らかとされており，特に片脚立位や上肢による支持を極力制限するような不安定な支持面でのバランス練習によって転倒予防効果が得られると報告している（**表1-17**）．すなわち，強度にかかわらず，筋力トレーニングのみでは転倒予防効果が不十分なことがうかがえる．バランストレーニングでは，静的なバランス課題として，セミタンデム立位（任意側の踵内側に反対側の母趾内側を接触させた立位），タンデム立位（両足底内側を接触させた立位），片脚立位などの姿勢保持課題のほか，動的なバランス課題として，左右への重心移動，前後への重心移動，継ぎ足歩行（一直線上で一側のつま先に対側の踵を接触させながら歩行する）などを組み合わせて実施する．また，不安定板の上での立位の静的なバランス練習，動的なバランス練習を取り入れることで，より高度なバランス能力の賦活および向上が期待される．また，多様な運動内容（歩行，バランス，筋力トレーニングなど）を組み合わせたほうが効果を期待することができ，家庭内での個人練習による筋力トレーニングだけでは十分な改善は報告されていない[100, 101]．そのほかにも介入プログラムの特徴をまとめて効果の違いをみてみると，合計50時間の運動実施が推奨されている（**表1-18**）．例えば，1回60分の介入教室であれば週1回で1年間程度，週2回で6カ月程度，週3回で4カ月程度の期間

表1-15 Lozano-Montoya らのレビュー論文に含まれた身体的フレイルを対象とした運動介入研究（文献98）より改変転載）

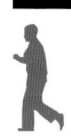

著 者	研究タイプ	人数（%女性）	年齢（標準偏差）	設 定	介入期間	介入（N）	結果の尺度
Fairhall, et al Cameron, et al Fairhall, et al	ランダム化比較対照試験	216（68%）	83.3（5.9）	地域在住（オーストラリア）	12カ月	1. 多面的介入（107名）：それぞれの参加者に対して，初期調査時に評価されたフレイルの構成要素に対応した介入（栄養，理学療法，身体トレーニング，心理支援含む） 2. 対照（109名）：通常のケア	・握力，膝伸展筋力 ・4m歩行速度 ・身体パフォーマンステスト ・Barthel Index（ADL） ・転倒
Cadore, et al	ランダム化比較対照試験	24（70%）	MCEP：93.4（3.2） 対照：90.1（1.1）	養護ホーム（スペイン）	12週間	1. MCEP（11名）：筋力とバランスのトレーニング，週2回，1回40分間（中強度） 2. 対照（13名）：個々の関節に対する他動的なストレッチ，週4回，1回30分間	・握力，膝伸展筋力 ・5m歩行速度 ・Timed Up and Go Test ・Barthel Index（ADL） ・転倒
Zhang, et al	ランダム化比較対照試験	37（13.5%）	WBVE：88.8（3.6） 対照：84.7（3.7）	地域在住（中国）	8週間	1. WBVE（19名）：全身の振動運動（週3〜5回） 2. 対照（18名）：通常ケア，理学療法（超音波療法，電気治療など）	・膝伸展筋力 ・5m歩行速度 ・身体パフォーマンステスト ・Timed Up and Go Test
Kim, et al	ランダム化比較対照試験	131（100%）	MFGM：81.0（2.8） MCEP：81.1（2.8） MCEP＋MFGM：81.0（2.6） プラセボ：80.3（3.3）	地域在住（日本）	介入期間3カ月，その後の4カ月の追跡	1. MFGM（32名）：乳脂肪球皮膜1g/日（21.5%タンパク質，44%脂肪，26.5%炭水化物，33.3%リン脂質） 2. MCEP＋プラセボ（33名）：筋力・バランストレーニング週2回，1回60分＋プラセボ 3. MCEP＋MFGM（33名） 4. プラセボ（32名）全粉乳（26.3%タンパク質，25.2%脂肪，39.5%炭水化物，0.23%リン脂質）	・膝伸展筋力，握力 ・5m歩行速度 ・Timed Up and Go Test

ADL：日常生活活動能力，MCEP：多面的運動プログラム，WBVE：全身振動運動，MFGM：乳脂肪球皮膜

表 1-16　転倒の危険因子（文献 8）より転載）

危険因子	平均の相対危険度・オッズ比	範囲
下肢筋力低下	4.4	1.5 〜 10.3
転倒歴	3.0	1.7 〜 7.0
歩行障害	2.9	1.3 〜 5.6
バランス障害	2.9	1.6 〜 5.4
歩行補助具の使用	2.6	1.2 〜 4.6
視力障害	2.5	1.6 〜 3.5
関節症	2.4	1.9 〜 2.9
日常生活活動能力の障害	2.3	1.5 〜 3.1
うつ	2.2	1.7 〜 2.5
認知機能障害	1.8	1.0 〜 2.3
80 歳以上	1.7	1.1 〜 2.5

表 1-17　運動の内容と転倒予防効果（文献 99）より転載）

	対象研究数	レート比
中等度・高強度筋力トレーニング	19	1.09 (0.87 〜 1.36)
高強度筋力トレーニング	5	1.16 (0.81 〜 1.67)
中程度・高度バランス練習	34	0.75 (0.60 〜 0.94)
高度バランス練習	25	0.76 (0.62 〜 0.93)
中等度・高強度持久力トレーニング	20	0.94 (0.75 〜 1.18)
ストレッチ	12	0.89 (0.69 〜 1.15)
歩行練習	27	1.19 (0.96 〜 1.46)
20 分以上の長時間歩行練習	8	1.07 (0.79 〜 1.45)

44 の RCT（対象者 9,603 名），相対危険度 0.83，95% CI 0.75 〜 0.91

　が必要となる．そのため，教室以外の時間で運動実施する習慣を身につけ，週3〜4日程度の実施が可能となれば，3〜4カ月程度で効果も期待できるかもしれない．

　また，転倒の外的要因を排除するための家屋調整を同時に実施することがより効果的であることも報告されており[102]，運動指導のみならず，家屋環境の調整や視力などの感覚機能の問題解消も考慮することが推奨される．Day ら[102]のメタアナリシスによると，自宅で生活する高齢者の転倒予防効果をみてみると，非介入群に対して運動介入により転倒発生の抑制効果が示されている（**表 1-19**）．一方，視力

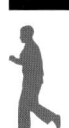

表 1-18　プログラムの特徴による転倒予防効果の違い（文献99）より転載）

	対象研究数	レート比
監視下運動	41	0.89（0.68 ～ 1.17）
1 名のトレーナーに 10 人未満の教室	23	1.16（0.93 ～ 1.44）
月 1 回以上の漸増トレーニング	32	1.12（0.89 ～ 1.40）
週 1 回以上の漸増トレーニング	14	1.01（0.79 ～ 1.28）
運動強度や種類の変更	28	1.21（0.98 ～ 1.49）
高い実施率	41	0.97（0.73 ～ 1.27）
30 時間以上のインストラクターによる運動の実施	25	0.95（0.77 ～ 1.19）
30 時間以上の家庭内練習の実施	12	0.84（0.66 ～ 1.07）
合計 50 時間以上の運動実施	25	**0.80（0.65 ～ 0.99）**
月に合計 8 時間以上の運動実施	19	1.04（0.83 ～ 1.30）
合計 1 年以上のプログラム	20	1.04（0.83 ～ 1.30）

表 1-19　介入の組み合わせによる転倒予防効果

介入方法	転倒者数人数（%）	危険率比推定値（95% CI）	P 値
介入しない	87/137（63.5）	比較対照（1.00）	
運動	76/135（56.3）	0.82（0.70 ～ 0.97）	0.02
視力補正	84/139（60.4）	0.89（0.75 ～ 1.04）	0.13
家屋調整	78/136（57.4）	0.92（0.78 ～ 1.08）	0.29
運動＋視力補正	66/136（48.5）	0.73（0.58 ～ 0.91）	0.01
運動＋家屋調整	72/135（53.3）	0.76（0.60 ～ 0.95）	0.02
視力補正＋家屋調整	78/137（56.9）	0.81（0.65 ～ 1.02）	0.07
運動＋視力補正＋家屋調整	65/135（48.1）	0.67（0.51 ～ 0.88）	0.004

1 回の転倒を防ぐため，介入に必要とされる対象者数

補正および家屋調整のみでは十分な効果は示されていない．しかしながら，これらの介入による転倒予防効果は，運動のみ（ハザード比 0.82）よりも，運動と視力補正の組み合わせによる介入（ハザード比 0.73），運動と家屋調整の組み合わせによる介入（ハザード比 0.76），さらには運動，視力補正，家屋調整を組み合わせた介入（ハザード比 0.67）によって，より効果の高い転倒予防が報告されている．

　さらに，前述のように老年期におけるレジスタンストレーニングによって筋量増大や筋力向上の効果が報告されており，転倒の発生抑制においても，その有用性が

期待されている[103]．しかし，筋力の向上のみでは，十分な転倒予防効果には制約があるであろう．そのため，さまざまな転倒の要因（主として，内的要因となる運動機能の各要素）を考慮した包括的な運動機能の向上を目指したプログラムが実践される必要がある．例えば，コンディショニング期，筋力向上期，機能的運動期間として，それぞれ1カ月間で計3カ月間程度による進め方が適当と考えられる（**表1-20**）[104]．コンディショニング期では，筋や靱帯などの組織が運動負荷に耐えられるようになるまで徐々に慣らしていき，筋力向上期では，負荷を漸増させてやや高い水準での運動負荷を行い，機能的運動期間では，複雑な動作を想定して日常での不具合を把握した運動（例：不安定マット上でのバランス練習や段差昇降）を実践する．比較的に楽と感じられる程度の運動負荷（反復回数20〜30回×1セット）から開始して，筋力向上期からはややきついと感じられる運動負荷（反復回数10〜15回×2セット）を導入していく．得られた身体機能を日常生活に活かすためには，機能的なトレーニングとして応用できるような考慮も必要であろう．

身体活動・運動による精神・心理機能への効果

　身体活動の促進によって，身体機能面のみならず，精神・心理機能への効果も期待される．例えば，運動して汗を流すことで，晴れやかな気分になったり，新たな気分で仕事に取り組めたりする経験があるであろう．

　老年期にうつ徴候を有する人も少なくはなく，うつ徴候を有する高齢者では認知症の発症リスクも増大し，また閉じこもりなどによる身体活動の減少も招き，要介

表1-20　包括的な運動機能向上プログラムの概要

	第1期 （コンディショニング期）	第2期 （筋力向上期）	第3期 （機能的運動期）
ストレッチング	座位・仰向けで静的・動的な種目	徐々に可動範囲を広げる	立位種目を追加（支持物を使用）
バランス・機能的運動	四つ這い姿勢・膝立ち姿勢などの重心が低く，支持面が広い運動	座位〜立位で動的バランス（支持基底面内で身体重心を大きく移動させる）	立位で機能的バランス（身体重心を積極的に移動させる）
筋力向上運動	座位・仰向け中心のコンディショニング運動	立位種目の導入	負荷の漸増
運動強度	かなり楽〜比較的楽	ややきつい	ややきつい
運動量（反復回数×セット数）	20〜30回×1セット	10〜15回×2セット	10〜15回×2セット

護を惹起することも懸念される．そのため，老年期におけるうつ徴候の改善および予防は，健康長寿の延伸のための重要な課題の一つであり，その手段として身体活動の促進による効用が期待される．例えば，Pérez-López ら[105]による中高齢女性を対象にした運動介入プログラムによるうつ徴候への改善に対するメタアナリシスの結果によると，3～4カ月間の中等度期間，6～12カ月間の比較的に長期間のいずれの運動介入プログラムにおいても，うつ徴候の改善が認められている．また，運動強度別に解析をしても，中強度の運動および低強度の運動ともに，有意にうつ徴候の改善が期待されることが示唆されている．しかしながら，うつに対する運動療法（身体活動の促進含む）の効果を概観すると，その成果は必ずしも一貫していない．運動を介入手段に用いていた 37 の RCT の結果を統合（メタアナリシス）した報告によると，対照群（治療介入を実施しない）と比較した場合，運動介入によってうつの軽減に効果が認められているものの，心理療法や薬物療法と比べて明らかな効果の違いは確認されていない[106]．また，運動の強度（低強度，中強度，高強度）や運動種目（有酸素運動，レジスタンス運動，混合運動）による効果の違いも明らかとはなっていない（**表 1-21**）[106]．

うつに対する運動療法の効果を検討する際には，その背景にある疾患や心身機能の低下を考慮することが必要であろう．例えば，関節疾患やリウマチ性炎症を有す

表 1-21 運動の強度や運動種目によるうつ軽減の効果

a. うつ軽減に対する運動介入の効果（運動種目の違い）

運動介入	運動群 (名)	対照群 (名)		標準化平均差	95％信頼区間
有酸素運動	577	503	◆	−0.55	[−0.77, −0.34]
混合運動	66	62	◆	−0.85	[−1.85, 0.15]
筋力強化運動	68	76	◆	−1.03	[−1.52, −0.53]

−4　−2　0　2　4

b. うつ軽減に対する運動介入の効果（運動強度の違い）

運動強度	運動群 (名)	対照群 (名)		標準化平均差	95％信頼区間
低～中強度	36	40	◆	−0.83	[−1.32, −0.34]
中強度	177	166	◆	−0.64	[−1.01, −0.28]
中～高強度	34	32	◆	−0.63	[−1.13, −0.31]
高強度	321	274	◆	−0.56	[−0.93, −0.20]

−4　−2　0　2　4

る患者を対象に運動によるうつ軽減の効果を調べたメタアナリシス（29の介入研究）では，運動療法によってうつが有意に軽減することが示されており，筋力増強のほか，最大酸素摂取量の改善，痛みの軽減，不安の軽減，QOLの改善が認められている（表1-22）[107]．これらの結果は，運動療法による運動機能の改善や痛みの軽減を介して，精神・心理状態として，うつや不安の軽減，QOLの改善に寄与しているのかもしれない．

　精神・心理面における老年期の問題の一つとして，転倒恐怖感（FOF）があげられる．過剰なFOFは，活動を抑制する要因の一つとなってしまい，さらに心身機能の低下を惹起し，転倒のリスクを高めたり，生活機能障害の発生を引き起こしてしまったりする悪循環の源となりうる．Kendrickら[108]によるメタアナリシスでは，バランストレーニングや筋力トレーニング（太極拳やヨガなどを含む）での運動介入によりFOFの低減効果が報告されている．それらの結果によると，運動介入直後にはFOFが低減されることが示唆されている．しかしながら，運動介入終了6カ月後およびそれ以上の経過を追跡した研究を概観すると，FOFの低減に対する運動介入の効果は持続されていなかった〔終了6カ月後の標準化平均差（SMD：Standardised Mean Difference）0.17，95％信頼区間−0.05〜0.38，4研究356名：終了6カ月以上のSMD0.20，95％信頼区間−0.01〜0.41，3研究386名〕．老年期における運動介入は，精神・心理面への効果も期待されるが，精神・心理的な不具合をもたらす背景にある諸問題そのものに対するアプローチも必要となり，またその

表1-22　関節疾患やリウマチ性炎症を有する患者に対する運動によるうつ軽減の効果

	対象者数	平均（95%信頼区間）
【主要指標】		
・うつ徴候	2,449	−0.42（−0.58, −0.26）
【副次指標】		
・BMI	266	0.08（−0.19, 0.36）
・運動機能	1,513	**0.58（0.46, 0.70）**
・痛み	1,971	**−0.57（−0.76, −0.38）**
・QOL	1,276	**0.73（0.53, 0.92）**
・不安感	976	**−0.63（−0.86, −0.40）**
・最大酸素摂取量	590	**1.73（0.87, 2.59）**
・上肢筋力	530	**0.51（0.31, 0.71）**
・下肢筋力	584	**0.83（0.49, 1.12）**
・バランス	147	0.49（−0.21, 1.19）

BMI：体格指数，QOL：Quality of Life，太字：統計的に有意な変数

持続効果についてもさらなる検証が必要となるであろう.

身体活動・運動による認知機能・脳機能への効果

　身体活動の促進が認知機能の向上をもたらすメカニズムとしては，多種多様な要素が生物学的（内分泌機能，シナプス機能など），行動学的（睡眠，疲労など），社会心理学的（自己効力感，社会的ネットワーク）レベルで複雑に影響しあって得られるものであると考えられる.

　近年では，ニューロイメージングの手法を用いて身体活動が脳活動や脳実質の変化に対しても影響を及ぼすことが報告されている. 脳機能への影響として，身体活動量は灰白質容量に影響を及ぼす可能性が示唆されており，前頭前野や帯状回，海馬などの記憶や学習に重要な役割を担う領域への影響が報告されている[35, 109]. 例えば，高齢者を対象とした9年間の観察縦断研究において，初期調査の習慣的な歩行量は将来の海馬や嗅内皮質を含む領域の脳容量に影響を与える要因であった[109]. このことは，脳の実質的な加齢変化に対しても習慣的な身体活動が良好な影響をもたらすことを示唆しており，なかでも海馬や嗅内皮質は，アルツハイマー病発症の早期から萎縮が認められることや，記憶機能に対して重要な役割を有することからも，その関連性が注目されている.

　また，認知症を有さない高齢者において，有酸素能力（最大酸素摂取量）は海馬の容量と有意に関連することが示されている[110]. つまり，体力の良好な高齢者では海馬容量の大きさも関連しているかもしれない. われわれの研究グループでの検証において，MCI高齢者における運動機能の中でも有酸素能力の指標とされる6分間歩行テストの成績は，記憶検査の成績および海馬容量と関連することが確認された（図1-50）[111]. この有酸素能力と海馬容量の関連は，早期アルツハイマーの段階でも認められており[112, 113]，軽度の認知機能の低下が認められる時期においても，体力維持は脳の萎縮進行予防に重要なのかもしれない.

　また，MCI高齢者（310名）において3軸加速計を用いた日常での身体活動量と海馬の容量との関連を調べてみると，日常での低強度の身体活動量と海馬の容量には関連は認めなかったが，1日の中強度以上の身体活動時間は海馬容量と正の相関関係を認め，中強度以上の身体活動が記憶機能に影響していることが示唆された（図1-21）[36]. このような日常的な生活における活動量の維持・向上は，脳の活性化にも重要であろう. さらに，認知機能課題中における血流動態を調べた研究では，屋外への外出頻度が多い高齢者では，外出頻度の少ない高齢者に比べて認知機能課

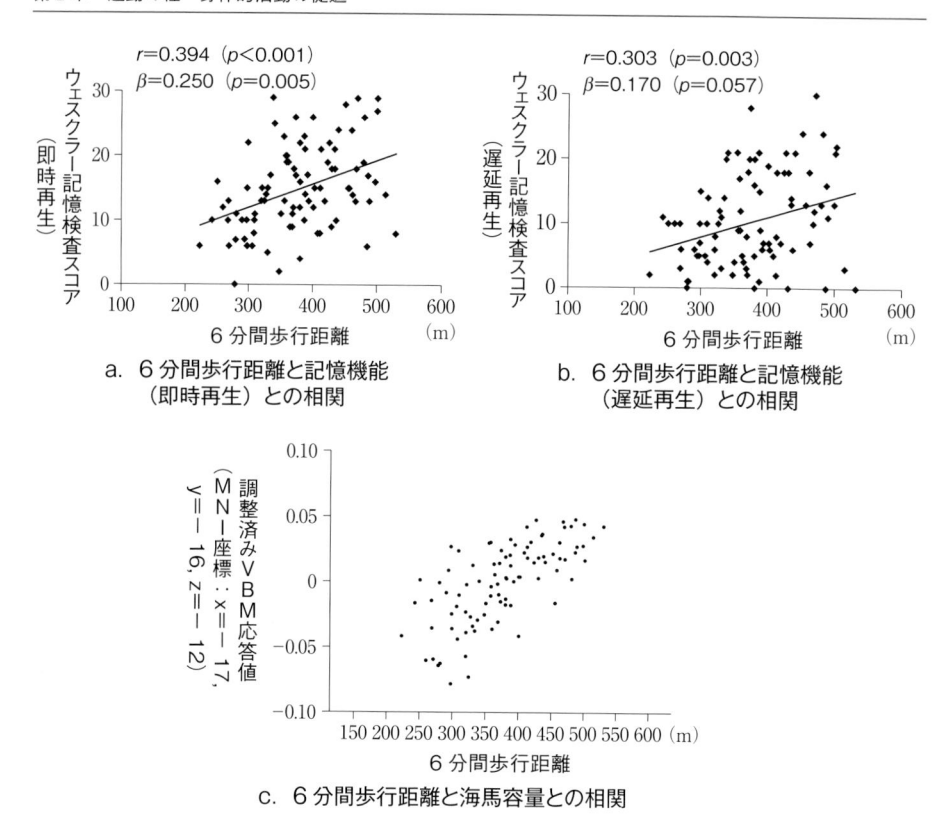

a. 6分間歩行距離と記憶機能
（即時再生）との相関

b. 6分間歩行距離と記憶機能
（遅延再生）との相関

c. 6分間歩行距離と海馬容量との相関

図1-50　6分間歩行テストと記憶検査の成績および海馬容量との関連 （文献111）より転載）
　VBM：脳全体をボクセル単位（1〜8 mm 立法程度）で統計解析する方法，　MNI：モントリオール神経学研究所による脳座標

　題中の前頭前野における脳活動の活性化が高い可能性が示されており[114]，高頻度で積極的な外出行動が，認知機能課題中の脳活動に良好な影響を与えうることが期待される（**図1-23**）.

　このような背景から，積極的な身体活動を通じて脳血流が活性化されることが期待される．例えば，中強度（最大酸素摂取量の50％）の運動前後で認知機能課題（ストループ課題）の成績を比較すると，コントロール条件に比べて運動条件（10分間の有酸素運動）ではストループ課題の反応時間が有意に速くなっており，課題中の脳血流量（酸素化ヘモグロビン）も運動条件後で有意に増大していた（**図1-51**）[115]．このように，有酸素運動によってもたらされる認知機能課題のパフォーマンス向上には，脳の活性化が寄与する部分が大きいと考えられる.

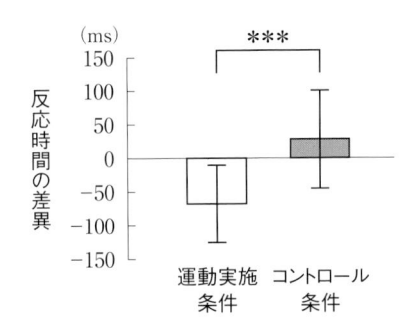

a. 運動セッション前と後でのストループ
（干渉）課題における反応時間

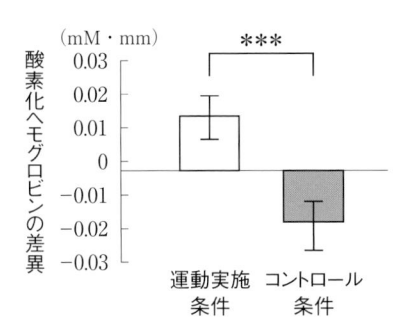

b. 運動セッション前と後でのストループ（干渉）
課題における酸素化ヘモグロビン応答

図 1-51 運動前後でのストループ課題の反応時間と課題中の脳血流量（酸素化ヘモグロビン）（文献 115）より転載）

　運動が脳内変化にもたらす影響としては，神経新生の促進，神経栄養因子の発現，アミロイド β クリアランスの向上などが報告されている．そのほかにも，脳血流量の増大による酸素供給の向上や炎症の減少などの多様な要因が複雑に影響しあった結果と考えられる（**図 1-52**）[116]．特に身体活動が促進されることで，中枢神経系の細胞や分子，回路，バイオマーカーなどのさまざまな変化が介在し，神経変性疾患の予防や発症遅延に好影響をもたらすことが期待される[117]．例えば，高齢者 120 名を対象に 1 年間の運動介入効果を調べた報告によると，有酸素運動によって海馬容量が増大し，その増加率は記憶機能および血清の脳由来神経栄養因子（BDNF：Brain Derived Neurotrophic Factor）変化との有意な正の相関が示された[118]．この BDNF は神経保護や成長，シナプスの可塑性に関与する神経細胞で産生される液状タンパク質で，脳内の BDNF 発現量は加齢によって低下し，アルツハイマー病患者では顕著に低下することが報告されている[119]．老年期において有酸素運動によってもたらされる脳の器質的な変化には，BDNF 発現の活性が重要な役割を担っているものと考えられ，認知症予防のための身体活動量の向上の重要性が示唆されている．

　また，われわれの研究グループにおいては MCI を有する地域在住高齢者 308 名を対象として，週 1 回，1 回 90 分間，10 カ月間の多面的運動プログラムの効果を RCT で調べた．その結果，記憶機能や脳容量の変化に対して，さまざまな運動介入による良好な効果を認めることができた[120]．その概要を示すと，全般的な認知機能を評価する Mini-Mental State Examination（MMSE）のスコアは，対照群（講座の受講）では低下傾向を示したが，運動介入群では維持されており，群間での有

一般的な危険因子の低減	脳の細胞構築の強化
1. 心血管危険因子の減少：高血圧，耐糖能，インスリン抵抗性，脂質プロフィール，太りすぎ 2. 脳卒中のリスクを低減 3. 脳の血流および酸素供給の向上 4. 内皮の一酸化窒素産生の促進 5. 炎症の減少 6. ラジカル酸化タンパク質の蓄積の減少 7. 脳の可塑性の促進 8. 認知的予備力の向上 9. より高い社会活動	1. 樹状突起長の延長，神経前駆細胞増殖，樹状の複雑化 2. 海馬における血管の成長 3. 皮質の血管の成長 4. 小脳における血管の成長 5. ミクログリアの増殖 6. 歯状回における強化された短期および長期増強 7. 増加した脳の毛細血管密度 8. 神経繊維の拡大の推進 9. 皮質におけるミクログリアの増殖 10. 神経新生および増殖 11. 海馬組織の損失の減少 12. 分化したニューロンの数の増加

脳の成長因子の増加	脳の細胞構築の強化
1. 脳由来神経栄養因子（BDNF）の増加 2. インスリン様成長因子-1（IGF-1）の増加 3. 血管内皮細胞由来増殖因子（VEGF）の増加 4. セロトニンの増加 5. アセチルコリンの増加 6. 性線維芽細胞増殖因子の誘導	1. 高頻度刺激の応答における増強 2. シナプシンとシナプトトロフィンレベルの増加 3. グルタミン酸受容体の増加

アミロイド蓄積への影響	他のメカニズム
1. アミロイド蓄積の減少 2. 上昇したアミロイド前駆体タンパク質（APP）のレベル下での海馬の機能の強化	1. 遺伝子転写の変化 2. 中枢神経系におけるカルシウムレベルの上昇

図 1-52　運動を含む環境因子による脳機能改善のメカニズム（文献116）より転載）

意な差異を認めた．また，記憶機能に関しては論理的な記憶を調べる検査スコアが，対照群ではほとんど変化がみられなかったが，運動介入群では介入後に向上しており，言語流暢性の課題においても同様の結果が示された．脳の萎縮程度の変化を調べたところ，対照群では脳内の萎縮が進行している部位の割合が増えている傾向であったが，運動介入群では脳内の容量が低下し始めている部位の割合に変化は認められず，脳の萎縮の進行は抑制されていた（図1-53）．さらに，週1回の介入であったが，日常での身体活動量が，運動介入では飛躍的に向上していた．運動介入群における日歩数ならびに中強度以上（3 METs以上）の活動時間は増大し，対照群に比べて歩数は約1,650歩，中強度以上の活動時間は12分増大した（図1-54）．

　このように，身体活動には身体機能面のみならず，精神・心理面に対する機能の維持・向上作用，加齢に伴いリスクの増大する疾患や症候群の予防・発症遅延にも

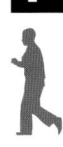

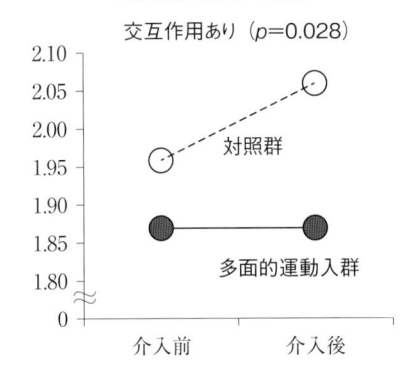

全脳萎縮領域の割合

図1-53 軽度認知障害（MCI）に対する運動介入の脳萎縮の進行抑制効果

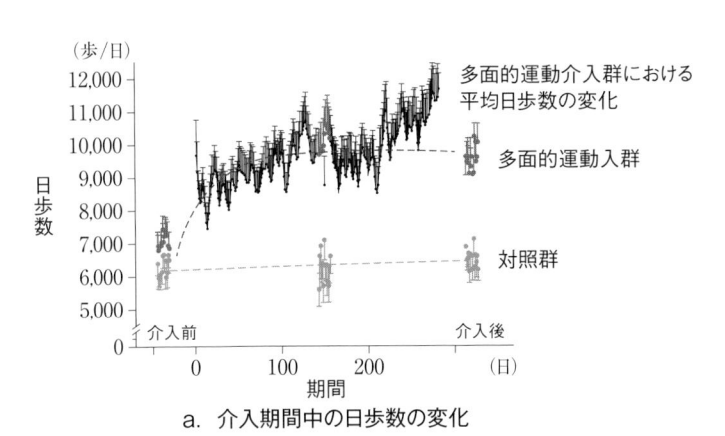

a. 介入期間中の日歩数の変化

b. 介入期間中の中強度以上の身体活動期間の変化

図1-54 軽度認知障害（MCI）高齢者に対する多面的運動介入による身体活動量（歩数と中強度以上の活動時間）の変化（文献122）より転載）

多大な効用が期待される．一方で，このような効用をもたらすためには，いかに身体活動を促進していくかが課題となる．つまり，いくら効用が期待されても取り組んでもらわなくては，その効用は期待できない．そのため，地域において身体活動をいかに促進していくか戦略が重要となる．

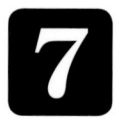 身体活動促進の戦略

　運動による身体機能の向上効果が示されている報告の多くは，特別な運動手段を用いているわけではなく，筋力低下に対しては抵抗運動や自重負荷運動（スクワット，ヒールアップなど），椅子からの立ち上がり運動，バランス低下に対しては片脚立位バランスやタンデム歩行などの基本的な運動方法であり，運動の効果の基本的な考え方は課題特異性（task specific）の影響が大きいものと考える．例えば，高齢者に対する筋力増強運動の効果をまとめたシステマティックレビュー[121]によると，抵抗運動によって下肢筋力や椅子からの立ち上がり，歩行速度には有意な効果が認められるが，バランスの改善には有意な効果を認められないことが示されている（**表1-23**）．運動によって得られる効果は実施した運動課題に依存するため，効果的な利得を獲得するためには，目的とする身体機能を向上させるための要素を含んだ運動課題を選択する必要がある．つまり，筋力の向上を求めるには筋に対する抵抗運動，バランス能力の向上を求めるにはバランストレーニングといったように，目的とする機能向上が望まれる要素を直接的にトレーニングすることで活性化させることが近道であろう．

　ただし，老年期においては，ある側面のみが顕著に低下しているというよりも，各機能が全体的に低下傾向にあり，多面的かつ包括的な機能向上が求められることも少なくないために，筋力，バランス，有酸素運動などの要素を包含する多面的（multi component）な運動プログラムが推奨される．このような運動をはじめとして身体活動の向上を促進することは，さまざまな効用が得られる可能性が大きいが，運動のための時間を割くことが難しい，運動が苦手で継続できない，痛みや基礎疾患の影響で中強度の負荷をかけることが難しい，といった一定以上の負荷による積極的な運動で身体活動を増大させることが困難な場合も少なくない．

　また，「新健康フロンティア戦略」に掲げられているように，生活空間の拡大や

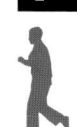

表 1-23　高齢者に対する筋力強化運動の効果 (文献 121) より転載)

アウトカム	試験数	対象者数	効果量(95%信頼区間)	推定効果(p 値)
筋力 (膝伸展)	41	1,955	SMD 0.68 (0.52, 0.84)	<0.0001
有酸素能力				
・全般的	16	777	SMD 0.13 (−0.02, 0.27)	0.08
・最大酸素摂取量	11	496	WMD 0.47 ml/kg/min (−0.03, 0.97)	0.07
・6 分間歩行距離	6	212	WMD 53.7 m (27.0, 80.4)	<0.0001
バランス				
・全般的	12	789	SMD 0.11 (−0.03, 0.25)	0.11
・姿勢保持	5	187	SMD 0.16 (−0.13, 0.45)	0.3
・複雑動作	7	602	SMD 0.19 (−0.08, 0.46)	0.17
椅子からの立ち上がり	4	185	SMD −0.67 (−1.31, −0.02)	0.04
歩行速度				
・速度	14	798	WMD 0.07 m/s (0.04, 0.09)	<0.0001
・タンデム歩行	4	81	WMD 0.77 s (−0.65, 2.2)	0.3
Timed Up and Go Test	6	494	WMD −1.2 s (−2.8, 0.4)	0.13
身体的な障害				
・身体機能 (高いスコアは能力の低さを示す)	10	722	SMD 0.01 (−0.14, 0.16)	0.9
・身体機能 (低いスコアは障害の低さを示す)	6	559	SMD −0.17 (−0.53, 0.19)	0.4
・身体機能 (SF-36 の下位項目)	7	493	WMD 0.96 (−3.35, 5.26)	0.7

SF-36：MOS 36-Item Short-Form Health Survey, SMD：標準化平均差, WMD：重みづけ平均差

　身体活動量の増大を図るための戦略が高齢者の自立支援において重要である. その
ため, 例えば教室型の介護予防事業であれば, 運動の継続的な習慣化を促したり,
日常生活の習慣を見直したりする機会を設けて, 生活全体にアプローチする方策も
必要であろう. 老年期においては, 外出頻度が週 1 回以下では, 1 日 1 回以上に比
べて 2 年間の追跡で歩行障害を発生する危険が約 4 倍, 認知機能障害の発生する危
険が約 3.5 倍となることが報告されており [122), 介護予防としての立場からすると,
身体機能の維持・向上を図るとともに, 積極的な外出機会を設けて活動的な生活習
慣を獲得することが推奨される.
　ここでは, 老年期における予防対策として, より重要な課題である転倒予防と認
知機能低下の予防を例にあげて, 運動介入の戦略と身体活動の促進におけるキーポ
イントを述べる.

転倒予防のための運動介入戦略および身体活動の促進

　地域に在住の高齢者のうち，1年間に1回以上の転倒を経験する人の割合は30〜40％程度と報告されており，約3人に1人で転倒が発生している[4, 5]．心身機能が低下している高齢者では，さらにその割合は増大し，高齢者の転倒発生にはさまざまな要因が影響を及ぼす．なかでも下肢筋力の低下，歩行能力の低下，バランス能力の低下による影響が大きい[8]．そのため，これらの機能を高めることで転倒リスクを低減させることが重要となる．

1.　転倒予防のための運動指導

　多数の運動介入による転倒予防効果が報告されており，それらによるメタアナリシスの結果からも，運動介入による転倒予防の効果が期待される．しかしながら，より効果的な予防を推進するためには，その内容や強度，頻度などを考慮する必要があろう．例えば，多様な運動内容（歩行，バランス，筋力トレーニングなど）を組み合わせたほうがより効果が期待され，家庭内での個人練習による筋力トレーニングだけでは十分な改善は報告されていない[100, 101]．また，転倒の外的要因を排除するための家屋調整を同時に実施することがより効果的であることも報告されており[102]，運動指導のみならず，家屋環境の調整や視力などの感覚機能の問題を解消することも考慮することが推奨される（**表1-19**）．

2.　レジスタンストレーニング

　老年期におけるレジスタンストレーニングによって筋量増大や筋力向上の効果が報告されており，転倒の発生抑制においても，その有用性が期待されている[103]．高齢者の筋量増大や筋力向上を認めた報告では，1RM（1回最大挙上重量）の70〜80％程度の高負荷で，期間は8〜24週程度の幅があるものの，筋量増大には少なくとも10〜14週程度は必要であると考えられ[81]，筋量増大や筋力向上の効果を得るためには，一定以上の負荷と期間が必要とされる（**表1-12**）[82]．また，筋力の向上や筋量の増大を目指すには，効果的となる目安の反復回数や収縮持続時間，セット間の休息時間などがまとめられており，これらを考慮したプログラムが有用であろう（**表1-13**）[85]．ただし，転倒の予防に主眼をおいた場合，レジスタンストレーニングのみでは，その効果は大きくは期待できず，バランストレーニングを含むことが重要とされている（**表1-17**）[99]．

3. バランストレーニング

　バランストレーニングを取り入れることで，転倒予防に対する効果が期待される[99]．バランストレーニングでは，静的なバランス課題として，セミタンデム立位（任意側の踵内側に反対側の母趾内側を接触させた立位），タンデム立位（両足底内側を接触させた立位），片脚立位などの姿勢保持課題のほか，動的なバランス課題として，左右への重心移動，前後への重心移動，継ぎ足歩行（一直線上で一側のつま先に対側の踵を接触させながら歩行する）などを組み合わせて実施することが有用であろう．また，不安定板の上での立位の静的な立位バランス練習，動的なバランス練習を取り入れることで，より高度なバランス能力の賦活および向上が期待される．一方で，バランストレーニング中は不安定な支持基底面での姿勢保持課題や重心移動課題を伴うために，トレーニング中の転倒発生には十分に注意を促す必要がある．

4. マルチタスク(多重課題)およびデュアルタスク(二重課題)トレーニング

　転倒の回避・予防のためには，日常での複雑な環境下において多様な周囲の情報に注意を配分して動作を遂行する能力が必要とされる．このような能力のトレーニングとして，マルチタスクもしくはデュアルタスク条件下での運動が有効であり，主課題と副次課題のいずれに対しても最大努力で課題を遂行することで，転倒の予防に効果が期待される．つまり，主課題となる運動課題の遂行と同時に，副課題として認知課題や主課題とは異なる運動課題を付加し，2つ以上の課題に注意をうまく配分しながら，複数課題を同時にこなす必要がある．例えば，椅座位での足踏み課題に語想起課題を加えて，両方の課題を同時に最大努力で遂行する[123]．足踏み課題はなるべく速く行い，語想起課題（例：野菜の名前）ではなるべく多くの語を想起する課題を同時に実行する．この場合，いずれかの課題に過剰な注意が配分されると他方の課題の遂行が低下する．また，歩行や階段昇降などの動作の課題に，ボールののったトレイ（お盆）からボールが落ちないようにバランスを保つ課題を付加して，2つ以上の運動課題を同時に遂行する．このような条件下でのトレーニングは，いずれの課題にも注意を配分して集中して遂行する必要があり，デュアルタスク能力の向上に有用である．つまり，日常生活で求められるさまざまな外的環境にうまく注意を配分しながら適応する能力の改善につながることが期待される．

　このようなマルチタスクおよびデュアルタスクでのトレーニングによる介入効果に関しては，介入による歩行パフォーマンス（通常での歩行速度や歩幅のほか，二

重条件下での歩行能力）が報告されている．しかし，転倒予防のために推奨される運動プログラムに含まれるまでの十分な効果は示されておらず[124]，トレーニング方法の確立には至っていない状況であり，その効果のほども必ずしも統一した見解ではないため，さらなる検証が必要である．

5.　包括的な運動機能向上プログラム

さまざまな転倒の要因（主として，内的要因となる運動機能の各要素）を考慮した包括的な運動機能の向上を目指したプログラムが実践されている．包括的な運動機能向上プログラムでは，コンディショニング期，筋力向上期，機能的運動期として，それぞれ1カ月間，計3カ月間程度で進めるプログラムが適当と考えられる（**表1-20**）[104]．

コンディショニング期では，筋や靱帯などの組織が運動負荷に耐えられるようになるまで徐々に慣らしていく．筋力向上期では，負荷を漸増させてやや高い水準での運動負荷を行う．機能的運動期では，複雑な動作を想定して日常での不具合を把握した運動（例：不安定マット上でのバランス練習や段差昇降）を実践する．比較的に楽と感じられる程度の運動負荷（反復回数20〜30回×1セット）から開始して，筋力向上期からは，ややきついと感じられる運動負荷（反復回数10〜15回×2セット）を導入していく．

筋力やバランスの低下は，転倒の重要な内的要因となるため，これらを向上させることは重要課題ではあるが，筋力やバランスが向上したからといって転倒の予防に直結するには十分とは考えにくいため，向上した筋力やバランスをうまく活用した日常生活での複雑な動作の安定化が必要であろう．そのためには，応用的な動作の練習を含めたプログラムが有用である．

認知機能低下予防のための運動介入戦略および身体活動の促進

運動を中心として，身体活動を促進することによる認知機能低下の抑制効果が期待されている．しかしながら，認知症への移行リスクが高いとされる軽度の認知機能低下を有する高齢者については，必ずしもその効果が十分に確認されているとはいえない[125]．

効果が期待されている運動種目としては，有酸素運動が有力であるが，より高い効果を期待するためには，有酸素運動のみならず，筋力トレーニングやストレッチ運動のほか，運動実施中に脳への刺激を同時に負荷したトレーニング（コグニサイ

ズ)，運動習慣化の促進のための行動変容を取り入れた多面的な運動プログラムが推奨される (**表1-24**)．また，自主的な運動の促進や継続的な実施も考慮して，特異的な方法である必要はなく，自身でも実践可能なメニューが望ましい．さらに教室型で実施する場合には，指導者からの一方向的な指導にとどまらず，自主的な継続も見据えて，参加者が他者に伝達できるような技能獲得の支援や，参加者同士の共助の促進も重要な視点となる．

1. プログラムの構造化

　認知機能の改善・維持に対して運動介入の効果が報告されているが，より効果的に実践するためには，筋力トレーニングおよび柔軟運動，有酸素運動，脳賦活を促進する運動，健康行動講座などを効率的に組み合わせたプログラム全体の構成を熟慮する必要があると思われる．例えば，全プログラムを10セッションに分けて，第1～2に初級，第3～4に中級，第5～6に上級，第7～8に応用，第9～10に総括などのようにステップアップを意識することも有効となる．また，それぞれのセッションに目的と目標を設定しておくことも推奨する．

　同様に，教室型においては1回ごとに進行計画をあらかじめ立案しておくことが望ましい (**図1-55**)．**図1-55** に示すように各要素のメニューを取り入れて，円滑な進行に努める．

表1-24　運動による介入で推奨される構成要素

要素	内容
基礎的な運動機能の向上	・ストレッチ運動 ・筋力トレーニング ・バランストレーニング
有酸素運動	・ステップ台昇降運動 ・屋外歩行 ・サーキットトレーニング (各種運動の組み合わせ)
コグニサイズ (脳賦活運動)	・多重課題 (マルチタスク) トレーニング ・ラダートレーニング (複雑なステップ運動)
行動変容	・目標の自己設定 ・歩数などの自己管理，セルフモニタリング ・参加者同士の意見交換および情報共有

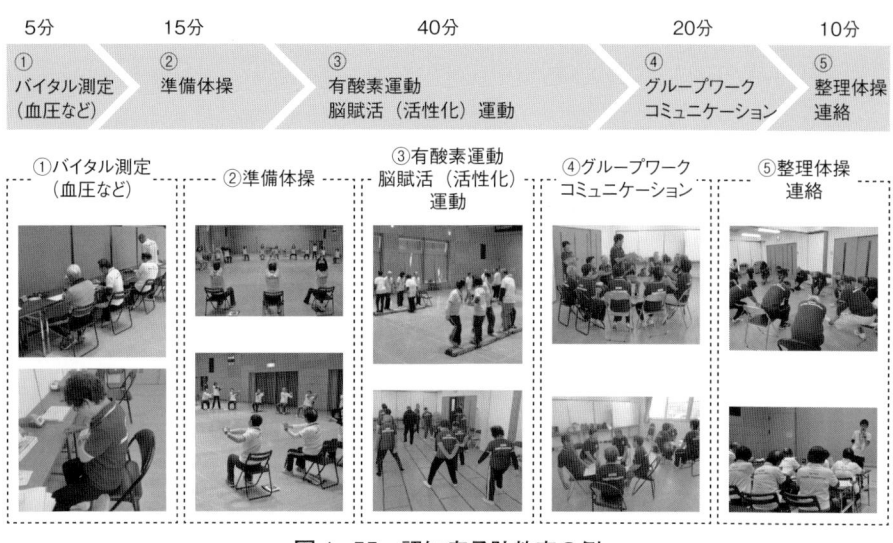

図1-55　認知症予防教室の例

2. 筋力トレーニング・柔軟運動

　高齢者を対象とした運動介入においては，基礎的な身体機能の調整，コンディショニング，ウォーミングアップとしても筋力トレーニングおよび柔軟運動は重要な役割を担う．例えば，教室型では実施日以外での自主的な運動の促進，もしくは教室終了後の継続的な実施も考慮して，自身でも実践可能なメニューが望ましい．また，イラストや簡単な実践方法が記載された冊子などを活用することも継続につながる（図1-56）．安全に望ましい方法での運動を習得するためには，指導者から実施方法についての指導や確認は必須であるが，一とおりのメニューが終了したら，参加者の中で順不同に指名して，一人一つの運動メニューをその場で考えて実施・指導することを推奨する．具体的な方法としては，参加者が円になって椅子に座り，その日に指名された人から右回りに，一人一つの運動メニューを提供していく（図1-57）．そのため，参加者はなるべく多くの運動メニューを把握しておく必要があり，前の人がすでに選択した運動メニューは除外して実施しなくてはならず，全員で準備体操を実施するにあたり，記憶する作業も必要となる．また，座位での柔軟運動や筋力トレーニング，立位での柔軟運動や筋力トレーニングなど，その場の状況に応じた運動メニューを選択する必要が生じる．このような学習をとおして，自己流の運動方法に陥ることなく，正しい方法で運動することができるとともに，教室全

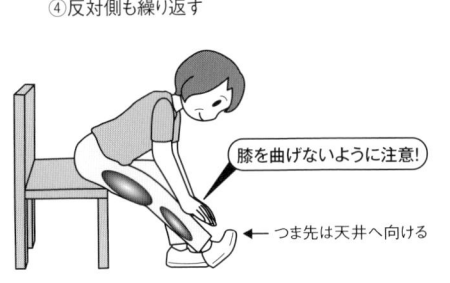

手順
①椅子に浅く座る
②片脚を前に伸ばす
③胸を張って，上体を前に倒す
④反対側も繰り返す

膝を曲げないように注意！

← つま先は天井へ向ける

a. 脚うらのばし（ハムストリングス・下腿三頭筋のストレッチ）

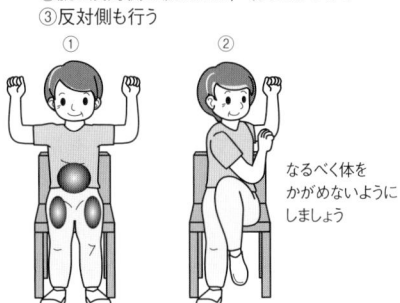

手順
①肘を曲げ，肩の高さまで上げる
②腕と反対側の腿を上げ，肘とくっつける
③反対側も行う

なるべく体を
かがめないように
しましょう

b. ツイスト（腹筋群・股関節屈折群のトレーニング）

図 1-56　ストレッチ運動・筋力トレーニングの例

（リフレッシュ手帳：杉浦地域医療振興財団制作・国立長寿医療研究センター監修より一部転載）

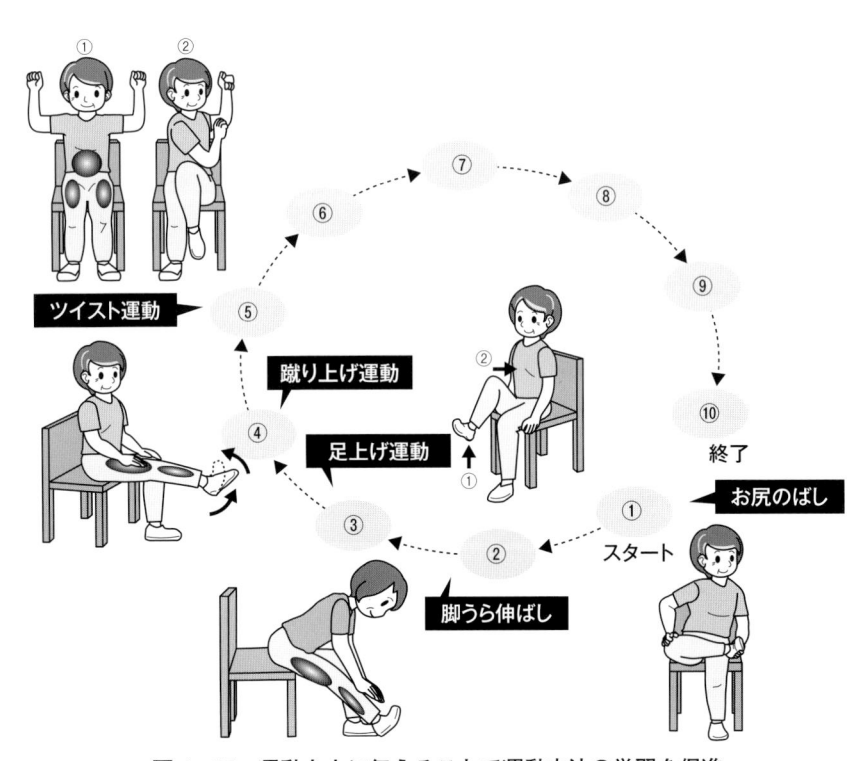

ツイスト運動

蹴り上げ運動

足上げ運動

脚うら伸ばし

お尻のばし

終了

スタート

図 1-57　運動を人に伝えることで運動方法の学習を促進

体を把握しながら状況に応じた運動メニューを選択することができるようになることが期待できる.

3.　有酸素運動

有酸素運動としては，ウォーキングやステップ台を用いた昇降運動などがあげられる．導入初期では，安全性を把握してもらうためにも，自ら脈拍の測定を正しくできるようになってもらう．また，自覚的な運動強度の把握のために Borg スケールなどを活用し，自らに適した運動強度を理解してもらう．運動強度の設定に対する理解を深めるためには，目標の脈拍数を把握してもらうことも有効である（**図 1-58**）．例えば，個々の最大心拍数を求め〔例：207−（年齢×0.7）〕，カルボーネンの式〔（運動時心拍数−安静時心拍数）/（最大心拍数−安静時心拍数）×100＝運動強度（%）〕から運動強度や目標脈拍数を算出して，運動実施時の目安とする．有酸素運動は 5 分程度から開始して，徐々に時間を延長し，運動強度も上げていく．有酸素運動の終了時には，脈拍を測定して運動強度の確認を行う．全身状態に合わせながら，運動強度 60% 程度の有酸素運動を 20〜30 分程度継続して行えるようになることを目標とするとよい.

4.　脳賦活運動

認知機能低下の抑制を目的とした多面的な運動プログラムでは，認知機能の向上

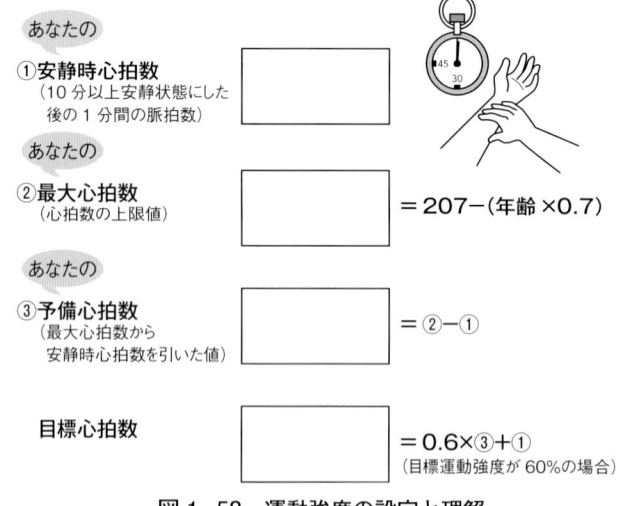

図 1-58　運動強度の設定と理解

を効果的に促進するために，主に有酸素運動課題に脳活性を促す認知機能課題を同時に負荷するといったデュアルタスクまたはマルチタスク条件下での導入を推奨している．具体的には，国立長寿医療研究センターで開発・推奨しているコグニサイズ（cognicise）の導入が有効と考えられる．コグニサイズは，運動（exercise：主として有酸素運動を指す）と認知機能課題（cognitive task）を組み合わせた造語であり，運動の課題と認知機能の課題を同時に行うことで，運動課題中に脳への刺激を増大させて，脳活動をより活発にする機会を増やすことが期待される．運動課題としては，全身を使った中強度程度の負荷（軽く息がはずむ程度）がかかる種目が推奨され，脈拍数の上昇が伴うことが望ましい．同時に付加する認知機能課題は，同時に行うことによって，運動の方法を誤ってしまったり，運動がやや止まってしまったり，認知機能課題そのものをたまに間違ってしまう程度の負荷（難易度）が要求される状況が推奨されている．

　コグニサイズを行う際には，運動課題と認知機能課題を，どちらも同程度の注意を向けて課題を達成することが重要となる．つまり，運動課題のみに集中して認知機能課題がおろそかになったり，認知機能課題を答えている間に身体の動きが止まったりしないように，双方への注意配分を最大に引き上げることが要求される．例えば，3～4名でグループとなり，ステップ台での昇降運動をしながら，認知機能課題を同時に遂行する．認知機能課題としては，順に数を声に出しながら数える（例：順唱課題として1，2，3，4……と順に数を数える，逆唱課題として100，99，98……のように数字を逆に数えるなど）といった比較的容易な課題から，計算課題（例：100から3ずつ引き算をしていく）や言語課題（例：しりとり）など難易度を高度にしていくと，より認知機能への負荷が高まる（**図1-59**）．また，声に出し順に数を数えていきながら，3の倍数では声を出さずに手を叩くなどの抑制作業を要するような，より複雑な課題も付加していく．運動課題についても，参加者の能力に応じて座位での足踏みや立位での簡単なステップ運動から開始して，徐々に難易度および負荷を上げていく．

　このような運動課題に認知機能課題を負荷するトレーニングでは，認知機能課題に慣れてしまうと脳への刺激は低減してしまうため，慣れてきたら新たな課題に移行していくことが重要となる．一方で，過度な負荷によって過大なストレスを生じてしまうと負の影響を与えてしまうため，達成感を味わいながら興味を持続できることも重要であり，適度な負荷を工夫することが望まれる．

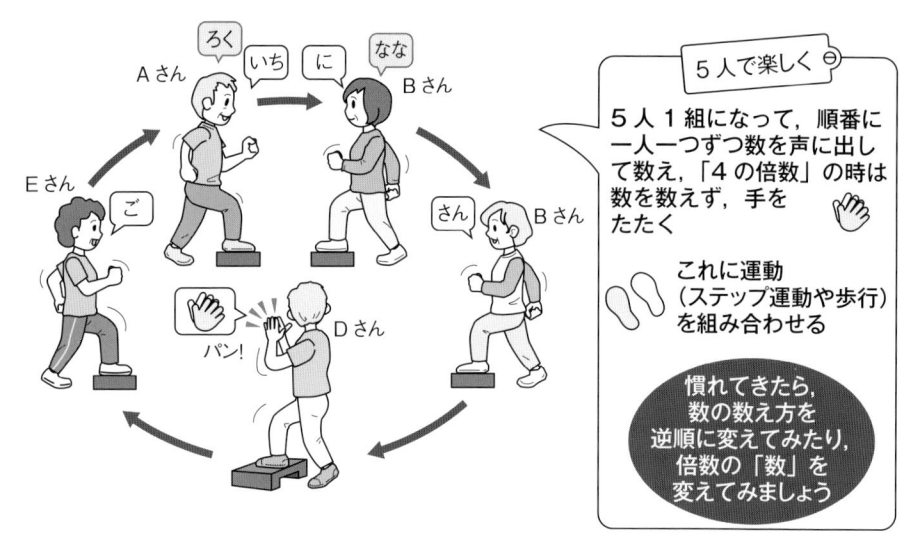

図1-59　コグニサイズの実践例
(国立長寿医療研究センター予防老年学研究部ホームページより一部抜粋)

5. 健康行動変容の必要性

　さまざまな先行研究で，老年期からの運動介入によっても筋力をはじめとする運動機能が改善することに期待がもたれている．1990年にFiataroneら[80]によって報告された論文では，平均年齢90歳を超えた超高齢女性を対象として週3回，8週間のマシンを使用した筋力トレーニングの介入を実施したところ，開始前の筋力100％に対して，介入後では136％まで向上が認められた．つまり，筋力を鍛えるのに，決して遅いことはないといえよう．老年期になればなるほど，負荷を伴う筋力トレーニングでは筋の損傷や痛みの誘発，血圧上昇などリスクは増大すると予測されるが，適切な管理のもとで実施すれば，筋力の向上は期待されるであろう．しかし，追跡の結果をみてみると，筋力トレーニング後の筋力の推移では，8週間の介入終了2週間後の筋力は，開始前100％の115％程度であり，さらに2週間後(8週間の介入終了4週間後)では，開始前100％の92％程度であった(**図1-60**)．つまり，超老年期においても筋力の向上は得ることができるが，やめてしまえば，その効果は介入期間の半分も経過すると元に戻ってしまう．確かに，超老年期においては，介入しなければさらに筋力などの身体機能の低下は著しいものとなってしまうかもしれないが，介入によって得られた効果を維持する，もしくは低下を緩やか

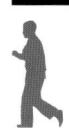

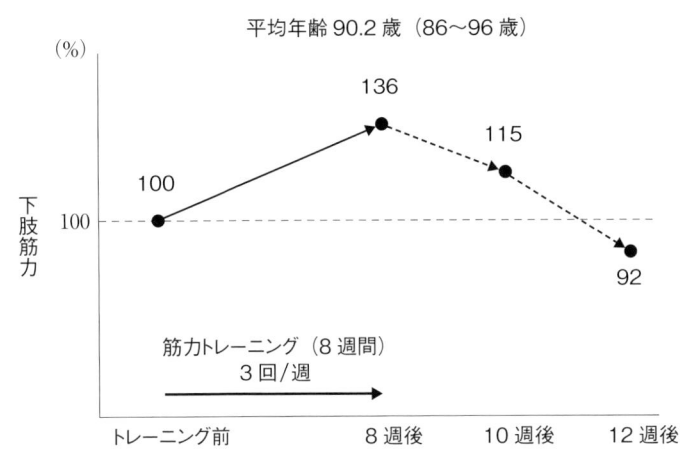

図1-60　高齢者に対する筋力トレーニングの効果と終了後の筋力の変化

にするためには，対象者本人による行動変容を伴う自助努力も必要であろう．その
ため，教室型の運動介入においても，終了後もしくは介入実施日以外の健康行動に
対する意識の変容や，実際の行動変容を促す要素を含めることが望ましい．

6. 行動変容要素を取り入れた実践例

a. 目標設定とセルフモニタリング

　教室の初期においては，目標設定とセルフモニタリングの確立が重要となる．目
標を設定する際には，少しずつ到達可能な目標で，できるだけ具体的な行動を設定
して，達成感や充実感を味わうことができるようにするとより行動の強化につなが
るものと思われる．また，設定した目標を振り返る機会を定期的に設けて，目標に
到達できたら賞賛するなどしてモチベーションの向上を促し，目標が到達せずとも
決して悲観的になることがないように，目標の修正や新たな目標設定に対する支援
が必要となる．

　また，自己の活動状況や行動に対する意識，態度，感情などを自分自身で認識す
ることは，運動および社会活動の習慣化を図るうえで非常に重要となる．このよう
な自分自身の状況に関する具体的な気づきを促すセルフモニタリングを有効に活用
することで，運動の習慣化を円滑に進めたり，早期に行動を中止することを予防し
たりすることが期待できる．

　具体的には，現在では自分自身がどれくらい活動的であるのかを知ってもらうた
めに，歩数計などの数値によるモニタリングを行ったり，質問紙などで日常生活に

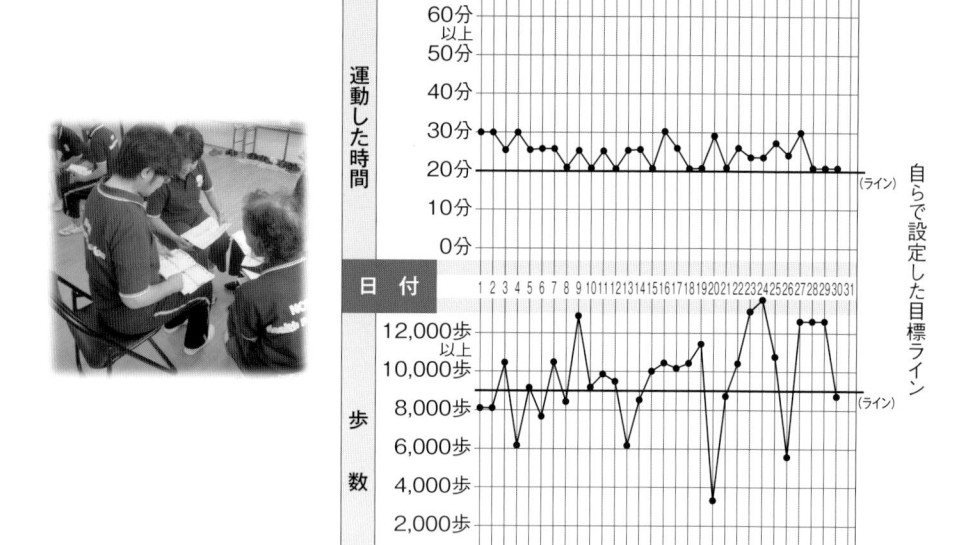

図1-61　行動強化のためのセルフ・モニタリングの活用

おける活動の程度（1日のうちで歩行している時間や座ったり寝転んだりしている時間など）を自己評価してもらうことも，気づきのきっかけとして非常に有効な方法となる．さらに重要なポイントは，自分自身の活動状況の経過を日記やカレンダー，手帳などに記録して振り返ることで励みや反省につながり，活動の習慣化を強化することに結びつく（**図1-61**）．また，セルフモニタリングの活用を促す際には，情報量が多くなりすぎず比較的に継続しやすいこと，図やグラフで示すことができ変化や経過が一目でわかりやすいことも重要なポイントとなる．

Column 基礎研究からのメッセージ

歩数計の保有で1日2,000歩の上昇

　日常での身体活動量を増大させることには，さまざまな効用が期待されている．例えば，心疾患や高血圧の発症を抑制したり，糖尿病の改善や予防，うつの軽減にも有効とされる．しかし，日常での身体活動量を向上させ，それを持続させることは容易ではない．その一つの手段に，歩数計などのモニタリングツールを用いて自身の歩数を中心とした身体活動を把握し，振り返ることが有効とされる．26の研究[1]（ランダム化比較対照試験と18の観察研究）を統合して解析した結果，歩数計を持ち，日記などに記録することを課すと1日の歩数が約2,000歩上昇させることができ（図）[1]，体重の減少や血圧の下降にも効果をもたらすことが示されている．さらに歩数計を持つ場合には，歩数の目標を設定したほうが，身体活動の向上が得られやすいことも報告されている．

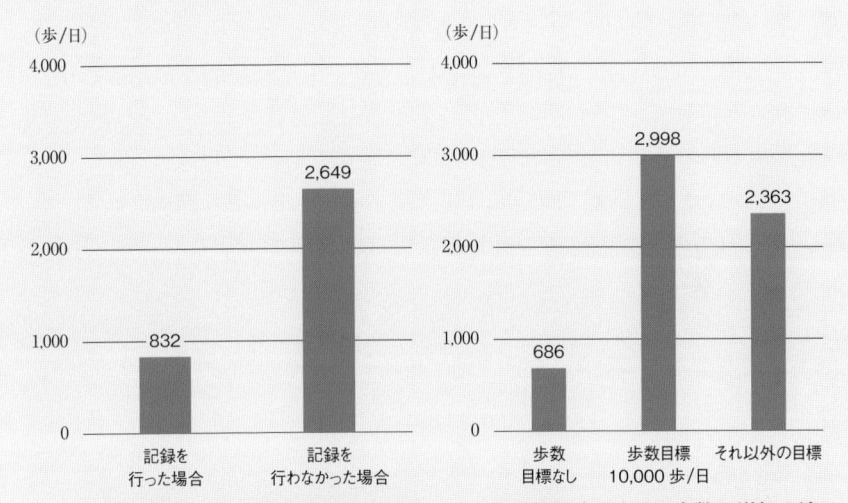

a. 記録有無による日歩数の増加の違い　　b. 目標設定による日歩数の増加の違い

図　歩数計による介入の歩数増大効果

● 文 献 ●

1) Bravata DM, et al : Using pedometers to increase physical activity and improve health: a systematic review. *JAMA* **298** : 2296-2304, 2007

b．援助関係(仲間づくり)構築やコミットメント(宣言)

　認知機能低下予防のための多面的な運動プログラムの教室においては，集団での運動の実施のみではなく，健康行動の変容および行動強化のために小グループでのディスカッションを取り入れることも有効であろう．また，行動の強化を図るうえでは，周囲との援助関係を高める仲間づくりも有効となる．プログラム実施中においても，小グループで目標を話し合ったり，宣言したり，さらに活動的になるような方法を考えて共有したりする支援は，参加者同士の共助関係の構築にもつながり，プログラム終了後の各個人の身体活動および社会活動の習慣化につながるだけではなく，グループとしての自主的で活発な活動の促進にも有益となる(図1-62)．

　また，行動の変容を促進するうえでは，その行動に対する個人の準備状態(行動変容ステージ)を考慮することも有益となる[126, 127](表1-25)．実際，運動教室に参加している人では，すでに健康行動に対しての関心があり，行動を起こしている人がほとんどであるため，準備期以降の人が多いと推察される(図1-63)[128]．そのような場合は，目標設定やセルフモニタリングによる行動強化や継続のきっかけづくりが有効となる．そのほか，行動を強化する方法として積極的な仲間づくり(援助関係の構築)，刺激コントロール(目につくところに運動メニューなどを掲示するなど)も活用される．このような行動の強化を促すことで，望ましい水準への行動の習慣化を図り，さらに継続できるように支援することも重要な課題である．なお，準備期以降の行動を起こし始めた場合における行動的な行動変容過程を一覧に示す(表1-26)．

　一方，健康行動に関心がない，または関心があっても行動に起こせていない場合の対策も必要となる．このような例では，具体的な目標の設定やセルフモニタリン

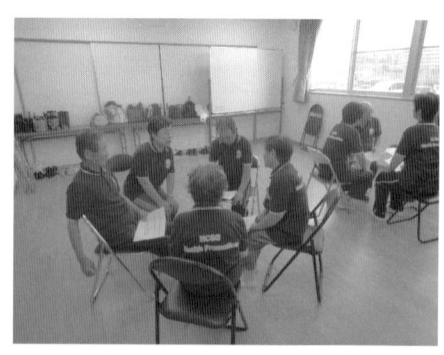

・運動の習慣化および定着化
・意欲の維持および向上
・獲得した効果の維持
・自主化の促進

図1-62　健康行動の変容および行動強化のために小グループでのディスカッション

グ以前に，その行動に対する適切な情報の提供や重要度の理解促進などをとおして，リスクへの気づきや自分への恩恵の理解といった認知的な変容プロセスが重要であろう（表1-27）．地域での予防事業に参加することで，さまざまな視点から効果が期待されることが報告されつつあり，より多くの高齢者に参加する機会が提供されることが望ましいと考えられるが，このような健康行動に関心がない，関心があっても行動に移せていない高齢者をいかに予防活動に取り込むかが，今後の重要な課題と考える．

表1-25　行動変容ステージ（stage of change）

健康行動に対する準備性によって5つに分類

①前熟考（無関心）期
　現在，自分の行動を変えようという気持ちがなく，近い将来（通常6カ月以内）にも変えるつもりがない段階

②熟考（関心）期
　現在は何も行動を起こしていないが，近い将来に行動を変える気持ちになっている段階

③準備期
　現在，望ましい水準ではないが，不定期に行動している段階，あるいは，すぐに行動を変えようという気持ちになっており，行動を始める最後の調整を行っている段階

④実行期
　現在，望ましい水準で目標とする行動を実行しているが，まだ間もない（通常6カ月以内）段階

⑤維持期
　現在，望ましい水準で目標とする行動を実行しており，安定して継続している（通常6カ月以上）段階

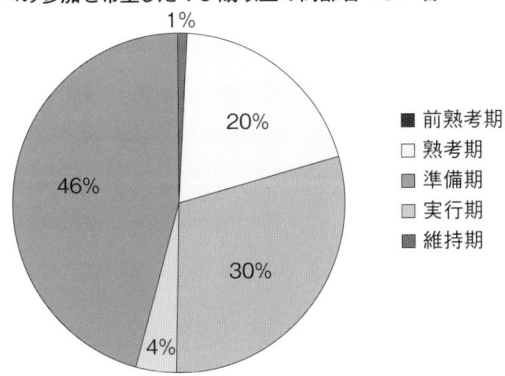

運動教室への参加を希望した70歳以上の高齢者101名

1%
20%
30%
4%
46%

■ 前熟考期
□ 熟考期
■ 準備期
□ 実行期
■ 維持期

図1-63　教室参加希望者における運動行動の変容ステージ

表1-26　特に準備期以降における身体活動・運動に関連した行動の変容過程（行動的過程）

変容過程	内　容	介入方略
逆条件づけ（行動置換）	代わりになる考え方や行動を取り入れること	疲れていたり，ストレスを感じている時こそ，積極的に身体を動かすように勧める
援助関係	社会的な支援を求めて利用すること	支援を提供してくれる家族，友人，同僚を探すように促す
強化マネジメント	自分または他者から報酬を得ること	自分自身を賞賛し，報酬を与えるよう教える
自己開放（コミットメント）	コミットメント（決意表明するなど）を高めること	契約を結んだり，計画・目標を立てるように勧める
刺激コントロール	きっかけになる刺激を増やすこと	運動するための用具を目につく場所に準備する

表1-27　特に準備期以前の身体活動・運動に関連した行動の変容過程（認知的過程）

変容過程	内　容	介入方略
意識の高揚	健康問題に関連した知識を増やす	関連した情報に注意を向けるように促す
情緒的換気	行動変容しないことによるリスクに気づくこと	不活動の健康影響に関する情報を提供することによって，感情面での気づきを促す
環境の再評価	行動変容しないことによる他者への影響に注意を向けること	家族・友人・同僚への悪影響を理解させる
自己の再評価	自分への恩恵について理解すること	健康への恩恵を理解できるように手助けする
社会的開放	社会や環境の変化を知ること	社会や環境，政策などの変化への気づきが高まるように援助する

Column　現場からのメッセージ

地域での自主活動の醍醐味

　リフレッシュ運動を続けて9年余りが経過しました．当初は，国立長寿医療研究センターの1年間にわたる指導によるもので体力機能，認知機能のチェックを受けて，認知症予防教室の開始でした．その後，指導の終了時に参加者のなかから，教室で実施していたリフレッシュ体操の継続を望む声が上がり，自主的なクラブ活動として立ち上げることとなりました（図）．

　クラブ活動の開始当初は，顔見知り程度の関係でしたが，3名の世話役は知恵を持ち寄り，クラブ員の統率を図ること，体操を飽きさせないようにすることに注力することを第一としました．クラブ参加日には，健康調査票（血圧，心拍数，体調，

毎日の歩数) を記入して提出します. そのデータの年間集計をグラフ化し配布することもしました. そして, 自分の運動量の変化に注目してもらい, そこで運動の必要性を啓蒙しました. 時間経過とともに運動の計測の必要性を理解されて, このような活動は今でも継続中です.

クラブの運営では迷走する時期もありましたが, 明るく大声で談笑できますし, 体力の維持・向上が望めることがわかりました. クラブ活動外での交流なども積極的に行われるようになり, クラブは毎週の高齢者が集う場となっています. 世話役としては, 継続するためのたいへんさもありますが, クラブ員の元気な姿をみると, ニッコリです.

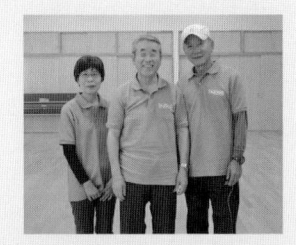

図　大府リフレッシュクラブ（愛知県大府市：浅田善守（初代会長：中央），浅田正敏（右），下村洋子（左）

7. 運動指導における注意点

地域での運動教室を安全に遂行するためには, 開始前, 実施中, 終了後の体調管理にも十分配慮する必要がある. 例えば, 教室前の血圧, 脈拍測定を自身で行い記録する習慣を身につけたり, 運動中の自覚的な強度の把握や脈拍の変化を確認したりする習慣も望ましいであろう.

また, 認知症予防および転倒予防の取り組みでは, 高齢者が対象となるため, 整形外科疾患を有する人など, 運動を実施するに際してリスクを有する人も少なくない. そのため, 運動の種目によっては補助を行う, 負荷を軽減したメニューで実施するなどの柔軟な対応や個別対応への考慮も必要であろう. 一方で, 専門職種のみによる手厚い支援で教室を運営すると, その後の自主化や個人での継続にあたっては, 支援者の不在が障壁となるおそれもあるため, 地域の人的資源の活用のほか, 参加者自身の自主性や参加者同士の共助を尊重する姿勢も重要となる.

特に予防効果を得るためには, 継続した活動が重要である. また, 得られた効果を持続させるためにも運動を継続することが鍵となるため, 健康行動に対する意識の変容や運動実践の継続を促すような心がけも重要となり, 地域の自助や互助による健康増進が浸透していくことが期待される.

Column　高齢者へのアプローチのコツ

自主的な活動の継続

　運動教室などによる介入で，老年期の心身機能の向上に対する一定の効果は示されており，おそらく心身機能面の効果のみならず，参加者における精神面や表情などのさまざまな変化から，これらの教室型の介入を実施することの意義や効用を疑う人は，それほどいないであろう．しかし，これらの教室型での介入が研究，もしくは行政事業としての形態から自主的活動に移行する際に，うまくいかないことも少なくない．むしろ，そのことを課題として捉えている自治体も多いであろう．

　行政主導の教室型の運動介入では，週1回の3カ月程度（概ね12回）の頻度と期間が一般的である．このような頻度と期間で，心身機能を高めて，さらに自主的に活動するように体系化を図ることは容易ではない．また，一時的に専門職（理学療法士や作業療法士）を派遣すると，セラピストも「何かしなくては」と，手取り足取りの支援をしてしまい，そのことが参加者の受け身的な姿勢を強めることもありえるかもしれない．自主化を促進するためには，教室型の介入の仕組みにも工夫が必要かもしれない．例えば，少し参加者の顔や名前が覚え始めた4回目ごろには，一度参加者のみで開催する週をつくってみる．その前の週には，簡単に役割を決めて，予行練習をしてみる．そして，その次の週には，うまくいった部分といかなかった部分を聞き出して対策を考える．さらに開催回が進み，9週目あたりに再度自主活動日をつくって，その前の週には予行練習をする．このような，自主的な集団としての「自信（効力感）の向上」を目指すことも有用と考える．

● 文 献 ●

1) Lauretani F, et al : Age-associated changes in skeletal muscles and their effect on mobility: an operational diagnosis of sarcopenia. *J Appl Physiol* **95** : 1851-1860, 2003

2) 谷本芳美, 他 : 日本人筋肉量の加齢による特徴. 日老医誌 **47** : 52-57, 2010

3) Makizako H, et al : Age-dependent changes in physical performance and body composition in community-dwelling Japanese older adults. *J Cachexia Sarcopenia Muscle* **8** : 607-614, 2017

4) Masud T, et al : Epidemiology of falls. *Age Ageing* **30** : 3-7, 2001

5) Rubenstein LZ, et al : Falls in older people: epidemiology, risk factors and strategies for prevention. *Age Ageing* **35** : ii37-ii41, 2006

6) Jensen J, et al : Fall and injury prevention in residential care--effects in residents with higher and lower levels of cognition. *J Am Geriatr Soc* **51** : 627-635, 2003

7) Moreland J, et al : Evidence-based guidelines for the secondary prevention of falls in older adults. *Gerontology* **49** : 93-116, 2003

8) Rubenstein LZ, et al : The epidemiology of falls and syncope. *Clin Geriatr Med* **18** : 141-158, 2002

9) Shimada H, et al : Which neuromuscular or cognitive test is the optimal screening tool to predict falls in frail community-dwelling older people? *Gerontology* **55** : 532-538, 2009

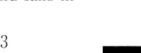

10) Shimada H, et al : Physical factors underlying the association between lower walking performance and falls in older people : a structural equation model. *Arch Gerontol Geriatr* **53** : 131-134, 2011

11) Tinetti ME, et al : Clinical practice. Preventing falls in elderly persons. *N Engl J Med* **348** : 42-49, 2003

12) Franse CB, et al : A prospective study on the variation in falling and fall risk among community-dwelling older citizens in 12 European countries. *BMJ Open* **7** : e015827, 2017

13) Makino K, et al : Impact of fear of falling and fall history on disability incidence among older adults : Prospective cohort study. *Int J Geriatr Psychiatry* **33** : 658-662, 2018

14) Rosengren KS, et al : Gait adjustments in older adults : activity and efficacy influences. *Psychol Aging* **13** : 375-386, 1998

15) Newell AM, et al : The modified Gait Efficacy Scale : establishing the psychometric properties in older adults. *Phys Ther* **92** : 318-328, 2012

16) 牧迫飛雄馬, 他 : 日本語版一改訂 Gait Efficacy scaleの信頼性および妥当性. 理学療法学 **40** : 87-95, 2013

17) Studenski S, et al : Gait speed and survival in older adults. *JAMA* **305** : 50-58, 2011

18) Abellan van Kan G, et al : Gait speed at usual pace as a predictor of adverse outcomes in community-dwelling older people an International Academy on Nutrition and Aging (IANA) Task Force. *J Nutr Health Aging* **13** : 881-889, 2009

19) 高橋精一郎, 他 : 歩行評価基準の一考察　横断歩道の実地調査より. 理学療法学 **16** : 261-266, 1989

20) Newman AB, et al : Strength, but not muscle mass, is associated with mortality in the health, aging and body composition study cohort. *J Gerontol A Biol Sci Med Sci* **61** : 72-77, 2006

21) Das P, et al : Physical activity-time to take it seriously and regularly. *Lancet* **388** : 1254-1255, 2016

22) Biswas A, et al : Sedentary time and its association with risk for disease incidence, mortality, and hospitalization in adults : a systematic review and meta-analysis. *Ann Intern Med* **162** : 123-132, 2015

23) 牧迫飛雄馬, 他 : 後期高齢者における新規要介護認定の発生と5m歩行時間との関連―39カ月間の縦断研究. 理学療法学 **38** : 27-33, 2011

24) Guralnik JM, et al : A short physical performance battery assessing lower extremity function : association with self-reported disability and prediction of mortality and nursing home admission. *J Gerontol* **49** : M85-94, 1994

25) Gawel J VD, et al : The Short Physical Performance Battery as a predictor for long term disability or institutionalization in the community dwelling population aged 65 years old or older. *Physical Therapy Reviews* **17** : 37-44, 2012

26) 牧迫飛雄馬, 他 : 地域在住日本人高齢者に適したShort Physical Performance Batteryの算出方法の修正. 理学療法学 **44** : 197-206, 2017

27) Welmer AK, et al : Walking speed, processing speed, and dementia : a population-based longitudinal study. *J Gerontol A Biol Sci Med Sci* **69** : 1503-1510, 2014

28) Verghese J, et al : Motoric cognitive risk syndrome : multicountry prevalence and dementia risk. *Neurology* **83** : 718-726, 2014

29) Doi T, et al : Motoric Cognitive Risk Syndrome : Association with Incident Dementia and Disability. *J Alzheimers Dis* **59** : 77-84, 2017

30) Larson EB, et al : Exercise is associated with reduced risk for incident dementia among persons 65 years of age and older. *Ann Intern Med* **144** : 73-81, 2006

31) Nelson ME, et al : Physical activity and public health in older adults : recommendation from the American College of Sports Medicine and the American Heart Association. *Circulation* **116** : 1094-1105, 2007

32) Sofi F, et al : Physical activity and risk of cognitive decline : a meta-analysis of prospective studies. *J Intern Med* **269** : 107-117, 2011

33) Sabia S, et al : Physical activity, cognitive decline, and risk of dementia : 28 year follow-up of Whitehall II cohort study. *BMJ* **357** : j2709, 2017

34) Yaffe K, et al : A prospective study of physical activity and cognitive decline in elderly women : women who walk. *Arch Intern Med* **161** : 1703-1708, 2001

35) Floel A, et al : Physical activity and memory functions : are neurotrophins and cerebral gray matter volume the missing link? *Neuroimage* **49** : 2756-2763, 2010

36) Makizako H, et al : Moderate-intensity physical activity, hippocampal volume, and memory in older adults with mild cognitive impairment. *J Gerontol A Biol Sci Med Sci* **70** : 480-486, 2015

37) Pencea V, et al : Infusion of brain-derived neurotrophic factor into the lateral ventricle of the adult rat leads to new neurons in the parenchyma of the striatum, septum, thalamus, and hypothalamus. *J Neurosci* **21** : 6706-6717, 2001

38) Rasmussen P, et al : Evidence for a release of brain-derived neurotrophic factor from the brain during exercise. *Exp Physiol* **94** : 1062-1069, 2009

39) Vaynman S, et al : Hippocampal BDNF mediates the efficacy of exercise on synaptic plasticity and cognition.

Eur J Neurosci **20**：2580-2590, 2004

40）James BD, et al：Life space and risk of Alzheimer disease, mild cognitive impairment, and cognitive decline in old age. *Am J Geriatr Psychiatry* **19**：961-969, 2011

41）Buchman AS, et al：Total daily physical activity and the risk of AD and cognitive decline in older adults. *Neurology* **78**：1323-1329, 2012

42）Makizako H, et al：Relationship between going outdoors daily and activation of the prefrontal cortex during verbal fluency tasks（VFTs）among older adults：a near-infrared spectroscopy study. *Arch Gerontol Geriatr* **56**：118-123, 2013

43）Fried LP, et al：Frailty in older adults：evidence for a phenotype. *J Gerontol A Biol Sci Med Sci* **56**：M146-156, 2001

44）Bandeen-Roche K, et al：Phenotype of frailty：characterization in the women's health and aging studies. *J Gerontol A Biol Sci Med Sci* **61**：262-266, 2006

45）Ensrud KE, et al：Comparison of 2 frailty indexes for prediction of falls, disability, fractures, and death in older women. *Arch Intern Med* **168**：382-389, 2008

46）Shimada H, et al：Combined prevalence of frailty and mild cognitive impairment in a population of elderly Japanese people. *J Am Med Dir Assoc* **14**：518-524, 2013

47）Chen LK, et al：Sarcopenia in Asia：consensus report of the Asian Working Group for Sarcopenia. *J Am Med Dir Assoc* **15**：95-101, 2014

48）Shimada H, et al：Performance-based assessments and demand for personal care in older Japanese people：a cross-sectional study. *BMJ Open* **3**：e002424, 2013

49）Makizako H, et al：Impact of physical frailty on disability in community-dwelling older adults：a prospective cohort study. *BMJ Open* **5**：e008462, 2015

50）Kojima G, et al：Prevalence of frailty in Japan：A systematic review and meta-analysis. *J Epidemiol* **27**：347-353, 2017

51）Shimada H, et al：Incidence of Disability in Frail Older Persons With or Without Slow Walking Speed. *J Am Med Dir Assoc* **16**：690-696, 2015

52）Clegg AP, et al：Do home-based exercise interventions improve outcomes for frail older people? Findings from a systematic review. *Rev Clin Gerontol* **22**：68-78, 2012

53）Gill TM, et al：A program to prevent functional decline in physically frail, elderly persons who live at home. *N Engl J Med* **347**：1068-1074, 2002

54）Rantanen T, et al：Midlife hand grip strength as a predictor of old age disability. *JAMA* **281**：558-560, 1999

55）Skelton DA, et al：Strength, power and related functional ability of healthy people aged 65-89 years. *Age Ageing* **23**：371-377, 1994

56）Rantanen T, et al：Coimpairments as predictors of severe walking disability in older women. *J Am Geriatr Soc* **49**：21-27, 2001

57）Rosenberg IH：Summary comments：epidemiological and meth- odological problems in determining nutritional status of older persons. *Am J Clin Nutr* **50**：1231-1233, 1989

58）Rosenberg IH：Sarcopenia：origins and clinical relevance. *J Nutr* **127**：990S-991S, 1997

59）Cruz-Jentoft AJ, et al：Sarcopenia：European consensus on definition and diagnosis：Report of the European Working Group on Sarcopenia in Older People. *Age Ageing* **39**：412-423, 2010

60）Roubenoff R：Sarcopenia：effects on body composition and function. *J Gerontol A Biol Sci Med Sci* **58**：1012-1017, 2003

61）厚生労働科学研究補助金（長寿科学総合研究事業）高齢者における加齢性筋肉減弱現象（サルコペニア）に関する予防対策確立のための包括的研究研究班（監訳）：サルコペニア：定義と診断に関する欧州関連学会のコンセンサス —高齢者のサルコペニアに関する欧州ワーキンググループの報告. 日老医誌　**49**：788-805, 2012

62）Baumgartner RN, et al：Epidemiology of sarcopenia among the elderly in New Mexico. *Am J Epidemiol* **147**：755-763, 1998

63）真田樹義, 他：日本人成人男女を対象としたサルコペニア簡易評価法の開発. 体力科学　**59**：291-302, 2010

64）Shafiee G, et al：Prevalence of sarcopenia in the world：a systematic review and meta- analysis of general population studies. *J Diabetes Metab Disord* **16**：21, 2017

65）下方浩史, 他：日常生活機能と骨格筋量, 筋力との関連. 日老医誌　**49**：195-198, 2012

66）Cruz-Jentoft AJ, et al：Sarcopenia：revised European consensus on definition and diagnosis. *Age Ageing* **48**：16-31, 2019

67）Clark BC, et al：Adaptations in human neuromuscular function following prolonged unweighting：I. Skeletal muscle contractile properties and applied ischemia efficacy. *J Appl Physiol* **101**：256-263, 2006

68）Clark BC, et al：Adaptations in human neuromuscular function following prolonged unweighting：II. Neurological properties and motor imagery efficacy. *J Appl Physiol* **101**：264-272, 2006

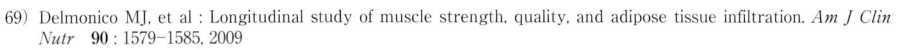

69) Delmonico MJ, et al : Longitudinal study of muscle strength, quality, and adipose tissue infiltration. *Am J Clin Nutr* **90** : 1579-1585, 2009

70) Papadakis MA, et al : Growth hormone replacement in healthy older men improves body composition but not functional ability. *Ann Intern Med* **124** : 708-716, 1996

71) Snyder PJ, et al : Effects of testosterone replacement in hypogonadal men. *J Clin Endocrinol Metab* **85** : 2670-2677, 2000

72) Clark BC, et al : Sarcopenia = / = dynapenia. *J Gerontol A Biol Sci Med Sci* **63** : 829-834, 2008

73) Xue QL, et al : Prediction of risk of falling, physical disability, and frailty by rate of decline in grip strength : the women's health and aging study. *Arch Intern Med* **171** : 1119-1121, 2011

74) Xue QL, et al : Heterogeneity in rate of decline in grip, hip, and knee strength and the risk of all-cause mortality : the Women's Health and Aging Study II. *J Am Geriatr Soc* **58** : 2076-2084, 2010

75) Takata Y, et al : Physical fitness and 6. 5-year mortality in an 85-year-old community-dwelling population. *Arch Gerontol Geriatr* **54** : 28-33, 2012

76) Artero EG, et al : A prospective study of muscular strength and all-cause mortality in men with hypertension. *J Am Coll Cardiol* **57** : 1831-1837, 2011

77) Manini TM, et al : Dynapenia and aging : an update. *J Gerontol A Biol Sci Med Sci* **67** : 28-40, 2012

78) Yamada M, et al : Differential Characteristics of Skeletal Muscle in Community-Dwelling Older Adults. *J Am Med Dir Assoc* **18** : 807e9-807e16, 2017

79) 吉村典子：ロコモティブシンドロームの臨床診断値と有病率. 日老医誌 **52** : 350-353, 2015

80) Fiatarone MA, et al : High-intensity strength training in nonagenarians. Effects on skeletal muscle. *JAMA* **263** : 3029-3034, 1990

81) Aagaard P, et al : Role of the nervous system in sarcopenia and muscle atrophy with aging : strength training as a countermeasure. *Scand J Med Sci Sports* **20** : 49-64, 2010

82) Taaffe DR : Sarcopenia–exercise as a treatment strategy. *Aust Fam Physician* **35** : 130-134, 2006

83) Mitchell CJ, et al : Resistance exercise load does not determine training-mediated hypertrophic gains in young men. *J Appl Physiol* **113** : 71-77, 2012

84) Csapo R, et al : Effects of resistance training with moderate vs heavy loads on muscle mass and strength in the elderly : A meta-analysis. *Scand J Med Sci Sports* **26** : 995-1006, 2016

85) Borde R, et al : Dose-Response Relationships of Resistance Training in Healthy Old Adults : A Systematic Review and Meta-Analysis. *Sports Med* **45** : 1693-1720, 2015

86) Yoshimura Y, et al : Interventions for Treating Sarcopenia : A Systematic Review and Meta-Analysis of Randomized Controlled Studies. *J Am Med Dir Assoc* **18** : 553e1-553 e16, 2017

87) Hunter GR, et al : Effects of resistance training on older adults. *Sports Med* **34** : 329-348, 2004

88) Schmalbruch H, et al : Dynamics of nuclei of muscle fibers and connective tissue cells in normal and denervated rat muscles. *Muscle Nerve* **23** : 617-626, 2000

89) 健康・体力づくり事業財団：健康長寿社会を創る―解説健康日本21（第二次）. 2015

90) Whelton SP, et al : Effect of aerobic exercise on blood pressure : a meta-analysis of randomized, controlled trials. *Ann Intern Med* **136** : 493-503, 2002

91) Hamer M, et al : Walking and primary prevention : a meta-analysis of prospective cohort studies. *Br J Sports Med* **42** : 238-243, 2008

92) Herrod PJJ, et al : Exercise and other nonpharmacological strategies to reduce blood pressure in older adults : a systematic review and meta-analysis. *J Am Soc Hypertens* **12** : 248-267, 2018

93) Kujala UM : Evidence on the effects of exercise therapy in the treatment of chronic disease. *Br J Sports Med* **43** : 550-555, 2009

94) Fairhall N, et al : Effect of a multifactorial interdisciplinary intervention on mobility-related disability in frail older people : randomised controlled trial. *BMC Med* **10** : 120, 2012

95) Cameron ID, et al : A multifactorial interdisciplinary intervention reduces frailty in older people : randomized trial. *BMC Med* **11** : 65, 2013

96) Makizako H, et al : Effects of a community disability prevention program for frail older adults at 48-month follow up. *Geriatr Gerontol Int* **17** : 2347-2353, 2017

97) Cadore EL, et al : Effects of different exercise interventions on risk of falls, gait ability, and balance in physically frail older adults : a systematic review. *Rejuvenation Res* **16** : 105-114, 2013

98) Lozano-Montoya I, et al : Nonpharmacological interventions to treat physical frailty and sarcopenia in older patients : a systematic overview - the SENATOR Project ONTOP Series. *Clin Interv Aging* **12** : 721-740, 2017

99) Sherrington C, et al : Effective exercise for the prevention of falls : a systematic review and meta-analysis. *J Am Geriatr Soc* **56** : 2234-2243, 2008

100）Gillespie LD, et al : Interventions for preventing falls in older people living in the community. *Cochrane Database Syst Rev* **2** : CD007146, 2009

101）Gillespie LD, et al : Interventions for preventing falls in older people living in the community. *Cochrane Database Syst Rev* **9** : CD007146, 2012

102）Day L, et al : Randomised factorial trial of falls prevention among older people living in their own homes. *BMJ* **325** : 128, 2002

103）Benichou O, et al : Rationale for Strengthening Muscle to Prevent Falls and Fractures : A Review of the Evidence. *Calcif Tissue Int* **98** : 531-545, 2016

104）厚生労働省 : 運動器の機能向上マニュアル（改訂版）. 2003

105）Pérez-López FR, et al : Effects of programmed exercise on depressive symptoms in midlife and older women : A meta-analysis of randomized controlled trials. *Maturitas* **106** : 38-47, 2017

106）Cooney GM, et al : Exercise for depression. *Cochrane Database Syst Rev* **9** : CD004366, 2013

107）Kelley GA, et al : Effects of exercise on depressive symptoms in adults with arthritis and other rheumatic disease : a systematic review of meta-analyses. *BMC Musculoskelet Disord* **15** : 121, 2014

108）Kendrick D, et al : Exercise for reducing fear of falling in older people living in the community. *Cochrane Database Syst Rev* **11** : CD009848, 2014

109）Erickson KI, et al : Physical activity predicts gray matter volume in late adulthood : the Cardiovascular Health Study. *Neurology* **75** : 1415-1422, 2010

110）Erickson KI, et al : Aerobic fitness is associated with hippocampal volume in elderly humans. *Hippocampus* **19** : 1030-1039, 2009

111）Makizako H, et al : Six-minute walking distance correlated with memory and brain volume in older adults with mild cognitive impairment : a voxel-based morphometry study. *Dement Geriatr Cogn Dis Extra* **3** : 223-232, 2013

112）Burns JM, et al : Cardiorespiratory fitness and brain atrophy in early Alzheimer disease. *Neurology* **71** : 210-216, 2008

113）Honea RA, et al : Cardiorespiratory fitness and preserved medial temporal lobe volume in Alzheimer disease. *Alzheimer Dis Assoc Disord* **23** : 188-197, 2009

114）Makizako H, et al : Relationship between going outdoors daily and activation of the prefrontal cortex during verbal fluency tasks（VFTs）among older adults : A near-infrared spectroscopy study. *Arch Gerontol Geriatr* **56** : 118-123, 2012

115）Yanagisawa H, et al : Acute moderate exercise elicits increased dorsolateral prefrontal activation and improves cognitive performance with Stroop test. *Neuroimage* **50** : 1702-1710, 2010

116）島田裕之 : 運動による認知症予防の効果のメカニズムについて教えてください. 島田裕之（監）, 牧迫飛雄馬（編）: 理学療法士のための知っておきたい！認知症知識Q＆A. 医歯薬出版, 2018, pp136-137

117）Voss MW, et al : Neurobiological markers of exercise-related brain plasticity in older adults. *Brain Behav Immun* **28** : 90-99, 2013

118）Erickson KI, et al : Exercise training increases size of hippocampus and improves memory. *Proc Natl Acad Sci U S A* **108** : 3017-3022, 2011

119）Erickson KI, et al : The aging hippocampus : interactions between exercise, depression, and BDNF. *Neuroscientist* **18** : 82-97, 2012

120）Shimada H, et al : Effects of Combined Physical and Cognitive Exercises on Cognition and Mobility in Patients With Mild Cognitive Impairment : A Randomized Clinical Trial. *J Am Med Dir Assoc* **19** : 584-591, 2018

121）Latham NK, et al : Systematic review of progressive resistance strength training in older adults. J Gerontol *A Biol Sci Med Sci* **59** : 48-61, 2004

122）Fujita K, et al : Frequency of going outdoors as a good predictors for incident disability of physical function as well as disability recovery in community-dwelling older adults in rural Japan. *J Epidemiol* **16** : 261-270, 2006

123）Yamada M, et al : Seated stepping exercise in a dual-task condition improves ambulatory function with a secondary task : a randomized controlled trial. *Aging Clin Exp Res* **23** : 386-392, 2011

124）Sherrington C, et al : Exercise to prevent falls in older adults : an updated meta-analysis and best practice recommendations. *N S W Public Health Bull* **22** : 78-83, 2011

125）Gates N, et al : The effect of exercise training on cognitive function in older adults with mild cognitive impairment : a meta-analysis of randomized controlled trials. *Am J Geriatr Psychiatry* **21** : 1086-1097, 2013

126）Prochaska JO, et al : The transtheoretical model of health behavior change. *Am J Health Promot* **12** : 38-48, 1997

127）岡浩一朗 : 運動行動の変容段階尺度の信頼性および妥当性―中年者を対象とした検討. 健康支援 **5** : 15-22, 2003

128）牧迫飛雄馬, 他 : 地域在住高齢者における運動定着と運動機能, 身体活動量, 身体活動に対する意識との関係. 理学療法学 **36** : 159-164, 2007

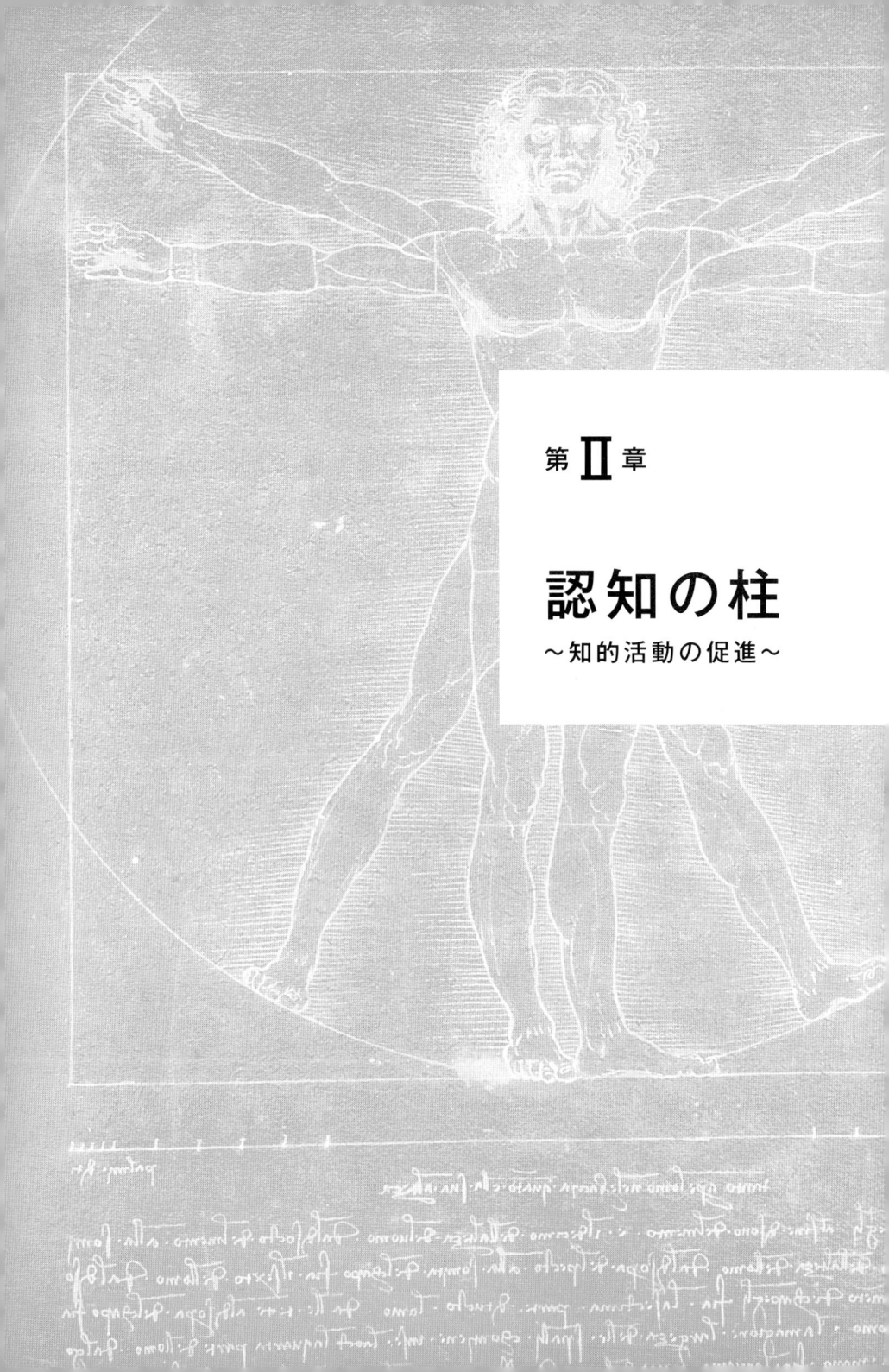

第 **Ⅱ** 章

認知の柱
～知的活動の促進～

1 老年期における認知機能

　老年期において，最も将来に不安となる疾患の一つとしてあげられるのが認知症であろう．確かに，加齢に伴って認知機能は徐々に低下していくことが報告されている．例えば，Salthouse[1]の報告では記憶や処理速度，推理の能力は 20 代からほぼ直線的に低下するとしている（**図 2-1**）．一方，語彙の成績は 50 代まで徐々に増加し，60 代以降はほぼ横ばいで明らかな低下がみられなかったと報告している．また，脳の容量も加齢に伴って減少していき，老年期においては年間で 0.2〜0.5％程度ずつ減少していくとされる（**図 2-2**）[2〜4]．特に記憶や学習に重要な領域である海馬においては，年間で 0.8〜2.0％程度ずつ減少するとされており[5〜7]，加齢によって萎縮が進行するリスクが高い領域といえよう．この加齢に伴う脳容量の減少を抑制するために，身体活動が重要であることが示唆されており（**図 2-3**）[8]，日常的に身体活動を維持していくことは，脳の器質的な加齢変化の抑制にとっても重要であろう．

　ただし，身体機能（より包括的な表現をするならば「体力」）も加齢の影響を受け，認知機能と同様，加齢によって少なからず低下していくことは否めない．このよう

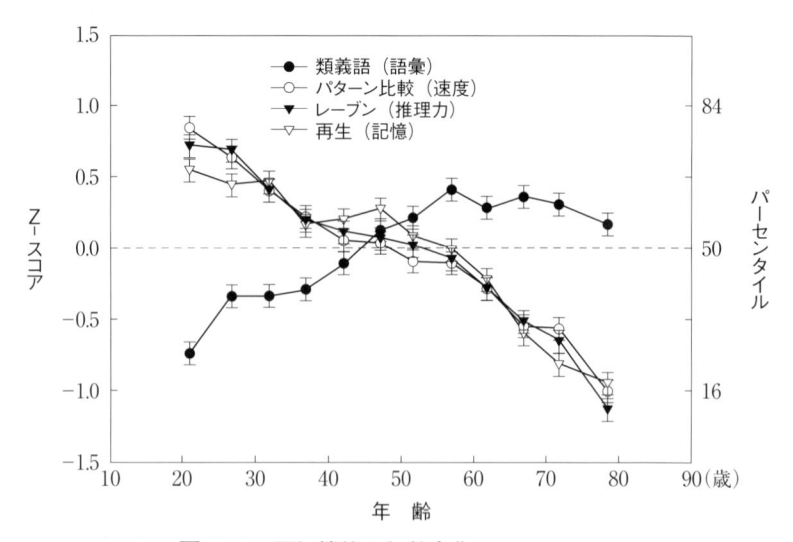

図 2-1　認知機能の加齢変化（文献 1）より転載）

な加齢に伴う心身機能の低下がいわゆる「年相応」であり，自立した日常生活への影響が少なければ，それほど問題とはならないであろう．一方，地域在住高齢者における加齢による年相応を超えた認知機能の低下は，将来における認知症の発症リスクの増大と非常に関連が強いことが報告されている[9]．そのため，特殊な疾患を有さない高齢者の認知機能を評価する目的は，加齢による認知機能の低下の程度を把握することが第一となるであろう．また，自立生活を営む高齢者においては軽度

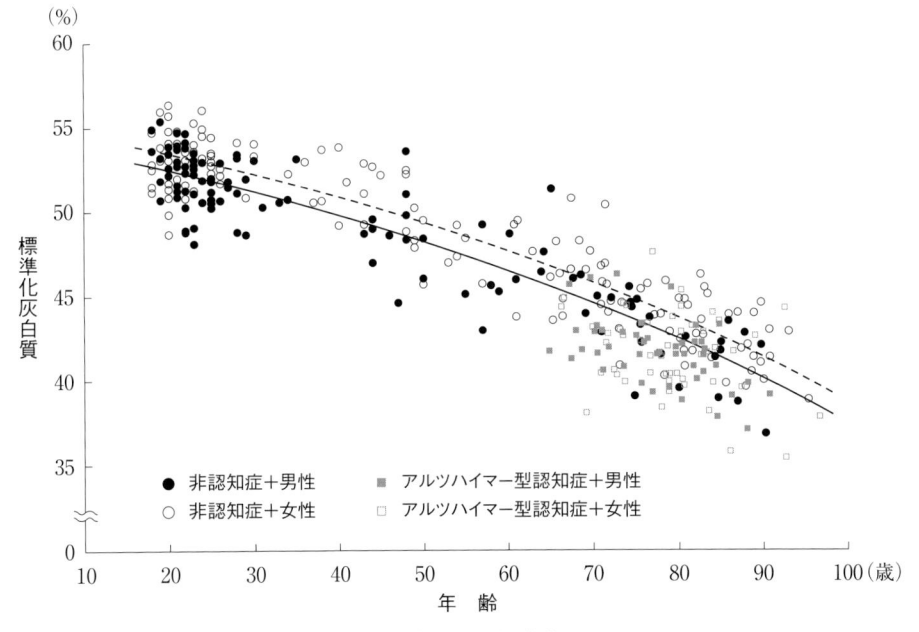

図 2-2　脳（灰白質）量の加齢変化（文献 3）より転載）

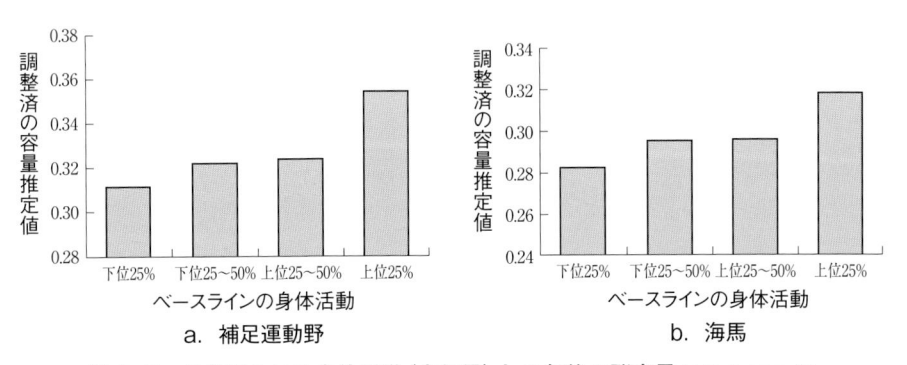

a.　補足運動野　　　　　　　　　　　b.　海馬

図 2-3　日常における身体活動（歩行量）と 9 年後の脳容量（文献 8）より転載）

な認知機能の低下であっても，電話の利用や金銭管理，服薬管理などの手段的な日常生活動作（IADL：Instrumental Activities of Daily Living）の遂行に影響を与えるとされている[10]．すなわち，高齢者において認知機能低下と下肢機能や歩行能力などの身体機能低下とは，双方に影響し合うことが報告されており[11, 12]，身体機能との関連性からも認知機能の重要性が指摘されている[13]．

　老年期における認知機能の状態をできるだけ的確に把握し，低下の危険がある高齢者に対しては，早期に対応することが望まれる．つまり，当然のことであるが，老年期においての健康長寿の達成には，認知機能をよりよい状態に維持しておくことは必須であり，その手段の一つとして身体的な活動に加えて知的活動を促進することはきわめて重要な柱の一つとなる．

加齢によるもの忘れと認知症による記憶障害

　米国精神医学会による精神疾患の診断・統計マニュアル第5版（DSM-5）による認知症（major neurocognitive disorder）診断基準[14]では，以下の4つのポイントが示されている．

① 1つ以上の認知領域（複雑性注意，実行機能，学習および記憶，言語，知覚−運動，社会的認知）で，以前の行為水準から有意な認知の低下があるという証拠．

② 毎日の活動において認知欠損が自立を阻害する（最低限，請求書を支払う，内服薬を管理するなどの複雑な IADL に援助を必要とする）．

③ 認知欠損は，せん妄の状況でのみ起こるものではない．

④ 認知欠損は，他の精神疾患（例：うつ病，統合失調症）によってうまく説明されない．

　ここで重要となる一つの視点に，「②毎日の活動において認知欠損が自立を阻害する」という点があげられる．これは社会生活および日常生活を営むうえで必要な認知機能に障害が生じ，自立が困難な状況を意味するものと解釈できる．つまり，請求書の支払いや金銭管理，内服薬の管理，家事や公共交通機関の利用といった IADL が認知機能の低下により支援や援助が必要な状況を指す．いったん，ここで認知症を背景とする認知機能障害と加齢に伴う認知機能低下を整理しておくことも重要であろう．その例として，加齢によるもの忘れと認知症の記憶障害との違いを**表2-1**に示す．誰もが加齢に伴って，記憶や処理できる情報量は減少していき，経験したことを部分的に思い出すことが苦手になったり，約束をうっかり忘れてしまうことは増えてくる．しかし，経験したこと自体や，約束したこと自体を忘れる

表2-1　加齢によるもの忘れと認知症の記憶障害との違い

加齢によるもの忘れ		認知症による記憶障害
体験の一部分を忘れる（部分的に思い出せない）	⇔	体験の全体を忘れる
目の前の人の名前が思い出せない	⇔	目の前の人が誰なのかわからない
物の置き場所を思い出せないことがある	⇔	置き忘れ・紛失が頻繁になる
何を食べたか思い出せない	⇔	食べたこと自体を忘れている
約束をうっかり忘れてしまった	⇔	約束したこと自体を忘れている
物覚えが悪くなったように感じる	⇔	数分前の記憶が残らない
曜日や日付を間違えることがある	⇔	月や季節を間違えることがある
もの忘れを自覚している	⇔	自覚することが難しい
進行しない	⇔	進行する

(認知症サポーター養成講座標準教材：認知症を学び地域で支えようより一部改変転載)

ことはごくまれであろう.

　一方，自立した日常生活を営むうえでの最低限の認知機能が維持されていても，いわゆる年相応を逸脱した認知機能の低下は，将来の認知症への移行リスクも高いため，早期の対処が必要となる．そのため，後に述べる認知機能の評価指標や日常での気づきによるチェックリスト（表2-2）などを活用して，「日常生活に必要な認知機能」「年齢相応の認知機能」であるか否かを早期に把握することが望まれ，低下が疑われる場合は積極的な予防の取り組みや継続的な観察が必要となる.

結晶性知能と流動性知能

　認知機能は，加齢の影響を受けるため，若年期に比べると多くの機能が徐々に低下する．しかし，認知機能と一言に表現してもさまざまな能力を含み，加齢によって変化しやすい側面と，加齢の影響を受けにくい側面がある．すなわち，「結晶性知能（crystallized intelligence）」と「流動性知能（fluid intelligence）」の2つに大別される能力が存在するとされている[15, 16].

　結晶性知能と流動性知能を明確に区別することが困難な部分もあるが，前者の結晶性知能は加齢の影響を受けにくく，一方で後者の流動性知能は加齢に伴って低下しやすいとされている（図2-4）[17]．結晶性知能には，一般的な知識や過去の学習・経験によって蓄積された知識，それらに基づいた判断力などを含む能力とされる．一般的な常識や判断力，言葉の意味理解もこれらの知能に含まれる．結晶性知能は，

表2-2　認知症リスクのセルフチェックリスト

1	☐	同じことをいったり聞いたりする
2	☐	物の名前が出てこなくなった
3	☐	置き忘れやしまい忘れが目立ってきた
4	☐	以前はあった関心や興味が失われた
5	☐	だらしなくなった
6	☐	日課をしなくなった
7	☐	時間や場所の感覚が不確かになった
8	☐	慣れたところで道に迷った
9	☐	財布などを盗まれたという
10	☐	ささいなことで怒りっぽくなった
11	☐	蛇口・ガス栓の締め忘れ，火の用心ができなくなった
12	☐	複雑なテレビドラマが理解できない
13	☐	夜中に急に起きだして騒いだ

＊1：3つ以上に該当する場合は，専門機関に相談を勧める
＊2：チェック項目はあくまでも目安であり，認知症の診断をするものではない
（愛知県健康福祉部・国立長寿医療研究センター発行のパンフレットより転載）

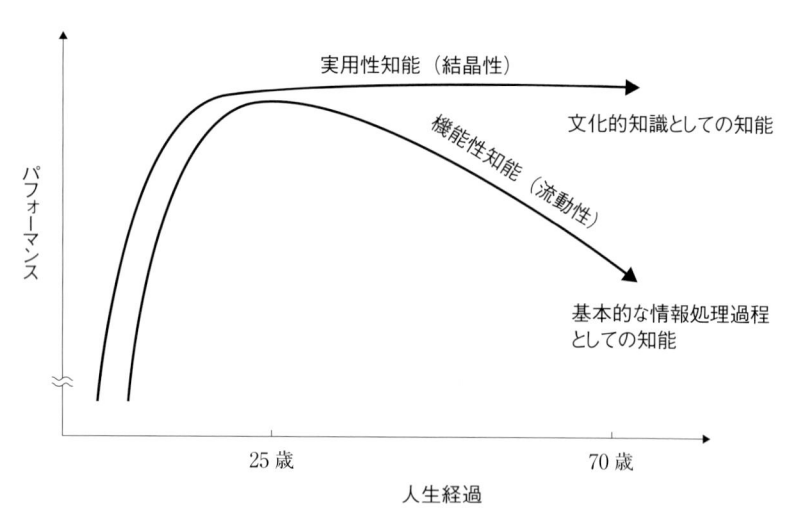

図2-4　結晶性知能と流動性知能の加齢変化モデル（文献17）より転載）

過去の経験や機会を得られるための環境要因や，社会・文化的な要因が強く影響するとされている．一方の流動性知能は，新しいものを学習したり，情報を獲得・処理したり，覚えたりするような能力であり，経験値や教育歴などの環境の影響を受けにくいものとされ，生得的な要因が強く影響される．

認知機能の変化

シアトルで行われている青年期から老年期までを縦断的に長期観察した研究の結果をみると[18]，推理，視空間認知，知覚速度，数的処理，言語機能，記憶の各認知機能は，50代の半ばまで差異も少なく，加齢による顕著な変化も認められない（図2-5）．60歳を越えたあたりから各機能における低下が認められ，各機能間での差異も生じている．言語機能では，加齢による低下は緩徐であるが，数的処理や記憶では加齢の影響を受けやすい．

また，認知症の進行に伴って障害を発生しやすい認知機能の側面も異なる．例えば，Mini-Mental State Examination（MMSE）を構成する見当識や記銘，記憶，言語などの項目における機能低下の生じやすさを調べてみると，機能低下を生じやす

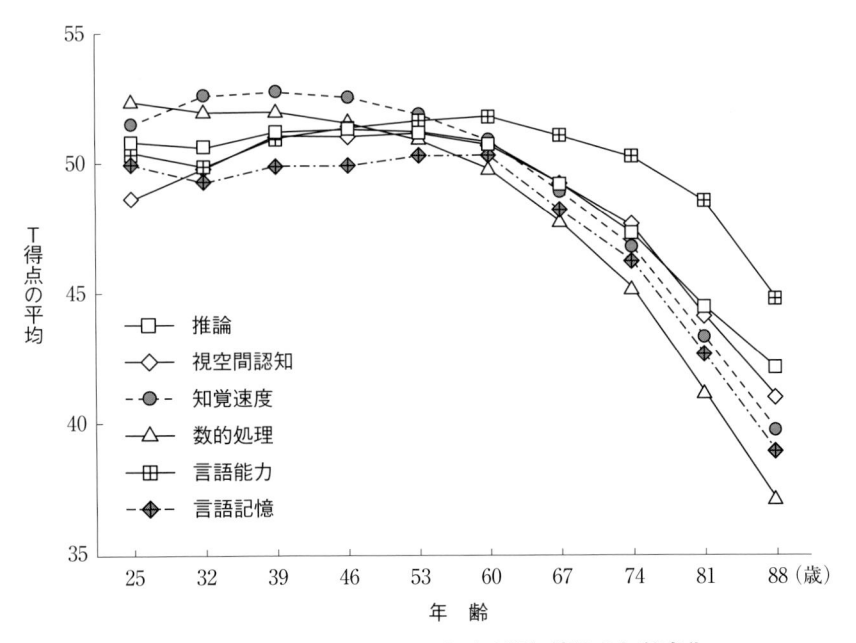

図2-5 The Seattle Longitudinal Study における認知機能の加齢変化（文献18）より転載）

い順序性が報告されており，単語想起課題，時間の見当識，計算課題（注意）での減点が早期に生じ，逆に場所の見当識や記銘，言語では比較的に維持されやすい（図2-6，表2-3）[19]．

　このように認知機能の領域によっても，加齢や疾患の進行における影響の受けやすさは異なっており，これらを特異的に維持して機能を高めておくような日常での心がけは重要かもしれない．

認知機能の評価指標

　老年期における認知機能の状態を把握するためには，認知課題に対する返答や反応，応答などのパフォーマンスの出来高から認知機能状態を評価する．さまざまな評価指標が活用されているが，全般的な認知機能（global cognition）を捉えるための評価指標としては，日付や場所の見当識，計算，記銘，文章などの要素で構成されたMMSEが国際的にも使用頻度が高く，国内においては改訂版長谷川式簡易知能評価スケール（HDS-R：Hasegawa Dementia Scale-Revised）などが同様の目的として使用されている．

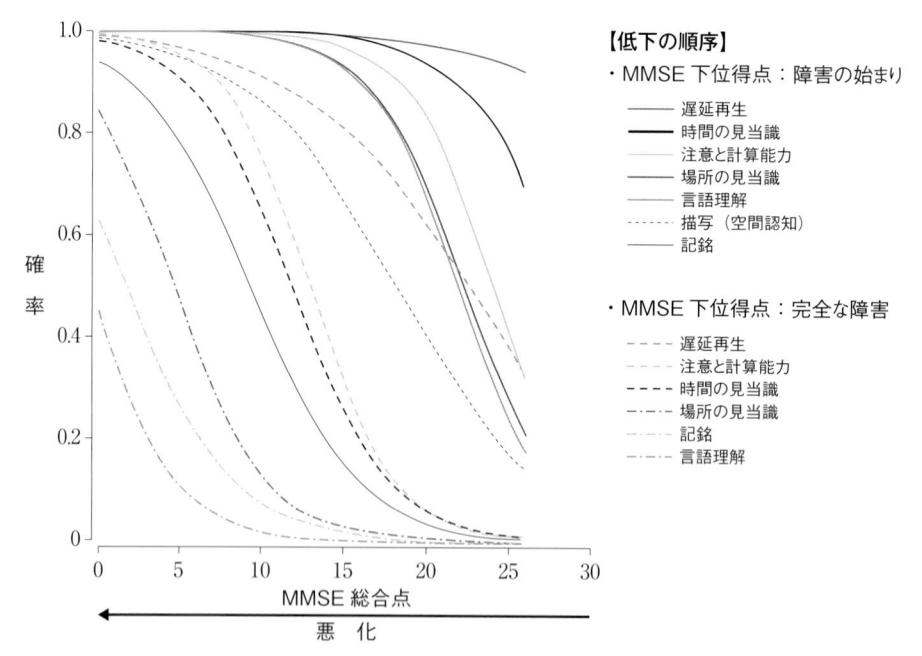

図 2-6　MMSE（Mini-Mental State Examination）の低下しやすい項目（文献 19）より転載）

　ここでの全般的な認知機能とは，記銘や記憶，見当識，注意などのさまざまな認知機能領域を含めた総合的な認知機能を指す．わかりやすく表現すると，一般的に「体力」というと，筋力や持久力のほか，俊敏性や柔軟性，平衡性など，さまざまな要素により構成されることがイメージできるかもしれない．さらに広義においては，精神的な要素として精神的ストレスに対する抵抗力や意志，意欲，判断力なども含まれる．認知機能においても，さまざまな領域（例えば，記憶や注意力，視空間認知，見当識など）の機能・能力が含まれ，これらを包括した認知機能を「全般的な認知機能」として捉え，MMSE や HDS-R などの指標を用いて評価される．

　これらの指標は，全般的な認知機能を評価するツールとして利便性が高く，国際的にも多くの臨床活用がなされている．しかし，これらを活用するうえでいくつか注意したい点がある．まず，これらの評価指標は認知症の危険や全般的な認知機能の低下を把握するうえでのスクリーニングとしては有用であるものの，比較的に短期間での介入による変化を捉えるようなアウトカム指標としては不向きである．具体的に例をあげると，2〜3カ月の介入で MMSE の得点が 2〜3 点変化したとしても，その効果を判断することは難しい．また，統計学的に有意な変化が，臨床的に有意味な変化として捉えられることができるか否かも，指標による評価成績を解釈する

表 2-3　認知障害の進行に伴い低下しやすい領域 (文献 19) より転載)

アルツハイマー病の重症度	MMSE合計点の範囲	MMSE の下位得点		ADAS-cog 下位得点	
		障害の始まり	完全な障害	障害の始まり	完全な障害
健常もしくはごく軽度な認知機能の低下	30〜27	・遅延再生 ・時間の見当識		・単語再生課題 ・単語の遅延再生 ・見当識 ・数字の抹消課題	
軽度のアルツハイマー病	26〜21	・注意と集中 ・場所の見当識 ・言語	・遅延再生	・構成課題	・遅延単語再生
中等度のアルツハイマー病	20〜15	・模写	・模写	・遂行機能 (迷路) ・言語	
中等度〜重度のアルツハイマー病	14〜11	・記銘	・注意と集中 ・時間の見当識		・数字末梢 ・遂行機能 ・単語再生課題 ・見当識 ・構成課題 （言語）
	10〜6				
	5〜0		・場所の見当識 ・記銘 (言語)		

MMSE：Mini-Mental Stute Examination, ADAS-cog：Alzheimer's Disease Assessment Scale-Cognitive Subscale

うえでは重要となる．よって，認知機能の低下における臨床判断を行う際には，こ
れらの指標の特性にも留意が必要である．

　次に，これらの指標に対して点数の高低のみで，認知症の判断に至らぬように注
意すべきである．確かに，MMSE および HDS-R は認知症の鑑別に高い感度と特
異度が示されている（表2-4，2-5）[20]．そのカットオフ値については，いくつかの
基準が用いられているが，MMSE では 23 点以下，HDS-R では 20 点以下で認知
症が疑われるとする報告が多く，認知機能の低下をスクリーニングするツールとし
て有効である．しかし，これらの指標をもってのみで認知症の判断には至らないた
め，解釈は慎重に行うべきである．

　また前述のとおり，MMSE や HDS-R はさまざま領域の認知機能を評価する設問
による包括的な評価である一方，それぞれの領域に対する配点の幅には限りがあり，
基本的な認知機能領域で構成されているために軽度の低下を捉えるには不向きであ
る．そのため，より軽度の認知機能の低下を捉えることが可能となる指標として，
MoCA-J（日本語版 Montreal Cognitive Assessment）が活用されている（図2-

**表2-4　Mini-Mental State Examination（MMSE）と改訂長谷川式スケール（HDS-R）の
アルツハイマー病のカットオフ値**（文献 20）より転載）

【アルツハイマー病に対するカットオフ値】

	カットオフ値	感度	特異度	AUC[a]		
				AUC	標準誤差	95%信頼区間
MMSE	19/20 20/21[b] 21/22	0.805 0.829 0.841	0.902 0.878 0.817	0.902	0.026	0.852 〜 0.952
HDS-R	16/17 17/18[b] 18/19	0.866 0.902 0.951	0.951 0.927 0.878	0.952	0.018	0.917 〜 0.988

【軽度のアルツハイマー病のカットオフ値】

	カットオフ値	感度	特異度	AUC[a]		
				AUC	標準誤差	95%信頼区間
MMSE	19/20 20/21[b] 21/22	0.543 0.600 0.629	0.829 0.817 0.756	0.704	0.054	0.599 〜 0.810
HDS-R	17/18 18/19[b] 19/20	0.771 0.886 0.886	0.927 0.890 0.817	0.894	0.040	0.816 〜 0.973

a：AUC：Area Under the ROC（Receiver Operator Curve；ROC 曲線下面積），b：ROC 解析による最適カッ
トオフ値

7)[21, 22]. MoCA-J には，視空間・実行系，命名，記憶，注意力，復唱，語想起，抽象概念，遅延再生，見当識が含まれ，より複雑で難易度の高い課題も含まれ，軽度認知障害（MCI：Mild Cognitive Impairment）の鑑別に有用とされている．なお，25点以下を MCI として鑑別すると，感度 80〜100%，特異度 50〜87%の妥当性が報告されており[23]，年齢および教育年数で層化した参照値が報告されている（表2-6）[24].

記憶機能の評価

　記憶機能は，日常生活においては「もの忘れ」と表現されることもあるように，MCI や認知症において低下を認める中核となる認知機能領域の一つである．子どものころや学生時代には，それほど苦にならなかったような記憶作業も年々とたいへんになり，その機能も徐々に低下していく．

　記憶は，言語，視覚，論理などの側面から評価されるが，代表的な記憶機能検査には物語の内容を記憶して即時再生および遅延再生を実施する論理的記憶としての Wechsler Memory Scale-Revised（WMS-R）logical memory や，図形を模写してその後に再生を行う視覚性記憶としての Rey-Osterrieth 複雑図形検査，言語性の記憶としてのレイ聴覚言語性学習検査（RAVLT：Rey Auditory Verbal Learning Test）などがある．

表2-5　Mini-Mental State Examination（MMSE）と改訂長谷川式スケール（HDS-R）のアルツハイマー病のカットオフ値（教育歴を考慮した基準）（文献20）より転載）

教育歴		カットオフ値	感度	特異度	AUC[a]		
					AUC	標準誤差	95%信頼区間
低水準 （6 年以下）	MMSE	15/16 16/17[b] 17/18	0.817 0.883 0.883	0.927 0.927 0.909	0.910	0.032	0.846 〜 0.974
	HDS-R	14/15 15/16[b] 16/17	0.867 0.900 0.900	0.945 0.945 0.927	0.975	0.013	0.949 〜 1.000
高水準 （7 年以上）	MMSE	20/22 * 22/23[b] 23/24	0.545 0.591 0.591	0.889 0.815 0.778	0.733	0.074	0.589 〜 0.878
	HDS-R	16/18 ** 18/19[b] 19/20	0.773 0.864 0.864	1.000 0.963 0.926	0.919	0.045	0.831 〜 1.000

a：AUC：Area Under the ROC（Receiver Operator Curve；ROC 曲線下面積），b：ROC 解析による最適カットオフ値，*：MMSE が 21 点の対象者は不在，**：HDS-R が 17 点の対象者は不在

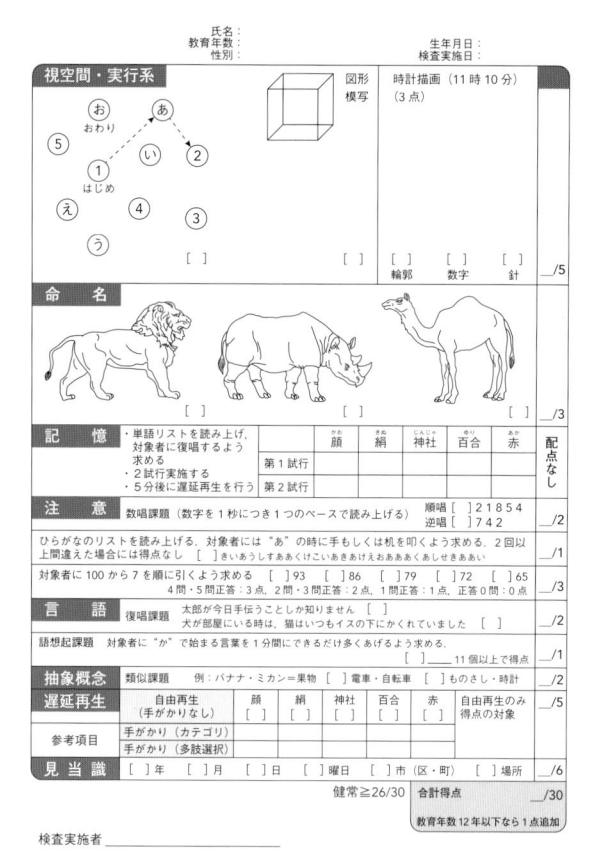

図2-7　日本語版 Montreal Cognitive Assessment（MoCA-J）（文献21）より転載）

表2-6　Montreal Cognitive Assessment（MoCA）の年代別・教育年数別の参照値

教育年数（年）	40〜50歳		50〜60歳		60〜70歳		70〜80歳	
	人数	平均点（標準偏差）	人数	平均点（標準偏差）	人数	平均点（標準偏差）	人数	平均点（標準偏差）
12年未満	77	21.36（3.73）	62	19.94（4.34）	57	19.30（3.79）	14	16.07（3.17）
12年	227	22.26（3.94）	172	22.25（3.46）	113	20.89（4.50）	23	20.35（4.91）
13年以上	418	25.09（3.16）	424	24.34（3.38）	246	24.32（3.04）	42	23.60（3.47）
全体	723	23.80（3.80）	659	23.37（3.78）	418	22.69（4.12）	79	21.32（4.78）

WMS-R logical memory はウェクスラー記憶検査の一つであり，国際的な研究における MCI の判定基準の一つとして使用されている[25]．WMS-R logical memory には，2 つの物語（A と B）があり，これらの物語を聞いて，その内容を再生してもらう．1 つの物語は 25 文節で構成されており，再生できた文節数が得点となる．物語の再生は，物語を聞き終えた直後（logical memory-I）と 30 分後（logical memory-II）に再生してもらい，それぞれの得点を算出する[26]．得点範囲は，各物語で 0〜25 点，最高で 50 点となる．The Alzheimer's Disease Neuroimaging Initiative（ADNI）における logical memory-II による判定基準は，物語 A による評価（25 点満点）で教育年数も考慮して**表 2-7** のように設定されている[27]．

Rey-Osterrieth 複雑図形検査では，まず 34 本の線と内部に 3 つの点をもつ円から構成される無意味かつ複雑な図形を模写してもらい，直後 30 分後に白紙に再生してもらう（**図 2-8**）[28]．その再生図形の出来高を規定の採点方法（18 の採点部位について 2 点満点）に準じて得点化し，視覚性の記憶を評価する．**図 2-8b** に認知症を有する高齢者の結果を例示した．得点範囲は，0〜36 点で採点する方法が一般的

表 2-7 Wechsler Memory Scale-Revised（WMS-R）logical memory-II（論理的記憶遅延再生）のカットオフ値（ANDI 研究による基準）

教育年数	健　常	早期 MCI	MCI
0〜9 年	≥3	3〜6	≤2
10〜15 年	≥5	5〜9	≤4
16 年以上	≥9	9〜11	≤8

ADNI：The Alzheimer's Disease Neuroimaging Initiative，MCI：軽度認知症障害，物語 A の遅延再生課題による 25 点満点における基準

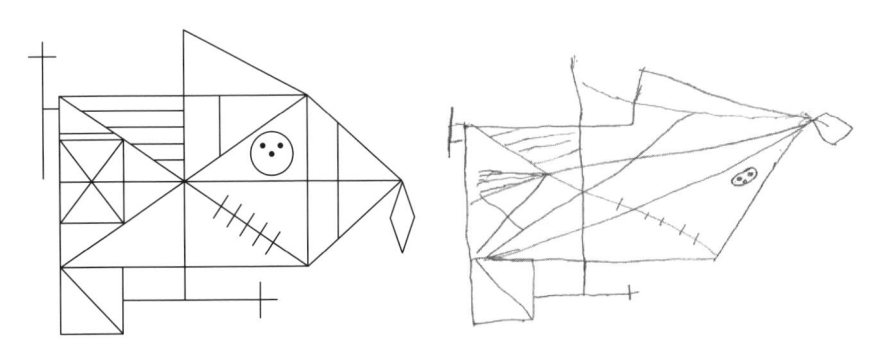

　　　　a. 見本図　　　　　　　　　b. 認知症を有する高齢者の場合

図 2-8 Rey-Osterrieth 複雑図形検査（文献 28）より転載）

であり，得点が高いほど再生できた個所が多く，良好な結果を意味する．

　RAVLT では，検査者が 15 個の単語を読み上げ，被検者には直後にそれを再生してもらい，再生できた単語の数を記憶機能の指標として用いる[29]．

　そのほかにもさまざまな記憶検査が報告されており，それぞれに有用性があると考えるが，専門的な検査技能や採点の解釈が必要な検査が多く，より簡便なスクリーニングとして信頼性および妥当性を兼ね備えた汎用可能なツールが必要である．

注意および遂行（実行）機能の評価

　注意や遂行機能を評価する指標の例として，Trail Making Test（TMT）があげられる．TMT は，数字や平仮名を順に結んでいく課題であり，注意および遂行機能の評価指標として用いられる（**図 2-9**）[30]．TMT は part-A（TMT-A）と part-B（TMT-B）があり，その差分（ΔTMT）を指標として用いることもある．TMT-A では，ランダムに配置された①〜㉕を①から順に線で結んでいく課題であり，㉕に達するまでの時間を計測する．また，TMT-B では①〜⑬までの数字と「あ」〜「し」までの平仮名を「①→あ→②→い→③……」のように数字と平仮名を交互に結

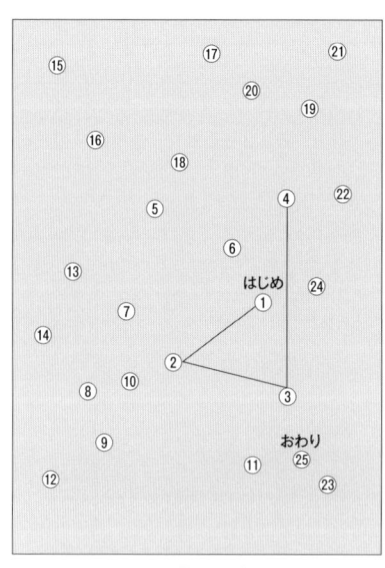

a.　Part-A　　　　　　　b.　Part-B

図 2-9　TMT（Trail Making Test）の例 （文献 27）より転載）

んでいき，終了までの時間を計測する．いずれにおいても達成時間が短いほど良好な機能とされる．TMT は，持続注意や視覚探求性，空間的識別能，注意変換などの能力が必要とされ[29]，その差分であるΔTMT（TMT-B から TMT-A を引いた値）は，上肢や手指の可動性とは独立した認知機能（主として遂行機能，注意変換）を評価する指標として解釈されるが[31]，研究者や領域によってその解釈は若干異なるので，慎重な解釈に注意されたい．

　また，注意および遂行機能を必要とする情報処理速度を評価する指標として，Digit Symbol Substitution Test や Wechsler Adult Intelligence Scale – Third Edition（WAIS-III）の下位テスト項目の一つである Digit Symbol Coding Subtest が活用されている．これらのテストでは，符号と数字の組み合わせをすばやく判断して，次々に課題・情報を処理していくことが求められる（**図 2-10**）[32, 33]．このような情報処理速度の低下は，アルツハイマー病への移行を判別する危険因子の一つとなる可能性も示唆されている[34]．

言語機能の評価

　言語評価の一つである文字流暢性課題（VFT：Verbal Fluency Task）は，1 分間に指定されたカテゴリー（例：「動物」），または指定された接頭語から始まる名詞（例：「し」）を数多く答える課題である．VFT の成績低下は，課題遂行中の前頭葉の活性低下と関連しており，アルツハイマー病患者では VFT 遂行中の脳血流量の低下が顕著であると報告されている[35]．

視空間認知の評価

　視空間認知能力は，アルツハイマー病で低下する認知機能の要素の一つとされている．例えば，時計描画検査（CDT：Clock Drawing Test）[36]では，円が描かれた紙に時計の文字盤の数字と 11 時 10 分を指す針を記入するように指示して，視空間における構成の誤りの程度をもとに視空間認知を評価する指標として使用されている（**図 2-11**）[37]．しかしながら，CDT による軽度な認知機能低下の判別は困難であるとした報告もあり[38]，描かれた図形の構成をもとに採点するため検査者によって得点にばらつきがでてしまうおそれがある．また，WAIS-III の下位項目の一つである積木模様（block design）も視空間認知を評価する指標として用いられる．この検査では，2 面が赤，2 面が白，2 面が赤/白になっている立方体の積木を使って，

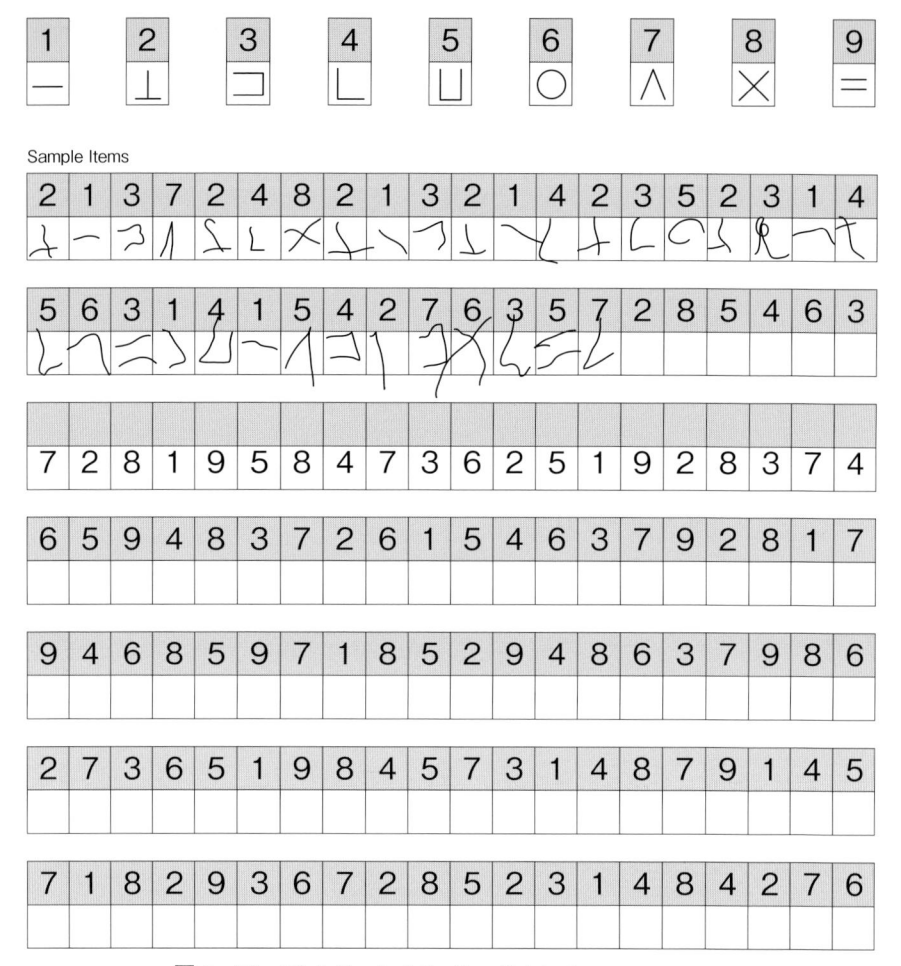

図 2-10　Digit Symbol Coding Subtest（文献 33）より転載）

見本となる模様（積木またはカード）と同じ模様をつくる課題である[32]．簡単な模様から始まり，徐々に複雑な模様となっていき，最高点は 68 点となる．この指標を用いた縦断研究では，MCI からアルツハイマー病への進行を予測する因子の一つとなることが示されており[39]，視空間認知能力は高齢者における重要な認知機能の一領域として考えられる．

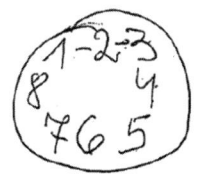

【重篤な誤り】
・認知症が強く疑われる
・さらなる臨床検査が
　必要である

a. 82歳, 女性, MMSE14点

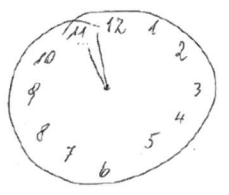

【軽度な誤り】
・認知症が疑われる
・追加の臨床検査が
　推奨される

b. 83歳, 男性, MMSE25点

【誤りなし】
・認知症の疑いは低い
・定期的な検査（1年）
　が推奨される

c. 64歳, 女性, MMSE30点

図2-11　時計描画検査（CDT）（文献37）より転載）

MMSE：Mini-Mental State Examination

Column 🎓 基礎研究からのメッセージ

血液バイオマーカー

　脳内のアミロイドβの蓄積は，アルツハイマー病で観察される最も特徴的な病理変化である．アミロイドβの脳内蓄積は，アルツハイマー病の発症20年以上前に始まり，アルツハイマー病の発症リスクに関連すると考えられている．現状では脳内のアミロイドβを計測するためには，脳脊髄液（CSF：Cerebrospinal Fluid）やPETイメージングの検査が必須であり，これらは侵襲性も高く，高額な検査費用を必要とする．

　国立長寿医療研究センターと島津製作所の研究チームでは，採取が容易な血液（わずか0.5CC）による分析で，CSFやPETイメージングの検査に匹敵する高い精度でアルツハイマー病変（アミロイドβ蓄積）の検出する方法を2018年に報告した．一般的な臨床応用までには，時系列データを用いた有効性確認のため，さらなる研究が必要とされるが，アルツハイマー病の根本的な治療方法が確立されていない現状においては，今後の根本的な治療薬や予防薬開発の飛躍的向上への貢献が大きく期待される．

● 文献 ●

1) Nakamura A, et al：High performance plasma amyloid-β biomarkers for Alzheimer's disease. *Nature* **554**(7691)：249-254, 2018

認知機能低下の危険因子と保護因子

　認知症には，発症する危険を増大させてしまう因子，いわゆる「危険因子（risk factor）」と，発症の危険を減少させ保護的に働く因子である「保護因子（protective factor）」が存在する．特に認知症の危険を増大させる可変因子として，教育歴，聴力低下，高血圧，肥満，喫煙，うつ，身体活動低下，社会的孤立，糖尿病の9つの因子の重要性が示されており，これらの因子で認知症の35％が説明可能とされている（図2-12）[40]．また各ライフステージにおいて，特に注意すべき危険因子が報告されている（図2-13）[41]．これらの危険因子については極力に低減するように働きかけ，一方で保護因子については日常生活でより積極的に取り入れることで，認

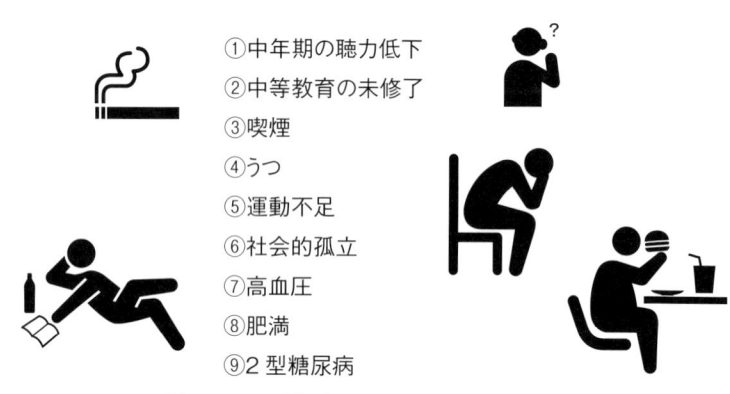

①中年期の聴力低下
②中等教育の未修了
③喫煙
④うつ
⑤運動不足
⑥社会的孤立
⑦高血圧
⑧肥満
⑨2型糖尿病

図2-12　認知症の予防可能な9つの要因

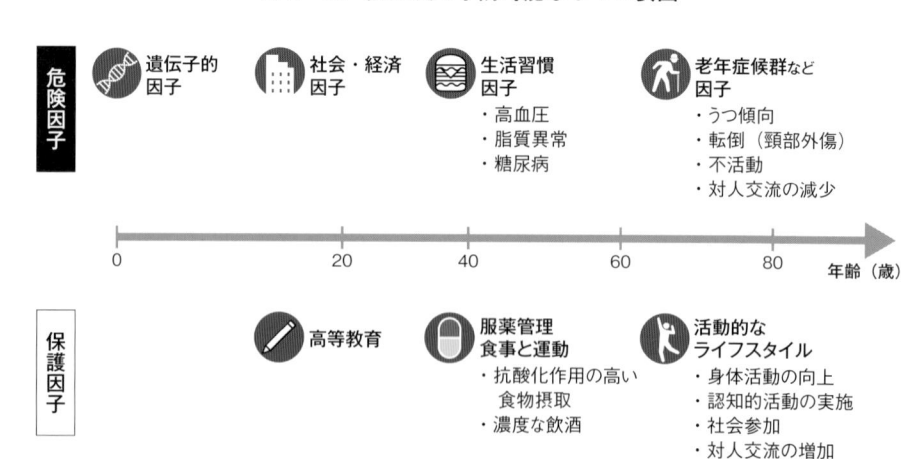

図2-13　各ライフステージにおける認知症の危険因子と保護因子

知症の発症リスクの軽減につながる.

　図2-12に示す認知症の発症リスクに強く関連する9つの可変な危険因子のほとんどが，生活習慣に関わる因子である．そのため，これらの生活習慣に関わる危険因子を適切に制御・調整することは，認知症の予防を推進するうえでも非常に重要となる．これらの生活習慣に関わる危険因子の中でも，身体活動の不足がよりアルツハイマー病の発症に関連が強いことが報告されている（図2-14）[25, 42]．このことは，身体活動を向上させて活動的なライフスタイルを確立することが認知症の予防のために重要な鍵となることを示唆しており，認知症予防の戦略において最優先すべき事項であろう．特に身体活動量の維持には，身体機能の低下が疑われた時期での必要性がより高いかもしれない．シアトルでの先行研究では，認知機能低下のない高齢者1,740名を対象に，少なくとも15分以上の運動（ウォーキング，ハイキング，サイクリング，スイミング，水中運動，有酸素運動や柔軟体操，筋力トレーニングやストレッチングなど）を週に何回実施しているかを調査し，平均6.2年間の認知症において発症との関連を調べた[43]．その結果，週3回以上の運動習慣を有する人では週3回未満の人に比べて，認知症を発症する危険が約38%低かった．この定期的な運動習慣が認知症の発症に及ぼす影響は，軽度から中等度の運動機能の低下を認めた高齢者ほど顕著であった（図2-15）.

　また，生活習慣として余暇活動（leisure activity）の実施頻度が認知症の発症に及ぼす影響が報告されている．Vergheseら[44]による余暇活動と認知症発症との関連

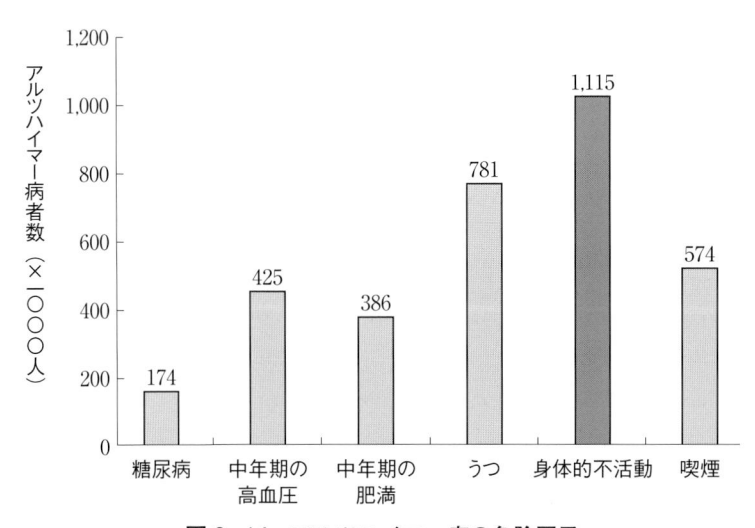

図2-14　アルツハイマー病の危険因子

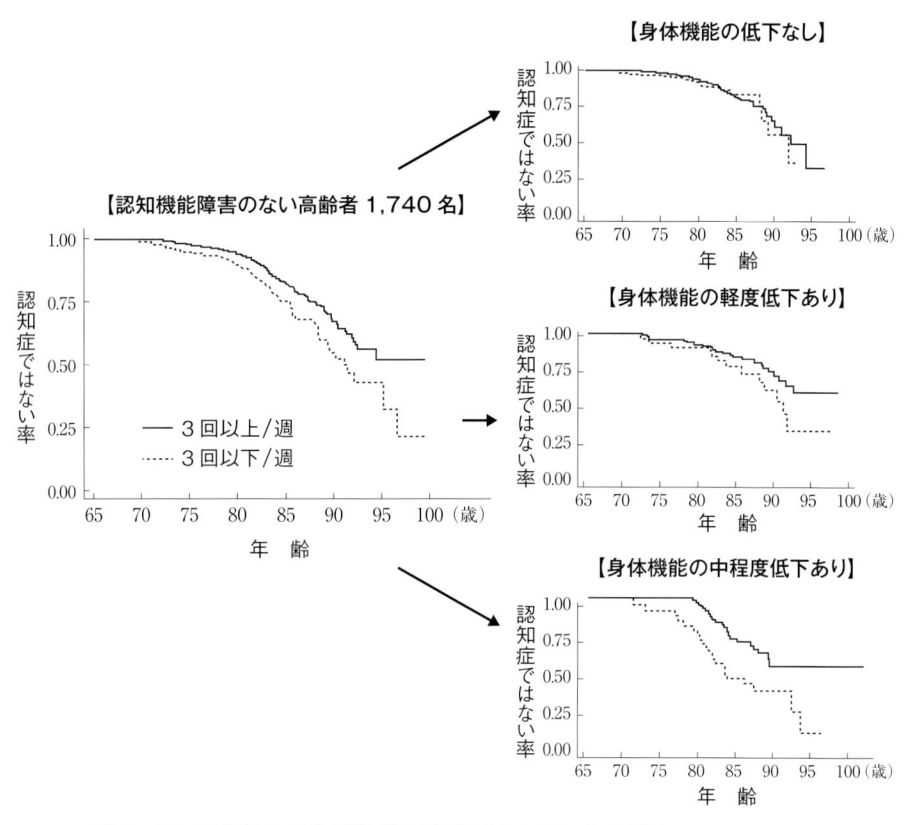

【身体機能の低下なし】

【認知機能障害のない高齢者 1,740 名】

―― 3回以上/週
⋯⋯⋯ 3回以下/週

【身体機能の軽度低下あり】

【身体機能の中程度低下あり】

図 2-15　習慣的な身体活動（週 3 回以上）と認知症の発症（文献 43）より転載）

を報告した論文においては，認知症の発症リスクを低減させる知的活動（cognitive activities）として，ボードゲーム，読書，楽器の演奏，クロスワードパズル，書き物，集会（グループディスカッション）への参加があげられており，なかでもボードゲーム，読書，楽器の演奏の実施頻度が多い人では認知症の発症リスクが少ないことが示されている（**図 2-16**）[27]．

　Sydney Memory and Ageing Study では，MCI から正常な認知機能へと改善が認められた高齢者における MCI からの脱却の保護的な因子を報告している[45]．MCI からの脱却を促進する要因として，積極的な知的活動の実施のほか，海馬の容量，関節疾患がないこと，認知機能の低下が軽度に抑えられていることなどがあげられている．なかでも海馬の容量は，身体活動量と関連している可能性が報告されているため，日々の生活で積極的な身体活動の向上を通じて，脳の器質的な加齢を予防することも大切であろう．

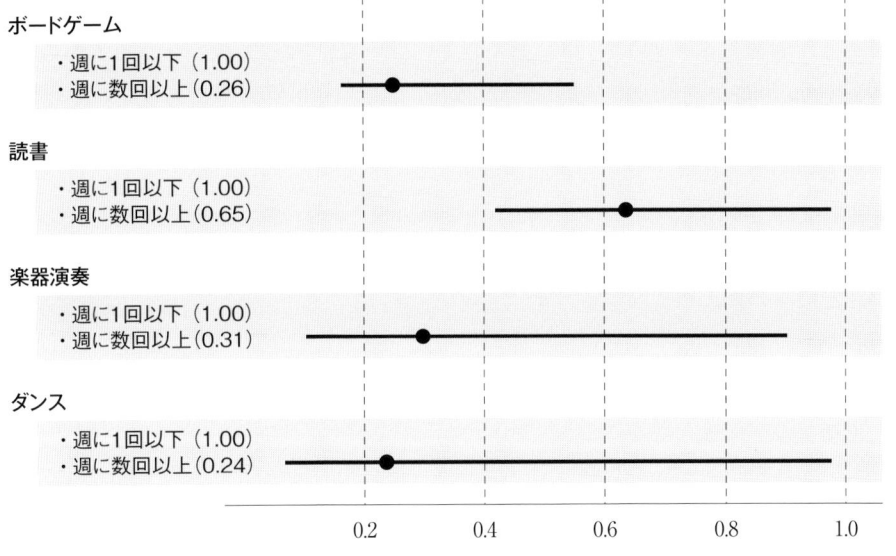

図 2-16　余暇活動の実施と認知症の発症リスク

2 認知機能の低下による弊害

　認知機能の低下が顕著となると，自立した社会生活が困難となることが懸念される．社会的にも重要度が高い認知症については，症状が進行して重度化すると自立した社会生活のみならず，基本的な ADL となるセルフケアの自立も困難となる．また，認知機能の低下が軽度なレベルであっても，複雑な課題の遂行が求められるような IADL においては，自立に影響を及ぼす．

IADL および ADL への影響

　日常生活の中でさまざまな動作や課題を遂行するうえでは，高度な認知機能を必要とすることも少なくない．特に買い物や服薬管理，電話対応，公共交通機関の利用などの IADL においては，より複雑な認知機能が要求される．そのため，認知機能の低下が軽度であっても IADL の遂行に影響を及ぼす．

　基本的な ADL が自立した地域高齢者における認知機能の状態と IADL への影響

を調べてみると，認知症ではないものの認知機能の低下を認める（年齢と教育歴で層化した参照値よりも 1.5×標準偏差以上に低下を認める領域が 2 つ以上ある）高齢者では，日常品の買い物や金銭管理，家事，電話の利用に制限が生じていた（**表2-8**)[46]．また，MCI の高齢者における IADL の低下は認知症への移行リスクを高めることが報告されており[47]，認知機能そのものの維持・向上に加えて，IADL 能力を維持することも重要となる．特に MCI の段階から複雑な IADL の制限が認め始めるとされており（**図2-17**)[48]，IADL の状況を評価して，その変化を捉えることは認知機能の衰えを推測するうえでも大切である．

　また，認知症による認知機能障害の重症化や脳血管疾患などによる高次脳機能障害に伴う各認知機能の状態は，基本的な ADL の遂行にとっても重要な要因となる．しかしながら，認知機能の ADL 動作への影響を客観的に把握することは容易ではない．そこで，日常行動の観察から認知機能を評価するための認知関連行動アセスメント（CBA：Cognitive-related Behavioral Assessment）が考案され[49]，より重度な高次脳機能障害，認知機能障害を有する人の状態把握において活用されている（**表2-9**)．CBA は，意識・感情・注意・記憶・判断・病識の 6 項目を良好・軽度・中等度・重度・最重度の 5 段階で判定する指標であり，行動観察から高次脳機能，

表2-8　地域高齢者のフレイルおよび認知機能状態と IADL 制限（文献46）より転載）

項　目	フレイル区分	オッズ比（95%信頼区間）
バスや電車の利用	・健常 ・身体的フレイル ・認知機能障害 ・認知的フレイル	1.0 1.6（1.2〜2.1） 1.3（0.9〜1.8） 2.9（1.8〜4.7）
日用品の買い物	・健常 ・身体的フレイル ・認知機能障害 ・認知的フレイル	1.0 1.5（1.0〜2.1） 1.9（1.3〜2.8） 4.7（2.7〜8.2）
金銭管理	・健常 ・身体的フレイル ・認知機能障害 ・認知的フレイル	1.0 0.8（0.6〜1.1） 1.7（1.3〜2.2） 3.0（1.8〜5.0）
家　事	・健常 ・身体的フレイル ・認知機能障害 ・認知的フレイル	1.0 1.5（1.1〜2.0） 1.5（1.1〜2.0） 2.3（1.3〜4.1）
電話の利用	・健常 ・身体的フレイル ・認知機能障害 ・認知的フレイル	1.0 1.0（0.7〜1.4） 1.9（1.4〜2.6） 1.4（0.7〜2.6）

認知機能の障害の程度を評価することができる.

　われわれが日常生活を遂行するうえで認知機能は重要な要素であり，その影響はより複雑な行為から基本的な ADL まで多岐にわたる．そのため，認知機能と ADL のいずれの側面からも状態を把握する評価や，機能の維持・向上を図る支援が必要となる.

認知機能の低下および認知症による予後

　認知機能の低下は，運動機能との低下とも密接に関係する．老年期における運動機能の低下は，認知機能の低下を招くことにもなる一方で，認知機能の低下も運動機能の低下を加速させる．例えば，認知症における運動機能障害は，認知機能障害の重症化に伴い顕著となり，さらに MCI の段階から徐々に歩行能力や握力などの身体機能が低下する（**図2-18**）[50]．そのため，認知症の予防が必要とされる高齢者においては，認知機能の衰えのみならず，運動機能の維持・向上も重要な課題となる.

　認知症またはアルツハイマー病の予後は，発症してから死亡までの生存期間が，多くの人で7～10年程度と報告されている．認知症の重症度が生存期間の予測因子

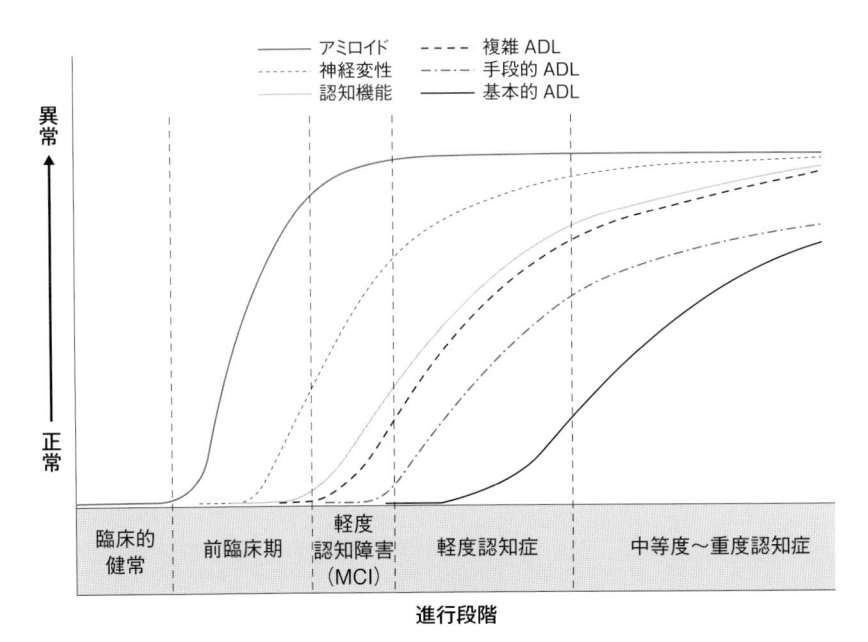

図2-17　アルツハイマー病（AD）の進行と ADL 変化（文献48）より転載）

表 2-9　認知関連行動アセスメント（CBA）の概要（文献 49）より転載）

領域	視　点	段　階	基　準
意識	①開眼・覚醒 ②刺激に対する反応 ③考えることの疲れやすさ	5：良好	通常の活力ある生活リズムが安定している．考えたり話したりすることに疲労を示したり反応低下することがなく，十分にエネルギーを持続できる
		4：軽度	日中開眼しているが，時折ぼんやりしていることがある．慣れた場面では疲れが示されないが，新規な場面（例：初対面の人と話す）では反応低下を示す
		3：中等度	日中開眼しているが，表情はぼんやりしていることが多い．考えたり話したりすることに疲れやすく，途中で明らかな反応低下を示す
		2：重度	日中時折，傾眠傾向を認める．考えたり話したりするとすぐに疲労を示し，精神エネルギーを持続できない
		1：最重度	日中刺激がないと常時傾眠傾向である
感情	①自発性 ②喜怒哀楽 ③感情制御	5：良好	新しい活動にも積極的に取り組み，意欲的である．年齢相応の豊かな感情表出がみられ，状況に合わせて感情を抑制することができる
		4：軽度	習慣的活動は自ら実行するが，新しい活動には意欲的ではない．あるいは固執・衝動・易怒・抑うつ・依存・退行傾向を軽度に認めることがある
		3：中等度	日常的活動の実行にも指示や促しを要することがある．あるいは固執・衝動・易怒・抑うつ・依存・退行などの傾向を認めることがある
		2：重度	日常的活動を自ら開始しようとせず，促してもやろうとしないことがある．あるいは固執・衝動・易怒・抑うつ・依存・退行などの症状を強く認めることがある
		1：最重度	何ごとにも意欲が乏しく，そのため身の回りのことにも介助を要す．あるいは喜怒哀楽の感情表出がほとんどみられないことや快・不快の反応表出にとどまる
注意	①注意の選択・持続 ②注意の分配・制御	5：良好	2つ以上の作業を同時に行うことができ，明らかな成績低下はない．実施中，ほかの刺激提示に適切に反応することができ，自発的に元の作業に戻れる
		4：軽度	2つの作業を同時に行うと若干成績低下がある．あるいは，過集中傾向があり，ほかの刺激提示にすぐに反応できない．元の作業に戻るのに促しを要することがある
		3：中等度	干渉刺激が多くなるほど気が散る傾向がある．一つの作業を最後までやり終える，あるいは 30 分程度持続できるが，途中で反応速度低下やエラーが増える
		2：重度	ほかに干渉刺激があると必要な対象に注意を向けることができない．あるいは一つの作業をすぐに中断してしまい持続して行うことができない
		1：最重度	必要な刺激に注意を向けることがほとんどできない

表2-9 つづき

領域	視 点	段 階	基 準
記憶	①日常生活上の記憶能力 ②予定の記憶	5：良好	2～3日前の出来事想起が概ね正確である．数週間前の新規な出来事想起（例：町内会会合に参加など）も概ね可能である．予定や約束事を忘れることは少なく，問題とならない
		4：軽度	当日中の出来事は概ね正確であるが，2～3日前の出来事になると細部が不確実である．あるいは予定や約束事をたまに忘れてしまい，失敗をおかす
		3：中等度	当日中の出来事を一部正確に想起可能であり，人・場所・時間を誤るなど細部があいまいである．あるいは予定や約束事を忘れることが多い
		2：重度	当日中の出来事想起がほとんどできない．あるいは，予定や約束事を覚えておくことがまったくできず，常に促しが必要である
		1：最重度	数時間前の出来事想起がほとんどできない．しばしば作話や明らかな記憶の混同を認める
判断	①長期的な影響を考慮した判断・課題解決能力	5：良好	数年後の長期的な予測や社会関係（家族や周囲との関係など）を考慮した判断，問題解決を行うことができる
		4：軽度	ある程度近い将来を見越した判断が可能だが，自分中心あるいは他者依存傾向を認める
		3：中等度	しばしば場面依存的，または近視眼的（目先の利益を優先）な問題解決を行う
		2：重度	しばしば即時の感情に依存した問題解決を行う
		1：最重度	しばしば物品依存的（例：目の前に食べ物があるから食べるなど）な問題解決を行う
病識	①疾病・障害・能力の理解 ②深刻性の理解や残存能力の利用 ③環境適応	5：良好	自己の病気・障害・能力についてよく認識しており，残存能力を有効に活用，環境の変化にも自ら工夫して適応できる
		4：軽度	自己の病気・障害・能力について概ね理解し，深刻性の認識がある．ただし，病前に比べ明らかに社会的活動範囲が狭まり，残存能力活用が十分でない
		3：中等度	自己の病気・障害・能力にいておおまかには認識しているが，深刻性に乏しい．そのため，よく整えられた環境にかぎり適応が可能である
		2：重度	自己の病気・障害についてはおおまかな認識にとどまる．能力は認識できない．そのため，よく整えられた環境下にあっても周囲の人の努力的働きかけを必要とする
		1：最重度	自己の病気・障害・能力について，まったく認識していない．残存能力の活用に乏しく，周囲の人の全面的援助がなければ環境に適応できない

CBA：Cognitive-related Behavioral Assessment

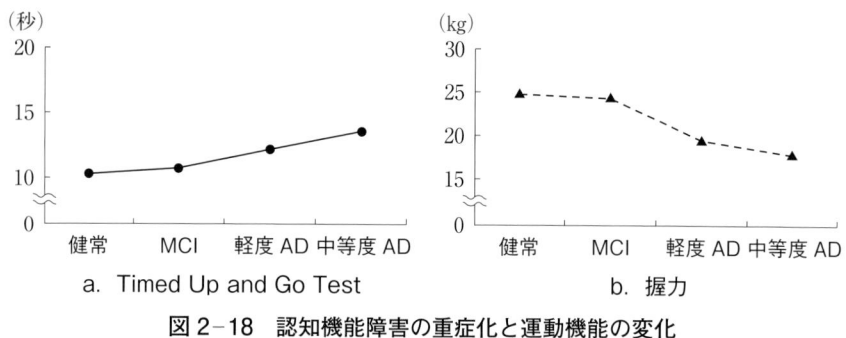

図 2-18　認知機能障害の重症化と運動機能の変化

MCI：軽度認知障害，AD：アルツハイマー病

となり，そのほかに年齢が高いこと，栄養状態や身体能力の低下など老年症候群の有無も認知症の生存期間と関連するとされている.

転倒への影響

　老年期において認知機能の低下による日常生活への影響としては，転倒のリスクを上昇させてしまうことが示唆されている．MMSE で評価されるような全般的な認知機能の低下は，老年期において転倒リスクを増大させることが報告されている[51]．認知機能の領域による転倒への影響を調べてみると，そのなかでも注意や実行機能の低下が転倒のリスクを増大させる可能性が高いことが示唆されている[52,53]．注意や実行機能の低下は，歩行やバランス機能などの身体機能の低下と関連することも報告されており[54,55]，転倒発生リスクを見出すうえでも重要な指標となるかもしれない．また，MCI を有する高齢者と認知機能が健常な高齢者で転倒リスクを比較した報告では，MCI の高齢者において転倒リスクを増大させる運動機能の低下が顕著であり，実行機能も低下していた[56]．このように，地域高齢者における軽度な認知機能の低下，とりわけ実行機能の低下した状態は転倒リスクを増大させることが示唆されている.

　一方，認知症を有する施設入所者では，認知症ではない入所者に比べて転倒の発生率が高く[57]，またクリニックでの外来患者における将来の転倒発生を調べた報告では，認知症患者では 12 カ月間で転倒を発生するリスクが約 7.5 倍まで増大していた[58]．このように認知機能の低下は，転倒発生リスクを上昇させてしまう要因であり，転倒による受傷やそれに伴う活動範囲の狭小化，身体活動の減少など，転倒による悪循環を招いてしまうため，認知機能の低下を抑制し，それによる弊害を最

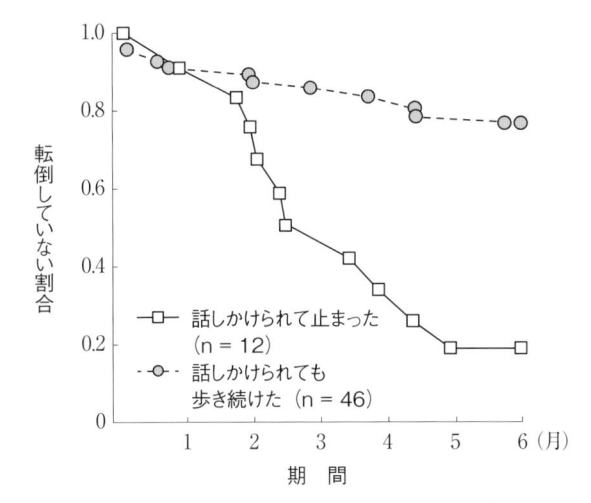

図 2-19　歩行中に話しかけられ立ち止まる高齢者の転倒発生リスク（文献 59）より転載）

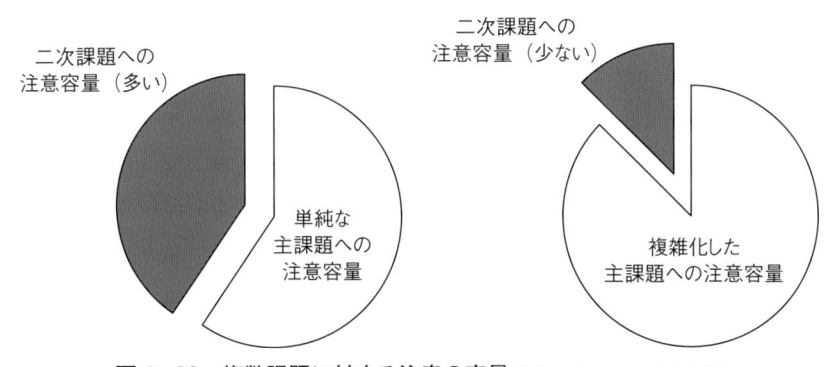

図 2-20　複数課題に対する注意の容量（文献 60）より一部改変転載）

小限にとどめるための予防対策が重要であろう.

　さらに，認知機能の重要な側面の一つである複数の課題に対して同時に注意を向けるといった注意分配機能の低下は，転倒リスクを増大させる重要な要因とされている. 例えば，Lundin-Olsson ら[59]の報告によると，歩行中に話しかけられた際に立ち止まってしまった高齢者では，その後の転倒発生率がきわめて高かった（**図 2-19**). つまり，会話に注意を向けることで安全な歩行が困難となる. 課題を遂行するにあたって物事に配分する注意需要は，主課題の難易度が高くなると，副課題に配分できる容量が減少してしまい，課題に対するパフォーマンスが低下してしまう（**図 2-20**)[60]. この需要を超えた課題が課せられた場合，主課題の遂行を中止せざ

るをえない状況が発生してしまうだろう．前述した「歩行中に話しかけられた際に立ち止まる」という現象を用いて，高齢者における将来の転倒発生リスクを予測するスクリーニング方法として「Stops walking when talking（歩行中に話しかけられると立ち止まってしまう）」という手法で活用されおり[61]，このような主課題（歩行など）に副課題を付加した際のパフォーマンスの差異を調べる二重課題パラダイムに基づくさまざまな評価方法で，将来の転倒発生リスクを把握することは有用である（**表2-10**）[62]．

　さらに，認知機能の評価指標のみならず，脳容量や大脳白質病変などの脳の器質的な変化も転倒リスクと関連することが報告されている．大脳白質病変は，主に虚血性変化であり，脳卒中や認知症の発症リスクを増大させる．高齢者における大脳白質病変は，実行機能の低下に影響することが示唆されており，歩行やバランス能力の低下を引き起こす要因とも考えられる[63~65]．そのため大脳白質病変の進行は，高齢者の転倒発生リスクを増大させる要因ともなりうると報告がされている（**図2-21**）[66]．また，大脳灰白質（主として神経細胞の細胞体が存在する部位）の容量の減少と転倒との関連も指摘されている．MCIの高齢者42名を対象に，追跡12カ月

表2-10　二重課題パラダイムに基づくさまざまな評価方法と転倒との関連（文献62）より改変引用）

Study	検査プロトコル			転倒との関連
	主課題	副次課題	検査指標	
Beauchet, et al (2008)	10mの至適速度歩行（単純歩行）	50からの数字の逆唱	単一課題と二重課題の達成時間	二重課題下での歩行速度の低下は複数回転倒と関連
Herman, et al (2010)	25mの上り下りのある歩行路での2分間歩行（至適速度）	3桁の数字から3ずつ引く課題	歩行路中間の10mで各歩行パラメータ	二重課題下での遊脚時間の変動が複数回転倒と関連
Nordin, et al (2010)	10mの速度を変えた歩行（ゆっくり，普通，速く）	3つの運動課題：①カップ＋受け皿を運ぶ，②トレイを運ぶ，③トレイとカップ＋受け皿 2つの認知課題：①動物の名前，②50から3ずつ引く	歩行中の各歩行パラメータ	二重課題（カップ＋受け皿を運ぶ）下での歩隔の増大，ステップ時間，歩幅の変動が転倒と関連
Yamada, et al (2011)	10mの至適速度歩行（単純歩行）	認知課題：100からの1桁の引き算 運動課題：ボールの乗ったトレイを運ぶ	歩行時間	運動課題，認知課題を付加した歩行での歩行速度の低下は転倒と関連

間の転倒発生を調べたところ，11 名（26.2%）で転倒が発生しており，追跡 12 カ月間で転倒の発生した高齢者では転倒を発生しなかった人と比較して，補足前頭野および背側前帯状皮質が有意に萎縮していた（**図2-22**）[67]．このように身体機能のみならず，老年期における認知機能および脳機能の低下は，転倒発生リスクを増大させる重要な因子となる．

3 認知的フレイル

第Ⅰ章で述べたとおり，フレイルは身体的な問題のみならず，認知的な側面や社会的な側面を含めた包括的な概念である．この章では，認知的フレイルに関して，その定義や弊害などを含めて，近年の動向をまとめる．

認知的フレイルの定義

認知的フレイルに関しては，その定義や判定のための基準，評価すべき指標についての十分なコンセンサスが得られていないのが現状といえよう．しかし，その操作的定義の確立や評価方法，予防のための介入の重要性は国際的にも高まっている．

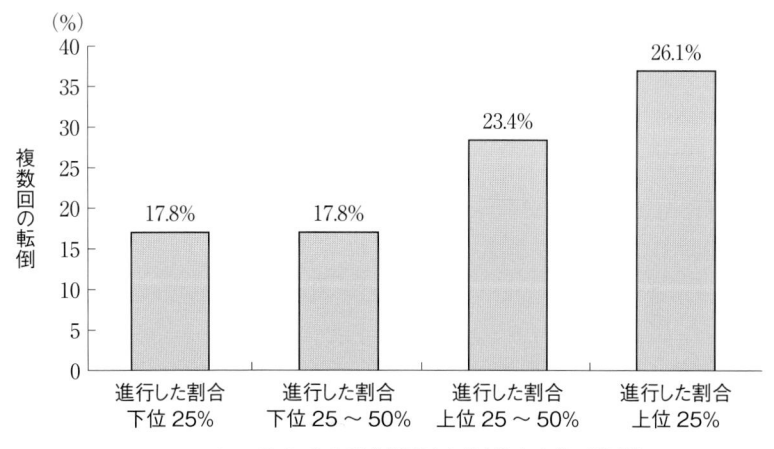

図 2-21　大脳白質病変の進行と転倒発生（文献 66）より転載）

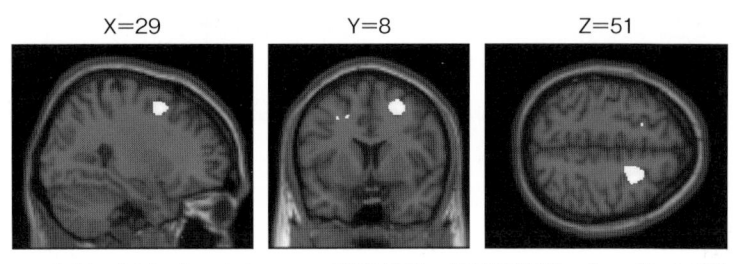

a.　right middle frontal gyrus（運動前野，補足運動野）ブロードマン6野

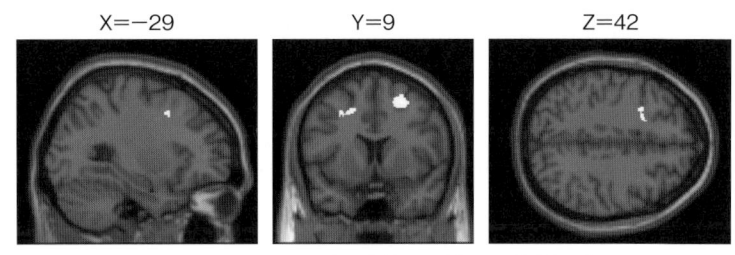

b.　left middle frontal gyrus（運動前野，補足運動野）ブロードマン6野

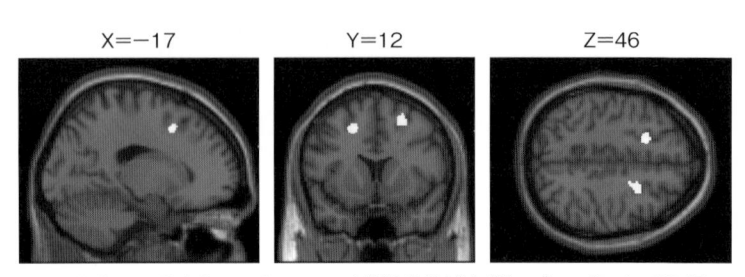

c.　left medial frontal gyrus（背側前帯状皮質）ブロードマン32野

図2-22　脳萎縮と転倒発生リスクの関連

非転倒発生者（non-faller群）に比べて転倒発生者（faller群）で萎縮を認めた領域

2013年にInternational Academy on Nutrition and Aging（IANA）とInternational Association of Gerontology and Geriatrics（IAGG）によるワーキンググループから認知的フレイル（cognitive frailty）の操作的定義が提言されている．その提言では身体的フレイルに認知障害〔例えば，Clinical Dementia Rating（CDR）スコアで0.5〕を併存した状態とされている[68]．

　しかしながら，このような操作的定義に基づき，認知的フレイルの該当率をわが国の地域在住高齢者8,864名を対象に調べた結果，身体的フレイルと認知障害を併存した認知的フレイルに該当した高齢者は1.2％程度ときわめて低い該当率であ

り[46]，地域でのハイリスク者を早期に発見するためには，わが国の現状に即した判定の基準や評価指標について議論の余地があるものと考える．一方，このような身体的フレイルに認知機能の低下を併存する認知的フレイルに該当した人では，身体的フレイルのみを有する人，および認知機能低下のみを有する人よりも，公共交通機関の利用や日用品の買い物，家事などといったIADLの低下が顕著で（**図2-17**）[46]，老年期の自立支援のために非常に重要な対象となることは確かであり，今後さらに定義や評価指標，判定方法に関する議論が活発になるものと思われる．

そこで近年では，アジアを中心に認知的フレイルにおける身体的なフレイル状態の評価方法を一部改変し，歩行速度の低下または（および）筋力（握力）低下に該当する場合として，身体的フレイルの判定で用いられる5項目のうちの3項目に該当するという基準よりもやや緩和させた判定を用いている[69]．その理由は，要介護の発生リスクと身体的フレイルの構成要素との関連を調べてみた際，歩行速度の低下および筋力（握力）低下が将来2年以内に要介護を発生させる可能性がより高いと示され（p46の**図1-31**）[70]，リスクを把握するうえで重要な要因であろう．

認知的フレイルの有病率

いまだに認知的フレイルの判定基準は，確固たるコンセンサスが得られている状態ではないが，世界の各地域におけるさまざまな研究グループで操作的な判定基準を用いた疫学研究が報告されている．

研究グループによっては，認知的フレイルの操作的な定義に若干の変更が加えられているため，認知的フレイルの有病率には1〜22％と幅がある（**表2-11**）[71]．ただし，身体的なフレイル（もしくはそれに該当する身体状態）に認知機能の障害もしくは低下を併存する状態を基本としているが，それぞれの判断基準が異なる．例えば，2016年に報告された，わが国のコホート研究であるNational Center for Geriatrics and Gerontology–Study of Geriatric Syndromes（NCGG–SGS）の結果では，身体的フレイルは日本版J–CHSに準じて5項目中（体重減少，疲労感，筋力低下，歩行速度低下，身体活動量低下）3項目以上に該当し，認知機能の低下は，概ねMCIに該当するレベル〔National Center for Geriatrics and Gerontology–Functional Assessment Tool（NCGG–FAT）により年齢層・教育歴で層化した平均値よりも1.5×標準偏差以上の低下を認める〕に該当した場合とすると，65歳以上の地域高齢者8,864名における認知的フレイルの有病率は1.2％と報告されている[46]．最も有病率の高い報告では，フランスにおける70歳以上の高齢者を対象と

表2-11　各研究グループによる認知的フレイルの操作的定義と該当率（文献71）より転載）

研究名	認知的フレイルの該当率	認知機能障害の定義	身体的フレイルの定義	設定	国・民族
ILAS	13.3%	いくつかの領域における年齢と教育歴を考慮した認知機能スコアの1.5×標準偏差以上の低下	ダイナペニア	65歳以上の地域高齢者678名	台湾
MAPT	22%	自発的な記憶の低下の訴え	手段的日常生活動能力における1項目以上の制限,または歩行速度0.8 m/s以下	70歳以上の高齢者1,617名	フランス
NCGG-SGS	1.2%	NCGG-FATによる2領域以上の認知機能障害	Friedらの定義（CHS）による5項目のうちの3項目以上	65歳以上の地域高齢者8,864名	日本
The Gait and Brain Study	10.7%（身体的フレイル）, 37.3%（プレフレイル）	MoCAスコアの26点未満とCDRが0.5	Friedらの定義（CHS）による5項目のうちの3項目以上	65歳以上の高齢者242名	ロンドン,オンタリオ
SLAS-1	0.95%（身体的フレイル）, 5.14%（プレフレイル）	MMSEが23点以下	CHSを基準とした変法	55歳以上の地域の中高齢者1,575名	シンガポール
ILSA	リバーシブルな認知的なフレイル2.5%	GDS-30の下位項目における記憶に関する質問項目	CHSを基準とした変法	64〜84歳の自立および入所高齢者5,632名	イタリア

CHS：Cardiovascular Health Study, GDS-30：Geriatric Depression Scale-30, ILAS：I-Lan Longitudinal Aging Study, ILAS：the Italian Longitudinal Study on Aging, MAPT：Multidomain Alzheimer Disease Preventive Trial, NCGG-FAT：National Center for Geriatrics and Gerontology-Functional Assessment Tool, NCGG-SGS：the National Center for Geriatrics and Gerontology-Study of Geriatric Syndromes, CDR：Clinical Dementia Rating, SLAS-1：Singapore Longitudinal Ageing Study

したコホート研究で，身体的フレイルはIADLに何かしらの制限がある，もしくは（および）歩行速度が0.8 m/sと定義され，認知機能の低下は自発的な記憶に関する問題の訴えがある状態とし，認知的フレイルの有病率は22%とされている[72]．

　前述のように，近年ではアジアでのコホートを中心に認知的フレイルにおける身体的なフレイル状態の評価方法を歩行速度の低下，または（および）筋力（握力）低下に該当する場合と報告がなされている．また，その際における地域での認知的フ

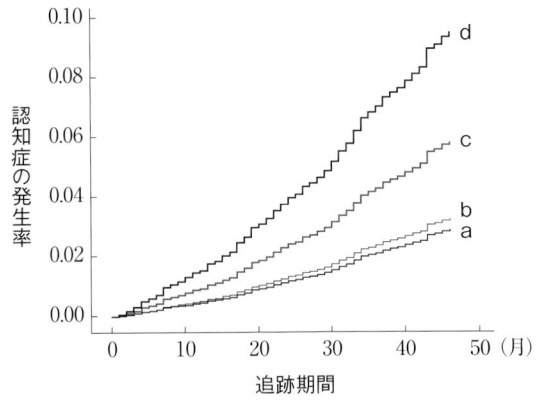

図2-23　認知的フレイルと認知症の発生率（文献69）より転載）

レイルの有病率は概ね10〜15％程度であり[69, 73]，地域コホートでリスクを発見して，適切な早期介入を促すうえでは，現実的で妥当な該当者数を抽出することが可能であると考えられる．

認知的フレイルの弊害

　IANA と IAGG によるワーキンググループによって提唱された認知的フレイルは，身体的なフレイルに認知機能障害（低下）が併存した状態という概念は浸透しつつあるが，その評価方法は各研究グループによって異なる．わが国における縦断コホート研究の一つである NCGG-SGS では，2016 年の報告内容から修正を加えて，認知的フレイルを判断するうえでの身体的フレイルを歩行速度の低下もしくは（および）筋力（握力）低下とし，認知機能の低下は概ね MCI に該当するレベル（NCGG-FAT により年齢層・教育歴で層化した平均値よりも 1.5×標準偏差以上の低下を認める）としている．これらの判定基準に準じて評価し，認知症の発症との関連を調べたところ，9.8％が認知的フレイルに該当し，健常な群と比較して発症の危険は約3.4倍であった．これは，認知機能低下のみの群の2.0倍よりも高いリスクであり，身体的フレイルのみの群では認知症の発症とは有意な関連を認めていなかった（図2-23)[69]．

　また，認知的フレイルは認知症のリスクを増大させるだけでなく，死亡率の上昇にも影響することが報告されている[73]．台湾での縦断コホート研究の結果では，初期調査から4年間の追跡において健常の群と比較し，身体機能のみ低下している群

（ここではダイナペニアとして判定）や認知機能のみ低下している群では，死亡率の上昇と有意な関連を認めなかったが，認知的フレイルに該当した群では3倍以上の死亡発生率となっていた（**図2-24**）．そのため，可逆性を有するといわれるフレイルの段階から早期の脱却を図ることは，非常に重要な課題の一つといえよう．

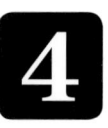

4 軽度認知障害（MCI）

軽度認知障害の定義

わが国における認知症高齢者数は，約462万人（2012年）で65歳以上の高齢者の約15%程度と推定されている．また，将来に認知症の発症リスクの高い状態にある高齢者は，400万人に達すると推計されており，高齢者の3割近くで何かしらの認知機能に低下や障害を有することが推察される．

MCIはMild Cognitive Impairmentの頭文字による略称で，日本語では軽度認知障害と訳されことが多い．MCIは，認知症ではないものの正常とも言い難い軽度の認知機能低下を有する状態とされ，正常（年齢相応）とは判断し難い，いわば正常と認知症の中間（グレーゾーン）を意味するとされる．そのため，認知症の前

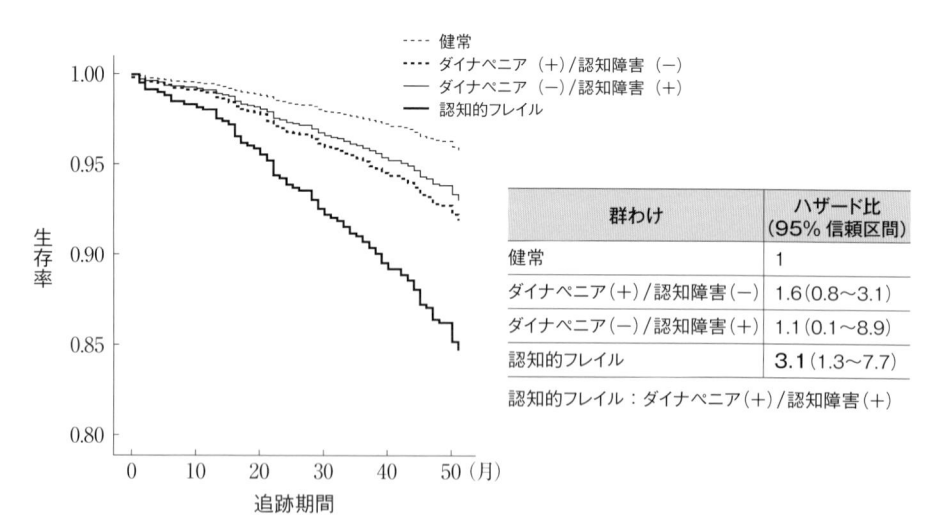

群わけ	ハザード比 (95% 信頼区間)
健常	1
ダイナペニア(＋)/認知障害(－)	1.6(0.8〜3.1)
ダイナペニア(－)/認知障害(＋)	1.1(0.1〜8.9)
認知的フレイル	3.1(1.3〜7.7)

認知的フレイル：ダイナペニア(＋)/認知障害(＋)

図2-24 認知的フレイルと死亡発生率（文献73）より転載）

Column 基礎研究からのメッセージ

環境とアミロイドβ (豊かな環境は脳の健康に有益)

生活の環境は，心身の健康にさまざまな影響を与えることが考えられる．脳内のアミロイドβの凝集は，アルツハイマー病の主要な病理変化の一つとされている．トランスジェニックマウス (遺伝子導入マウス) を「enriched environment (豊かな飼育環境)」と「standard housing (標準的な飼育環境)」で飼育して脳内のアミロイドβの凝集状態を調べた．豊かな飼育環境では，通常の飼育環境よりも広めで，ランニングホイールや色つきのトンネル，かみ砕ける道具，おもちゃなどの遊具が設置されていた．標準的な飼育環境で飼育されたマウスに比べて，豊かな飼育環境で飼育されたマウスでは，アミロイドβの凝集が抑制されており，さらに豊かな飼育環境で飼育されたマウスの中でも，身体活動量が多かったマウスでよりアミロイドβの凝集が少なかった (**図**)[1]．類似の飼育設定で飼育したマウスにおける認知機能や精神機能 (不安など) を調べたところ，豊かな飼育環境で飼育されたマウスのほうが，認知機能や精神機能のテストの成績が良好であった[2]．

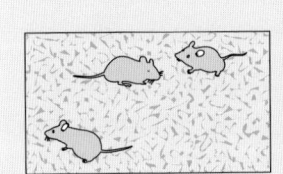
標準的な飼育環境 (SH)

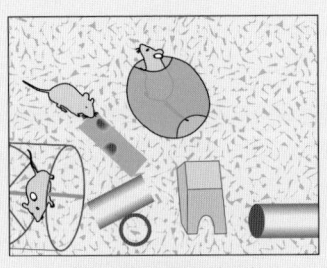
豊かな飼育環境 (EE)

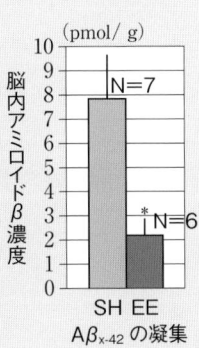
(pmol/ g)

脳内アミロイドβ濃度

N=7

*N=6

SH EE
Aβx-42 の凝集

図　通常環境での飼育と豊かな環境での飼育

● 文 献 ●

1) Lazarov O, et al : Environmental enrichment reduces Abeta levels and amyloid deposition in transgenic mice. *Cell* **120** : 701-713, 2005
2) Huttenrauch M, et al : Effects of Long-Term Environmental Enrichment on Anxiety, Memory, Hippocampal Plasticity and Overall Brain Gene Expression in C57BL6 Mice. *Front Mol Neurosci* **9** : 62, 2016

駆状態とされることもある．「軽度認知障害」と表現すると，一般的には「軽度の認知症」と誤解されることも少なくないため，MCI と表現する機会が増えている．

2003 年にストックホルムで開催された MCI のシンポジウムにおいて MCI の定

義は[74]，認知症（DSM-ⅣもしくはICD-10による認知症診断基準）には該当せずに，基本的なADLが保たれているにもかかわらず，認知機能が正常とはいえない状態で，本人や第三者からの申告と客観的な認知機能検査の障害を有する状態（または/もしくは，客観的な認知機能検査における経時的な低下）とされている．2011年にはNational Institute on Aging（米国立老化研究所）とAlzheimer's Association（アルツハイマー病協会）によるワーキンググループからもMCIに関する定義（とりわけ，アルツハイマー病を背景としたMCI）が提唱されており[75]，中核的な臨床定義としては，①認知機能の変化に対する訴えがある，②1つ以上の領域で認知機能の低下がある，③日常生活が自立している，④認知症ではない，の4つを定めている．加えて，研究定義ではアミロイドβの蓄積を反映するバイオマーカー（脳脊髄液アミロイドβなど）と神経変性を反映するバイオマーカー（脳内糖代謝イメージングや海馬萎縮など）を考慮することが推奨されている．

軽度認知障害のサブタイプ

　MCIのサブタイプをわかりやすく整理すると図2-25のようにまとめることができ，低下している認知機能領域によってサブタイプに分類することがある．MCIは，認知症ではないというのが大前提であり，全般的な認知機能の低下がない，日常生活が自立していることが満たされる．しかしながら，客観的な認知機能検査において，年齢相応から逸脱した低下が認められる．客観的な認知機能にも，もの忘れを中心とした記憶機能のほか，注意力や実行機能，情報処理能力，空間認知などのさまざまな領域があり，それらの低下の認められる領域によってタイプを分類して整理することがある．なかでも記憶は中心的な領域となる．記憶機能の低下を認める場合は，健忘型（aMCI：amnestic type MCI）のMCIに分類される．一方，記憶に低下は認めないものの，注意力や実行力，情報処理などの記憶以外の領域で低下を認める場合は，非健忘型（naMCI：non-amnestic type MCI）のMCIに分類される．さらに，低下を認める領域の数によってタイプを分類する．健忘型MCIにおいて，記憶のみの単一領域での低下を認める場合は，健忘型MCI単一領域（single domain）とし，記憶の低下に加えて記憶以外の領域においても低下を認める場合，つまり記憶を含む複数の領域で低下を認める場合は，健忘型MCI多領域（multiple domain）と分類する．同様に，非健忘型MCIにおいても低下を認める領域が一つの場合は，非健忘型MCI単一領域（single domain），記憶以外の領域のみで複数の領域で低下を認める場合は，非健忘型MCI多領域（multiple domain）となる[76]．

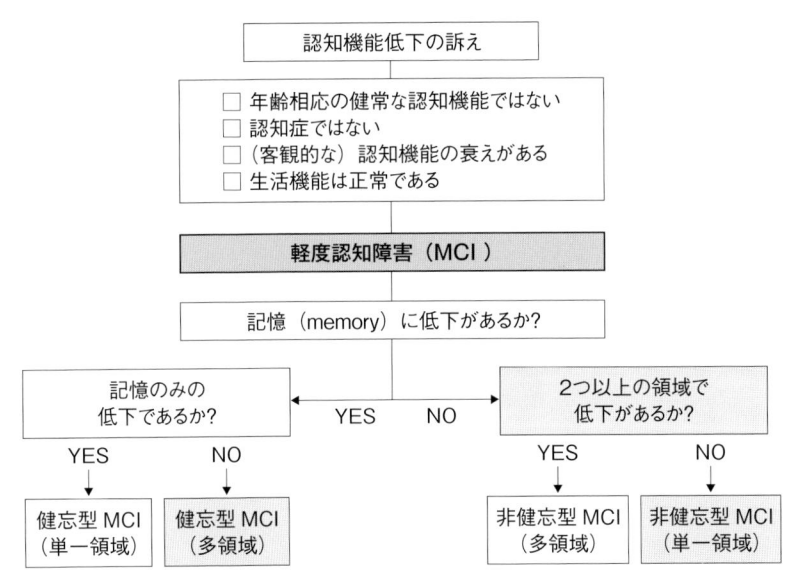

図2-25 軽度認知障害（MCI）の分類

軽度認知障害から認知症への移行，健常への回復

　MCI の状態は，将来に認知症を発症する危険が高いことが知られている．正常な認知機能を有する高齢者におけるアルツハイマー病の発症率は 1〜2％程度と推定されているのに対して，MCI の高齢者における発症率は 5〜10％程度に上昇することが報告されている[77, 78]．わが国においても，地域高齢者の約 10〜20％程度が MCI に該当することが報告されており[79]，認知症予防を積極的に推進すべき対象者となる．

　MCI の高齢者は認知症へ移行する危険が高い一方で，認知機能の回復する可能性が高いことも報告されている．例えば，MCI の高齢者（単一領域での低下）における 31〜44％が 2 年後には正常な認知機能へ改善されていたことが報告されている[80]．そのため，特に MCI の高齢者に焦点をあてた，認知症予防を目的とした取り組みは，認知症の発症抑制や認知機能の向上に対する効果が期待される．MCI からの脱却を目指すうえでは，さまざまな取り組みが推奨されるが，現状においてはその方法論が確立されているわけではない．そのため，MCI からの脱却の可能性のある方策を積極に取り入れる必要があり，そのきっかけとなる有益な報告がある．Sydney Memory and Ageing Study における Sachdev ら[45]の報告では，2 年

間の追跡観察でMCIからの脱却に成功した高齢者の特徴をまとめてみると，認知機能低下の重症度が低いこと，海馬の容量が大きいこと，性格が開放的であること，全身状態が良好であること（関節疾患などがない）などがあげられている（**図2-26**）．つまり，これらの要件を満たしておくことはMCIからの脱却に対して保護的に働いてくれる可能性があるため，健常な時期から維持しておく要素として重要であろう．

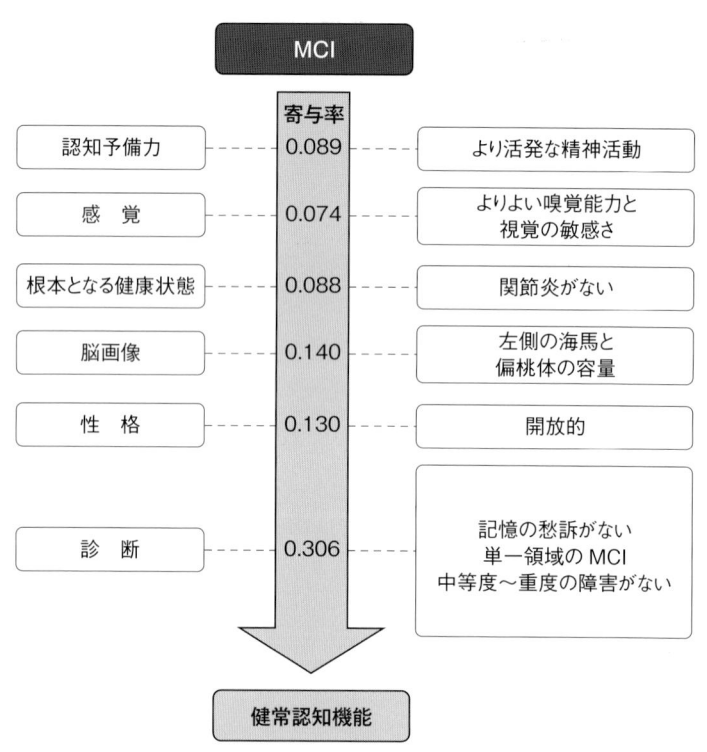

図2-26　軽度認知障害（MCI）からの改善が認められた高齢者の特徴（文献45）より転載）

5 認知機能の衰えの自覚

主観的な記憶低下（SMC）

　主観的な記憶機能の衰え，つまり自覚する程度の記憶に衰えがあると，さまざまな不具合が生じる可能性が高い．その一つに，近い将来において認知症のリスクを高めることが指摘されている[81, 82]．Waldorff ら[81]の報告によると，主観的な記憶低下（SMC：Subjective Memory Complaints）があると4年間での追跡期間で認知症を発症する危険は，約2.3倍に上昇するとされている．また，Mitchell ら[83]によるメタアナリシスでは，SMC のある高齢者における4年間の認知症発症率は10.9%，MCI の発症率は24.4%に達すると推定されており，また SMC の高齢者は認知症の年間発症率が2.3%，MCI の年間発症率が6.6%程度とされている．

　わが国における地域コホート研究の縦断分析によって報告された成果をみてみると，2年間（24カ月間）という比較的に短期間の追跡期間にもかかわらず，SMC は認知症の発症と関連することが示されている[84]．自覚的な訴えである SMC に，客観的な認知機能評価による認知機能の低下の有無を組み合わせて群分けして発症率を調べてみると，客観的な認知機能の低下と SMC のいずれも有している高齢者で2年間における認知症の発症率が4.8%と最も高く，客観的な認知機能の低下も認めず，SMC も有していない高齢者が最も発症率は少なく0.3%であった（図2-27）[84]．特に，この報告では SMC における認知症の発症に対する影響は，客観的な認知機能の低下を有していない高齢者において有意であり，一方ですでに客観的な低下を認める状態の高齢者においては，SMC の存在は認知症の移行リスクに有意な影響は及ぼしていなかった．すでに客観的な低下を認める高齢者では，主観的な記憶の低下，つまり低下している自覚の有無にかかわらず，客観的な認知機能の低下の程度や領域数によって認知症への移行リスクは増大するものと考えられる．

Motoric Cognitive Risk Syndrome（MCR）

　主観的な認知機能の低下の訴えに歩行速度の低下が伴った状態は，将来において有害事象を発生する危険が高いことが示唆されている．このような主観的な認知機能の低下の訴えに歩行速度の低下が伴った場合を MCR（Motoric Cognitive Risk

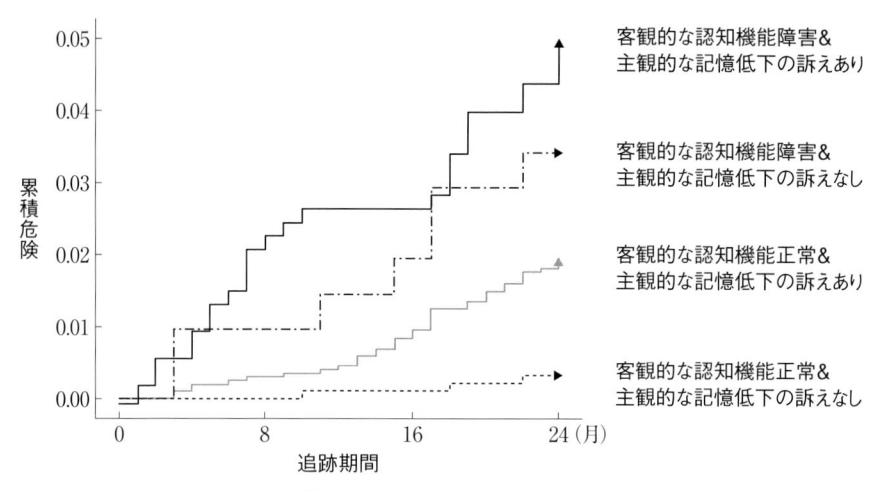

図 2-27　主観的な記憶機能低下の訴えと認知症の発症リスク（文献 84）より転載）

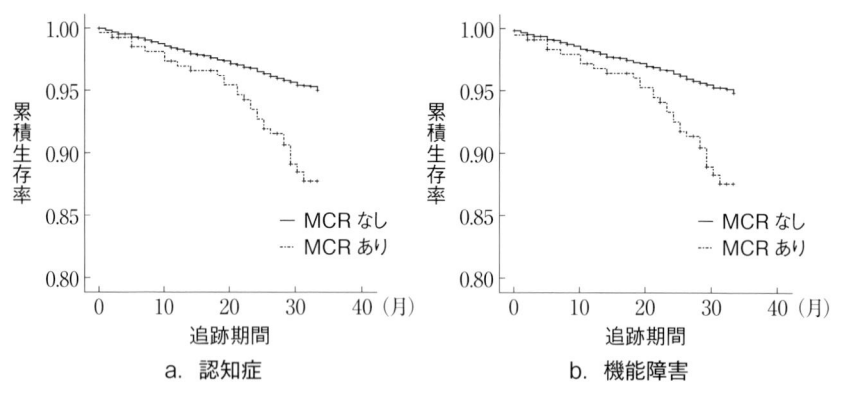

図 2-28　認知症発症および要介護発生に対する MCR の影響（文献 87）より転載）

MCR（Motoric Cognitive Risk Syndrome）：歩行速度の低下＋もの忘れ

Syndrome）と定義し，いくつか前向きコホートによる疫学研究データが報告されている．この MCR は，Verghese ら[85]によって提唱され，認知症の発症リスクが高いことが示されている．また，わが国のデータにおいても 4,235 名の地域高齢者を平均 2 年 5 カ月間追跡した報告では，認知症の発症リスクの増大に加えて，要介護の発生リスクも増大することが示されている（**図 2-28**）[86, 87]．MCR に該当する人では，追跡期間中に認知症を発症する危険が約 2.5 倍，要介護を発生する危険が約 1.7 倍に上昇していた．

　MCR の利点として，認知機能の側面の衰えは主観的な記憶低下に主眼がおかれ
ているため，自覚的な訴えを質問紙などで把握することができ，より簡便に実施可
能であるといえよう．また，運動機能の評価も歩行速度のみで判定しているため，
非常に簡便に評価が可能である．

　一方で，客観的な認知機能検査の成績は加味されないため，実際に機能低下が生
じているかの確証はなく，主観的な訴えがない場合はリスクを見逃してしまうおそ
れもある．そのため，大規模な集団を対象としたより早期でのスクリーニングとし
ては適しているといえるが，客観的な認知機能検査の実施可能な環境下においては，
主観的な記憶の低下の把握に加えて客観的な機能状態を評価することが望ましいで
あろう．

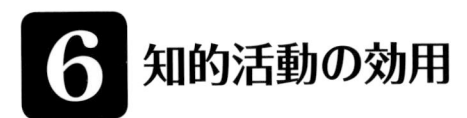

6 知的活動の効用

知的活動による認知機能の効果

1. 軽度認知障害および認知症の予防

　老年期における MCI および認知症の予防が期待できる活動の一つに，知的活動
の促進があげられる．「知的活動」というと，非常に幅の広い多くの活動があては
まる印象もあるが，一方ではより認知的な刺激の多い活動に限局することもできる
かもしれない．例えば，The Florida Cognitive Activities Scale には，チェスなど
のボードゲーム，クロスワードパズル，テレビ視聴，手紙を書くなどのほか，ガー
デニング，料理，買い物，自宅の修繕作業などの日常でのさまざまな活動を含めて
おり，知的活動として幅広く捉えられている（**表2-12**）[88]．また，p127 の**図2-16**
に示したように，Verghese ら[44]による余暇活動（leisure activity）と認知症発症と
の関連を報告した論文においては，知的活動（cognitive activities）として，ボード
ゲーム，読書，楽器の演奏，クロスワードパズル，書き物，集会（グループディスカッ
ション）への参加があげられており，なかでもボードゲーム，読書，楽器の演奏の
実施頻度が多い人では認知症の発症リスクが少ないことが示されている．

　このような知的活動の実施は，より軽度の認知機能の衰えを予防するうえでも有
効性が示唆されており，約 2,000 名の 70 歳以上の認知的な健常高齢者を平均 4 年

表2-12　The Florida Cognitive Activities Scale に含まれる活動項目（文献88）より転載）

1. チェス，ブリッジ，知識ゲームをする
2. スキルやチャンスのボードゲームをする
3. クロスワードゲーム，アクロスティック（折句）を解く
4. テレビをみる・ラジオを聞く
5. 音楽を聴く
6. 園芸
7. 新聞を読む
8. 本・物語を読む
9. 手紙を書く
10. 電話で話す・人を訪問する
11. オリジナルの工芸品をつくる
12. 工芸品のキット・型を使ってつくる
13. 複雑な家の修理をする
14. 簡単な家の修理をする
15. 新しい献立で調理する
16. おなじみの献立で調理する
17. 議論を主導する
18. コース・クラスを受ける
19. 投資を管理する
20. 日常の財務的な仕事を行う
21. 未知の場所での歩行・運転
22. 慣れ親しんだ場所での歩行・運転
23. 社交クラブに行く
24. 教会・宗教活動に出席する
25. 買い物をする

・1，3，8，9，11，12，15，16，21，24：高次な認知の下位項目に含まれる
・4，5，7，8，10，16，22，25：高頻度活動の下位項目に含まれる

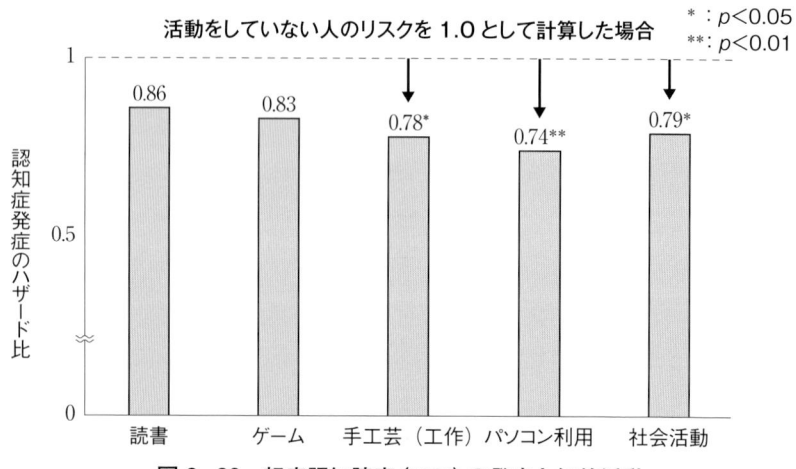

図2-29　軽度認知障害（MCI）の発症と知的活動

間追跡した縦断研究においては，MCI の発生を抑制する認知・心理的な刺激のある活動として，読書，ゲーム，手工芸（工作）活動，パソコン使用，社会活動があげられており，なかでも手工芸（工作）活動，パソコン使用，社会活動については，さまざまな交絡因子で調整した後でも有意に MCI 発症リスクを軽減することが報告されている（**図2-29**）[89]．また，わが国の地域在住高齢者 4,564 名を平均 3 年 6 カ月間追跡した研究では，買い物やガーデニングの活動を実施している人における認知症の発症リスクが低かった（**図2-30**）[90]．

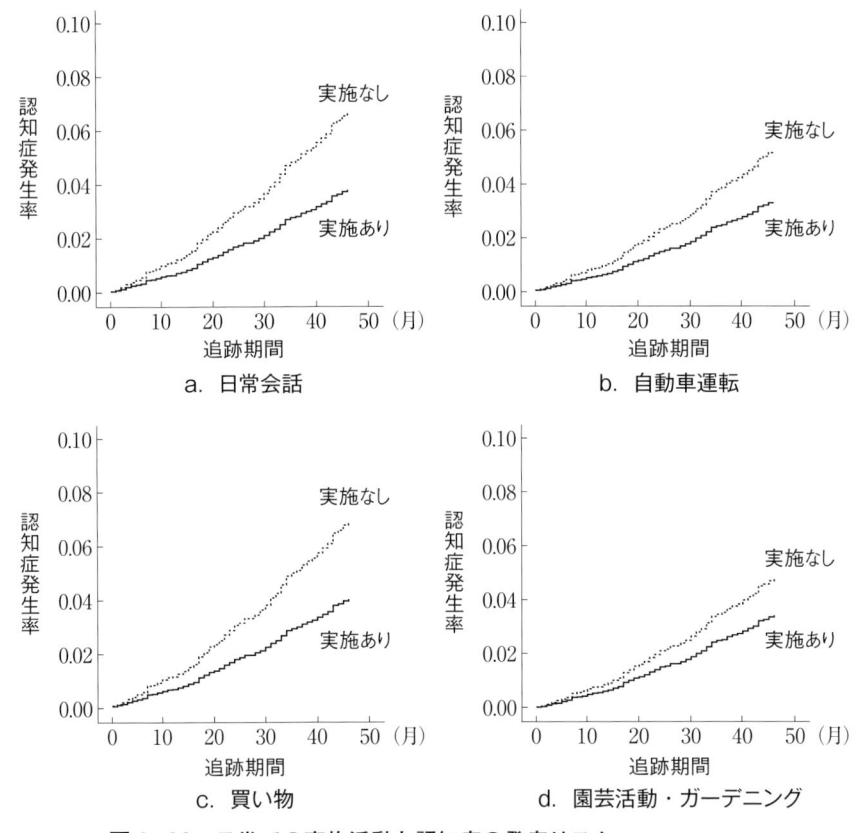

図 2-30　日常での実施活動と認知症の発症リスク（文献 90）より転載）

　これらの報告を踏まえると，日常生活における知的活動の促進は，認知症の発症リスクの低減および認知機能の低下抑制を図るうえで重要な活動であり，さらに知的活動を促進する介入によって認知機能の維持・改善に効果が期待される．

2.　知的活動介入による認知機能の維持・改善

　老年期における認知機能の維持・向上を図るうえで，日常生活における各種の活動を活性化することは非常に重要となる．2011 年の Nature に掲載されたアルツハイマー病の予防に関する特集の号においても，トップページに「activity is the best medicine」と記載されており，身体的な活動のほか，知的な活動，社会的な活動，抗酸化作用の期待される食品の摂取など，認知機能の低下抑制に寄与するであろう，さまざまな要素を取り入れた活動的な生活の促進が推奨されている．その重要な側

面を担う一つが，知的な活動を促進する介入である．第Ⅰ章で述べたとおり，運動を中心とした身体活動の促進は認知症の予防に有用である可能性が大きく期待されている．近年では身体活動のみならず，身体活動に食事，運動，認知トレーニング，血管リスクのモニタリングなどのさまざまな活動を含む複合的な活動の促進が有効な認知症予防対策として注目されている．

フィンランドで実施されている大規模な地域での介入研究である Finnish Geriatric Intervention Study to Prevent Cognitive Impairment and Disability (FINGER) 研究から報告された成果によると，認知機能が年齢標準より軽度低下した高齢者 1,260 名（60〜77 歳）をランダムに介入群（631 名）と対照群（629 名）に割りつけ，介入群には定期的な食事指導，血管リスクのモニタリング，積極的な運動

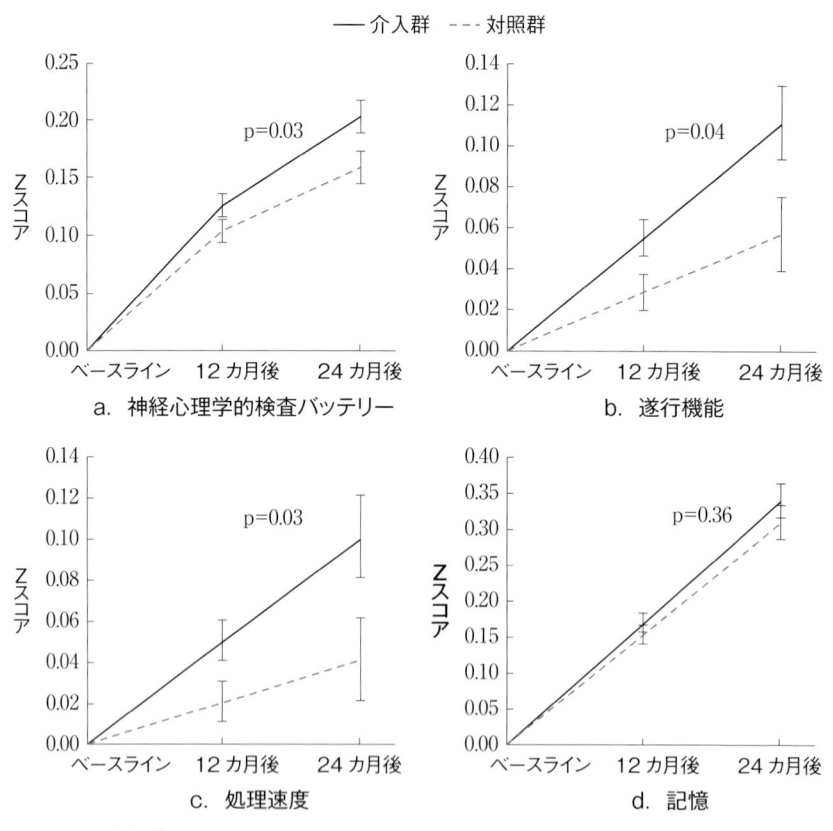

図 2-31　食事指導，血管リスクのモニタリング，積極的な運動と認知トレーニングを組み合わせた多面的介入による効果（2 年間の介入）（文献 91）より転載）

と認知トレーニングを実施した．運動は理学療法士がジムにて個別指導を実施し，そのうち筋力トレーニングは週1〜3回，有酸素運動は週2〜5回行った．認知トレーニングは10回のグループセッションと，パーソナルコンピュータープログラムを用いた72回の個別セッションを実施した．これらの予防対策を2年間実施した結果，認知機能の変化に有意差が認められ，多面的介入の効果が示された（**図2-31**）[91]．また，これらの多面的な介入は慢性疾患の発症リスクも低減することが報告されている（**図2-32**）[92]．

　これらのさまざまな活動を組み合わせた包括的な複合介入の効果が期待されているが，なかでも運動を中心とした身体活動の促進に，知的活動を付加することの有用性が報告されている．Karssemeijer ら[93]によるメタアナリシスでは，身体的活動と知的活動の促進を組み合わせた介入によって，認知症および MCI の高齢者の認知機能改善に有効となりうることが報告されている（**表2-13**）．これらの介入研究で採用されている知的活動には，パソコンを使用した認知トレーニングやリアリティ・オリエンテーション（現実見当識訓練），記憶・注意・空間認知能力のトレーニングなど多様であり，より望ましい知的活動による介入方法の検証は必要であろう．よって，Lamb ら[94]の報告に代表されるように，運動のみによる介入で認知機能の改善を図るには，限界があるかもしれない．また，Barreto ら[95]による長期間の運動介入（12 カ月以上）が認知症または MCI の発症に寄与するかを調べたランダ

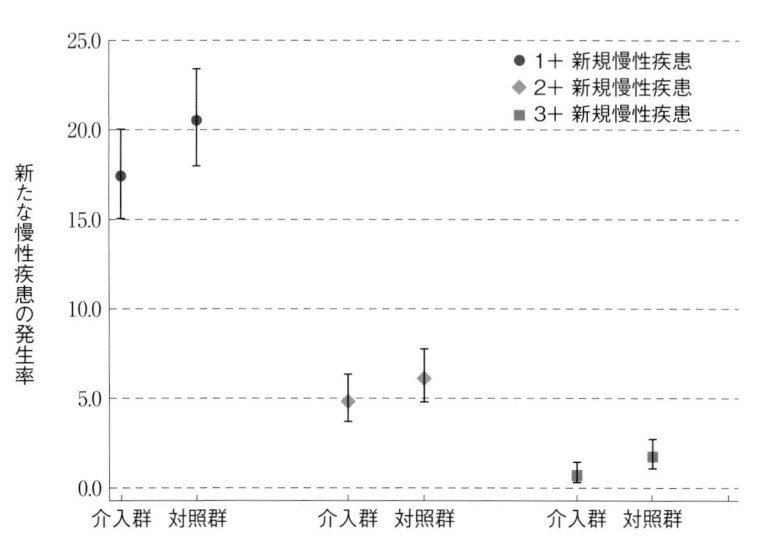

図2-32　多面的な介入は慢性疾患の発症リスク（FINGER 研究より）（文献92）より転載）

151

表2-13　認知症高齢者の認知機能に対する身体的・認知的活動の組み合わせ介入の効果
（文献93）より転載）

研究者名	解析サブグループ	指標	各研究の解析結果				平均標準差と95%信頼区間
			平均標準差	下限	上限	合計対象者数	
Burgener	認知症	MMSE	0.505	−0.106	1.116	43	
Fiatarone	MCI	ADAS-Cog	0.287	−0.250	0.823	54	
Graessel	認知症	ADAS-Cog	0.514	0.107	0.921	96	
Holthoff	AD	MMSE	0.340	−0.381	1.061	30	
Ji Won Han	MCIまたは認知症	Combined	0.126	−0.232	0.484	120	
Olazaran	MCIまたはAD	Combined	0.223	−0.207	0.653	84	
Santos	AD	MMSE	0.417	−0.156	0.991	62	
Suzuki	MCI	Combined	0.344	−0.051	0.738	100	
Consortium	MCI	ADAS-Cog	0.487	0.112	0.861	113	
Venturelli	AD	MMSE	−0.171	−0.792	0.450	40	
			0.318	0.172	0.465	742	

MCI：軽度認知障害，AD：アルツハイマー病，MMSE：Mini-Mental State Examination，ADAS-cog：Alzheimer's Disease Assessment Scale-Cognitive Subscale，Combined：組み合わせ

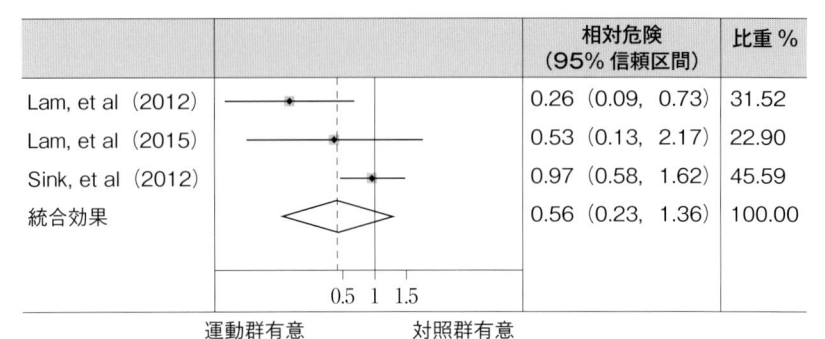

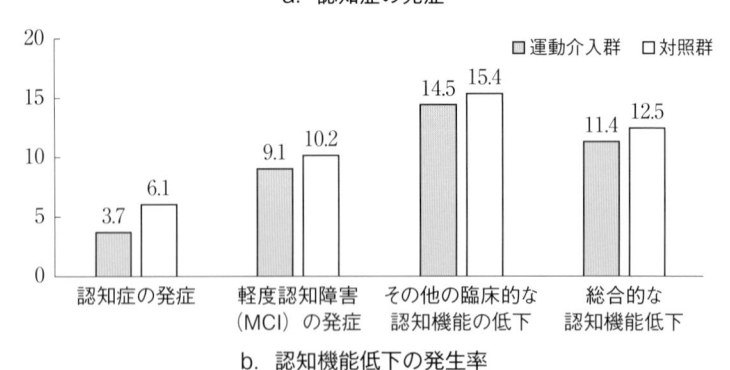

b.　認知機能低下の発生率

図2-33　長期間の運動介入（12カ月以上）による認知機能の低下発生に対する抑制効果

ム化比較対照試験デザインによる研究をまとめたシステマティックレビューでは，認知症の発症は運動介入群で3.7%，対照群で6.1%，MCIの発症は運動介入群で10.2%，対照群で9.1%であり，いずれも発症に有意な差異は認められなかった（図2-33）.

　つまり，MCIや軽度認知症などの認知機能の低下が疑われる状態においては，身体活動のみで認知機能の改善に効果を期待するには限界があるのかもしれない．より効果的な認知機能の改善を図るには，知的な活動を取り入れて，身体活動の促進と組み合わせることが有益であろう．

Column 　現場からのメッセージ

地域での自主的な活動を通じて実感すること（飽きることなく継続するための工夫）

大府リフレッシュクラブ（世話役）　浅田正敏

　私たちは，認知症予防（健康寿命を延ばすため）を目的とした2つの運動クラブの運営に世話人として関わっています．クラブのモットーは「元気で楽しく」です．今では当たり前のように，クラブ員が和気あいあいとコグニサイズを中心とした運動を継続していますが，定着するまでには若干の苦労があったように思います．自主クラブですから，当初は，会長・副会長，場所とり，会計などクラブを支える裏方の仕事は公平に交替制でやろうと考えました．しかし，それはなかなか困難で，実際は場所とり，会計職などは一人の担当者が長期間継続してやっています．

　次に実際の運動をどのように行うのか．クラブ員の年齢差が15歳もあり，運動能力にも差があるなかで，どこに運動の標準をおくべきなのか，あるいは運動を飽きさせないためにはどうすべきなのか，について悩みました．まずは，その日の体調や一週間の歩数などを「健康調査票」に記載・提出してもらっています．そのデータを一年間集計してグラフ化し，あとでクラブ員に配布するなどをして，安全な運動とやる気を促しています．がんばったクラブ員には，クラブ費から努力賞を贈ったこともあります．運動メニューは，ラジオ体操などの準備運動から始まり，ストレッチ，筋トレ，複式呼吸など，体によいことはいろいろ組み入れてやっています（図）.運動の中心は頭を使った運動，すなわち「コグニサイズ」を中心とした運動です．飽きないようにする工夫としては，少しずつ運動メニューを増やし，毎週組み合わせを変えてやっています．運動メニューの引き出しは，多いほうがよいという発想です．また，同じ運動メニューでもやり方の難度を変えるなどをして，慣れに対抗しています．たまにはグループ全員で輪になって手をつなぎ，数種類のダンスのステップ

を踏んだり，あるいはソフトなボールを使って昔懐かしいドッチボールやバレーボールのチーム対抗戦をやったりして，遊び感覚で楽しんでいます．特にチーム対抗の運動は，高齢者の運動としてはちょっとハードすぎるかもしれませんが，人間本来の競争意識が芽生えて，とても楽しいものです．安全面での配慮としては，最終的にはその日の体調を考慮して，個々人の判断に任せてやっています．これまで事故は起きていません．まもなく8年を超えるクラブでは，90歳になる会員が今でも元気に活動しています．なんと，その中の90歳を目前としたクラブ員の一人は，毎回ストレッチの号令を大きな声でかけてくれて，活動をリードしています．そのことを家族にも自慢にしていて，とても励みになっているようです．その他のメンバーも開催日には早くから会場入りして，自主的にウォーキングをしたり，仲間と談笑したりして，活き活きと活動しています．そんな姿をみると，世話人としてとてもやりがいがあります．

　継続のコツは，世話人同士がそれぞれ知恵を出し合い，クラブをリードしていくことと感じています．今ではいずれのクラブでも，年2回ほどの食事会やウォーキングを兼ねた小旅行を実施するなど，クラブの存在は家族的な関係にまで発展しています．私たち世話人もクラブ員と同様，年を重ねていきますが，この裏方の仕事をライフワークとしてがんばっていきたいと思っています．

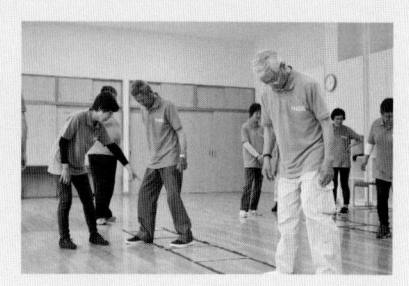

図　リフレッシュクラブの活動の様子（コグニサイズの実践）

3. 脳機能の活性

　知的活動の促進は，脳機能のそのものの活性化が期待されるため，日常生活においてもそのような環境を積極的に確保することは，脳の健康度を保つうえでは重要となる．例えば，2つ以上の課題の遂行が求められるデュアルタスク（dual-task；二重課題）を遂行する際には，より脳の活性化が必要となる．デュアルタスクの遂行能力と脳機能の関連は報告されており，デュアルタスク中における歩行速度の低下はさまざまな認知機能の低下とも関連することが示されている（図2-34）[96]．特に大脳白質病変のある高齢者では，デュアルタスク中における歩行中の円滑さ（体幹の安定性）が損なわれる可能性を示唆されている[97]．そのため，このようなデュアルタスク課題下での歩行や各課題の遂行は，脳機能の活性化を図る一つの手段と

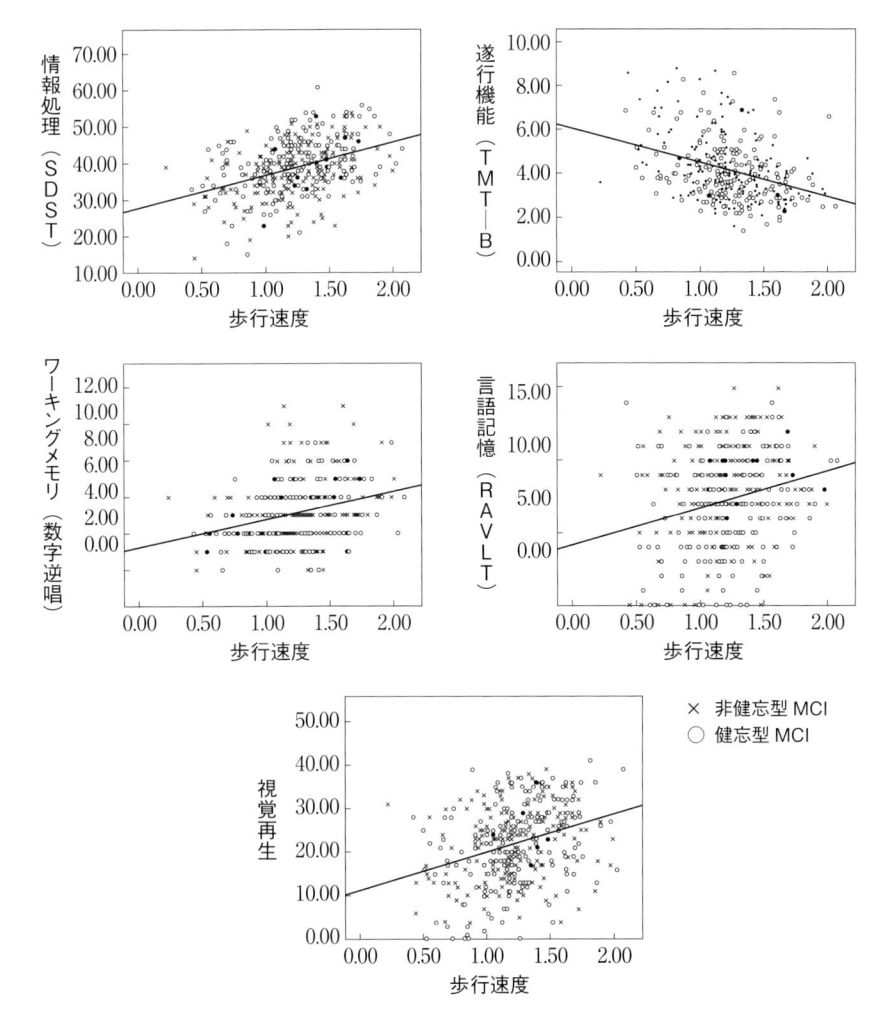

図 2-34 軽度認知障害 (MCI) 高齢者におけるデュアルタスク中の歩行速度 (横軸) と認知機能 (縦軸) との関連 (文献 96) より転載)
　SDST：Symbol-Digit Substitution Test, TMT-B：Trail Making Test-part B, RAVLT：Rey Auditory Verbal Learning Test

しても有効となるであろう.

　このような知的な刺激は，日常での屋外環境で多様に得ることができよう. 老年期において，外出頻度が減少することはさまざまな弊害をもたらすおそれがあり，脳機能の衰えにも負の影響を与えることが懸念される. 外出行動においては，身体活動量を維持・向上させるうえでも重要な行動であるが，特に老年期では屋内での

刺激量に比べて，屋外環境ではより認知的，感覚的な刺激量が多く，かつ多様な刺激が与えられるものと推察する．外出行動が減少することは，身体機能や生活機能障害の発生を惹起させるだけではなく[98, 99]，認知機能の衰えとも関連することが示唆されている[100]．そのため，外出行動は脳機能活性化にも役立つかもしれない．毎日外出行動が維持されている高齢者とそうでない高齢者における認知課題遂行中の脳血流を調べてみると，毎日外出している高齢者では認知課題遂行中の脳血流の増大が顕著であり，脳活動がより活性されていた（p34 の図1-23）．このことは，外出による日々の刺激量が脳活性化にとっても有用となりうることを示唆している．

認知的な介入による移動機能の改善および転倒予防への効果

　日常生活においては，動作を遂行するにあたり多様な周囲の情報に注意を向けて，複数の課題を同時に対応する能力も必要となる．このような注意配分能力は，高次な認知機能の一つであり，加齢に伴って低下が懸念される．注意配分能力の低下による弊害の一つに転倒リスクの上昇があげられ，転倒リスクの評価や転倒予防のための介入手段の一つとして，これらの注意配分能力の向上を目指した方法が採用されることがある．より高度な認知機能の側面と転倒との関連を捉えるためには，複雑な条件下での動作遂行能力を評価することが有用であり，例えば2つ以上の課題に同時に注意を配分することが求められるデュアルタスク条件下での動作遂行能力は，転倒と関連することが示されている[62]．例えば，数字の逆唱（副課題としての認知課題）を行いながら歩行した際の速度の低下は，転倒の発生と有意に関連することが報告されている[101]．

　このようなデュアルタスク条件下での動作遂行能力は，転倒のリスクを評価する手法として活用され，さまざまな課題が設定されている（**表2-10**）[62, 102]．また，注意配分能力を向上させ，転倒の予防や身体機能の改善を目指すうえでも，デュアルタスク条件下での運動によるトレーニングの有効性が報告されており，主課題と副課題のいずれに対しても最大努力で遂行することで，転倒の予防につながる能力の向上に対する効果が期待される．具体的には，複雑な条件下での認知課題および運動課題に注意を同時に配分させながら課題遂行するといった，デュアルタスク条件下での動作遂行課題が推奨される（**表2-14**）[103]．このような歩行に関連するデュアルタスクのトレーニングでは，脳内での遂行機能を主に制御する領域などの活性と関連が推察されており（**図2-35**）[103]，さらに歩行と遂行機能の密な関連も示唆されている．

表 2-14　認知機能トレーニングによる移動能力の改善効果 (文献 103) より一部改変転載)

Study	認知トレーニングのアプローチ：種類と期間	標的とする機能	移動関連指標への認知トレーニングの効果
Azadian, et al (2016)	・コンピュータでの認知機能トレーニング ・24 セッション, 8 週間, 週 3 回, 1 回 45 分, 計 1080 分	遂行機能（ワーキングメモリ, 抑制, 情報処理）	・単純な歩行速度↑ ・二重課題での歩行速度↑
Azadian, et al (2017)	・コンピュータでの認知機能トレーニング ・18 セッション, 6 週間, 週 3 回, 1 回 45 分, 計 810 分	ワーキングメモリ（視覚, 言語, 固定課題）	・単純な歩行速度↑
Blackwood, et al (2016)	・自宅でのコンピュータによる認知機能トレーニング (lumosity) ・18 セッション, 6 週間, 週 3 回, 1 回 20-25 分, 計 405 分	遂行機能（切り替え, 視空間, 注意, 再生）	・単純な歩行速度→
Li, et al (2010)	・コンピュータでの二重課題トレーニング ・5 セッション, 2.5 週間, 週 2 回, 1 回 60 分, 計 300 分	二重課題能力（色と文字の識別）	・単純な歩行速度→ ・二重課題での歩行速度→
Marusic, et al (2015)	・コンピュータでの認知機能トレーニング（視空間ナビゲーション） ・12 セッション, 2 週間, 週 6 回, 1 回 45 分, 計 540 分	遂行機能, ワーキングメモリ, ナビゲーション技能, 注意	・単純な歩行速度→ ・二重課題での歩行速度→
Ng, et al (2015)	・認知トレーニング ・12 セッション, 12 週間, 週 1 回, 1 回 120 分, 計 1440 分	短期記憶, 注意, 情報処理技能, 問題解決能力	・単純な歩行速度→
Smith-Ray, et al (2013)	・コンピュータでの認知機能トレーニング ・30 セッション, 10 週間, 週 3 回, 1 回 60 分, 計 1800 分	遂行機能, ワーキングメモリ, 情報処理, 抑制	・単純な歩行速度→ ・二重課題での歩行速度→
Smith-Ray, et al (2014)	・コンピュータでの認知機能トレーニング ・20 セッション, 10 週間, 週 2 回, 1 回 60 分, 計 1200 分	遂行機能, 視覚的ワーキングメモリ, 情報処理, 抑制	・単純な歩行速度↑ ・二重課題での歩行速度→
Steinmetz, et al (2014)	・認知トレーニング（基礎理論学習, 集団および個別練習, 認知ゲーム, 自宅練習） ・12 セッション, 6 週間, 週 2 回, 1 回 90 分, 計 1080 分	注意容量, ワーキングメモリ, 計画能力, 言語流暢性, 学習と記憶	・単純な歩行速度→ ・二重課題での歩行速度→
Verghese, et al (2010)	・コンピュータでの脳トレプログラム ・24 セッション, 8 週間, 週 3 回, 1 回 45〜60 分, 計 1260 分	注意, 遂行機能	・単純な歩行速度↑ ・二重課題での歩行速度↑

　そのほか，椅座位での足踏み課題に語想起課題を加えて，両方の課題を同時に最大努力で遂行するといった介入例があげられる[104]．つまり，足踏み課題はなるべく早く行い，語想起課題（例：野菜の名前）ではなるべく多くの語を想起する．いずれかの課題に過剰な注意が配分されると，他方の課題遂行が低下する．いずれの課題にも注意を配分して集中して遂行する必要があり，デュアルタスク能力の向上に有用となることが期待される．なお，実際の移動を伴う課題ではないため，トレーニング中に転倒が発生するリスクも回避できるといった利点もある．また，骨粗鬆症の患者を対象に検証した報告では，バランストレーニング中に数字の逆唱や1週間の曜日や物品の呼称などの認知課題を付加するデュアルタスクトレーニングを課したところ，歩行速度やBerg balance scaleの改善の度合いは，バランスのみのシングルタスクトレーニング群（20名）に比べて，デュアルタスクトレーニング群（22名）における改善が有意であった[105]．

　これらの介入手段を駆使して，転倒のリスクに関連する注意配分能力やデュアルタスク遂行能力の改善が期待される一方，転倒そのものの軽減にどの程度寄与するかについては不明な点も多いため，さらなる検証の蓄積が必要であるものと考えられる．

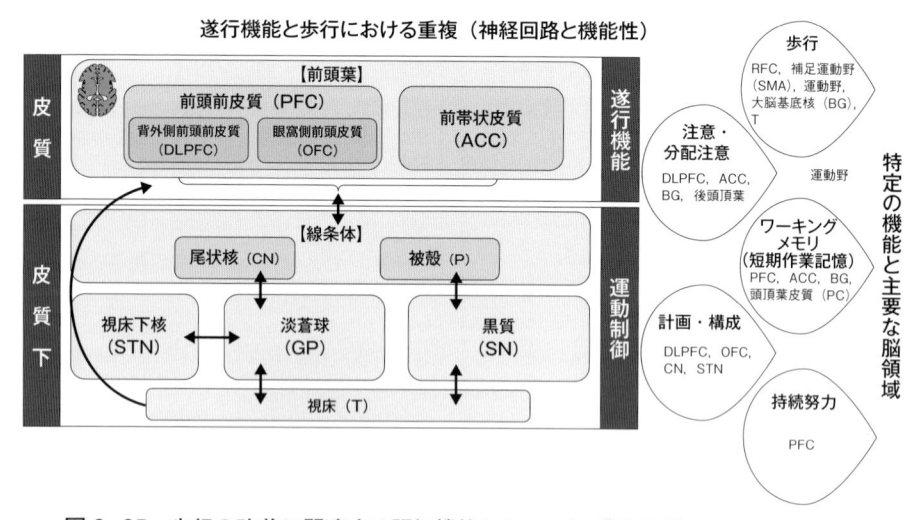

図2-35　歩行の改善に関連する認知機能トレーニングのモデル（文献103）より転載）

7 知的活動を促進する戦略

日常生活での知的活動の促進

　前述のとおり，日常生活における知的活動の促進は，認知症の発症リスクの低減および認知機能低下の抑制を図るうえで重要な活動であり，さらに知的活動を促進する介入によって認知機能の維持・改善に効果が期待されている．

　これらの先行研究の成果を踏まえると，日常の中に組み入れることが可能な活動が数多く存在する．日常的な生活における刺激のある知的活動と認知機能低下の抑制が期待される領域との組み合わせは，表2-15のようにまとめることができるかもしれない．これらを実践するうえで，いくつかの例をあげてみる．ただし，これらの例は実践による効果を客観的に確認されているものではなく，臨床的な観点からの実用可能性を考慮したうえで，より効果的な取り組みの考え方を付与したものである．そのため客観的な根拠に裏づけされたものではないことを理解したうえで，適用の可能性を考慮して実践への効用を検討する必要があろう．

　近年，パソコンやタブレットなどの時代に合った新たな機器を利用することは，知的な刺激としても有益なツールであり，認知機能の低下を抑制するうえでも有効となることが期待されている．パソコン使用の習慣のある高齢者では，認知機能低

表2-15　日常生活における刺激のある知的活動と認知機能低下の抑制が期待される領域（例）

日常での知的な活動	活性が期待される認知機能
パソコン	情報処理，知識など
読書	言語，ワーキングメモリ，推論など
楽器演奏	遂行機能，記憶，注意力など
パズル	視空間認知，遂行機能，など
ボードゲーム	遂行機能，注意力など
編み物，手工芸	注意力，遂行機能など
コグニサイズ（運動＋認知課題）	注意配分能力，遂行機能など
料理	注意配分能力，遂行機能など
旅行	意欲，遂行機能など

下のリスクが低減することが報告されている[89]．これまでに経験のない新たな機器に触れて，その機器の性質や使用方法などを新たに学ぶことによる効果があるのかもしれないが，時代の流れに合わせた周囲環境の変化に対して敏感に反応し，また新たなものに対して興味をもつ好奇心もポジティブな影響を与えるのかもしれない．

このような日常生活で求められる高次な生活機能は，時代の移り変わりとともに変遷していくため，現代そして近い将来の日本での高齢者における一人暮らしでも自律して，より活動的に暮らすことができるかを評価する指標（JST版活動能力指標）も開発されている[106]．このJST版活動能力指標には，「新機器利用」「情報収集」「生活マネジメント」「社会参加」といった4領域（16項目）が含まれる（**表2-16**）[107]．JST版活動能力指標の「新機器利用」には，パソコンによるメールの利用状況も項目に含まれており，このような時代に合わせた生活様式に興味・関心をもって，適応していく能力も認知機能の維持には有益となるかもしれない．

周囲環境の変化から刺激を受けるといった点からは，旅行も知的な刺激として有

表2-16　JST版活動能力指標（文献107）より転載）

教示文：次の質問に，「はい」か「いいえ」でお答えください

新機器利用	1. 携帯電話を使うことができますか	1. はい	2. いいえ
	2. ATMを使うことができますか	1. はい	2. いいえ
	3. ビデオやDVDプレイヤーの操作ができますか	1. はい	2. いいえ
	4. 携帯電話やパソコンのメールができますか	1. はい	2. いいえ
情報収集	5. 外国のニュースや出来事に関心がありますか	1. はい	2. いいえ
	6. 健康に関する情報の信ぴょう性について判断できますか	1. はい	2. いいえ
	7. 美術品，映画，音楽を鑑賞することがありますか	1. はい	2. いいえ
	8. 教育・教養番組を視聴していますか	1. はい	2. いいえ
生活マネジメント	9. 詐欺，ひったくり，空き巣等の被害に合わないように対策をしていますか	1. はい	2. いいえ
	10. 生活の中でちょっとした工夫をすることがありますか	1. はい	2. いいえ
	11. 病人の看病ができますか	1. はい	2. いいえ
	12. 孫や家族，知人の世話をしていますか	1. はい	2. いいえ
社会参加	13. 地域のお祭りや行事などに参加していますか	1. はい	2. いいえ
	14. 町内会・自治会で活動していますか	1. はい	2. いいえ
	15. 自治会やグループ活動の世話役や役職を引き受けることができますか	1. はい	2. いいえ
	16. 奉仕活動やボランティア活動をしていますか	1. はい	2. いいえ

効かもしれない[108]. 旅行では, 非日常的な環境から新鮮な刺激を受けることが有益となるかもしれないが, 旅行までの事前の計画や旅行先での段取り, 交通手段や訪問先に関する情報収集などといった一連の行動が知的に対して刺激となるであろう.

また, 日常生活でより容易に取り入れることが可能な知的活動としては, 読書があげられる. 読書の習慣のある高齢者では, 認知症やMCIの発症リスクが低減する可能性が報告されており[44, 48], 身近ですぐにでも取り組める活動の一つといえよう. しかし, 一言に読書といっても, さまざまな内容や方法があり, 読書という行動そのものに期待される効果であるのか, 読書内容や方法によっても影響が異なるかは議論が必要かもしれない. 新聞などの新たな情報や社会情勢に興味・関心をもつことは脳の刺激にとって有効かもしれない. また, 小説や解説などの書籍の読書においては, 通読するのみではなく, 読んだ内容を要約としてまとめる作業をして, 他者に伝えるような作業を加えると, 短期作業記憶能力の活性とともに, 情報を整理して言語化するにあたっての情報処理や遂行機能に対してもより効果的かもしれない.

そのほか, 知的な刺激を要求される日常的な活動としては料理もあげられる. 料理の一連の行動には, 食材を使って調理する作業のみならず, メニューを決めて食材を手配し, 調理方法や手順を考えながら複数の課題を並行する必要があり, さらには盛りつけ作業では視覚的な情報にも気を配り, 片づけも含めた効率的な作業遂行が求められる. 料理教室は, 地域での介護および認知症予防を目的とした介入の一つの方法としても用いられており, 認知機能の改善に対する介入効果も期待されている[109]. 特に老年期になると, 独居や高齢での二人暮らしなど, 世帯人数の減少に加えて, 食事摂取量や品目の減少で, 複数品を料理する機会は減ってくることが懸念される. できれば, 複数のメニューを料理する機会を日常生活で設けることは, 脳をはじめとしたさまざまな感覚器への刺激を与える活動として認知機能の維持においても有用であろう.

また近年では, ゲームの要素を取り入れた日常での活動や介入による認知機能低下の抑制に対する可能性が示唆されている. その内容は, チェスなどのボードゲーム, 複数名でのカードゲーム, コントローラーも用いたテレビゲーム, 視覚刺激に対しての全身での対応が求められるようなビデオゲーム, タブレットによる認知機能の賦活を促すゲームなど, 多岐にわたる. 例えば, Yuら[110]はディスプレイに表示されるゲームを行う介入による効果を報告しており, このビデオゲームには, ビンゴゲームや間違い探しなどが含まれていた. この介入研究には, 軽度から中等度

表2-17　日常活動で推奨される知的に刺激のある活動 (文献111) より一部改変転載)

著者(年)	実施地域	年齢(歳)	人数(名)	追跡(年)	活動の評価	アウトカム指標	結果
Albert, et al (1995)	アメリカの3都市	70〜79	1,192	2.5	身体活動：自宅周囲での日常活動(庭仕事など)の頻度とエネルギー消費	言語，記憶，概念，視空間認知機能の合計	高い身体活動レベルは認知機能低下のリスク低減
Bassuk, et al (1999)	ニューヘブン，アメリカ	65+	2,812	12	社会との関わり：配偶者，友人との接触，宗教的な会員，サービス，レクレーション的な社会的活動の回数	認知機能の低下	オッズ比2.4
Laurin, et al (2001)	カナダの10地区	65+	4,615	5	身体活動：運動の頻度と強度	認知障害	ハイレベル活動ではオッズ比0.6
Ho, et al (2001)	香港	70+	2,030	3	運動	認知障害	非運動群(女子)では相対リスク2倍
Yaffe, et al (2001)	アメリカの4地区	65+	5,925(女性)	8	身体活動：ウォーキング(ブロック)の回数，レクレーション・ウォーキング・階段昇降での消費カロリー	認知機能の低下：3ポイント以上のMMSE低下	ウォーキング(ブロック)ではオッズ比0.7，消費カロリーが高い群では低い群のオッズ比0.7
Wilson, et al (2003)	シカゴ，アメリカ	65+	4,392	5.3	認知的活動：テレビ，ラジオ，読書，ゲーム，クロスワード，博物館の頻度	認知機能の低下	認知的活動のスコアが1ポイント上昇すると，認知機能低下のリスクは19%減少
Barnes, et al (2004)	シカゴ，アメリカ	65+	3,899	5.3	社会的なかかわり：宗教的なサービス，博物館，仕事	認知機能の低下	社会的な関わりの高い群では認知機能低下のリスクが減少
Weuve, et al (2004)	アメリカの11州	70〜81	16,466(女性看護師)	2	ランニング・ジョギング・ウォーキング・ハイキング・スポーツ・サイクリング・ダンス・運動のエネルギー消費，歩行ペース，階段昇降	認知(記憶,注意,言語流暢性)	身体活動が高い群では言語流暢性以外のテストで機能低下が少ない

表 2-18 アルツハイマー協会が推奨する認知症予防のために簡単に取り組める 10 のヒント

| 1. 脳の外傷を避ける（ヘルメットの使用，転倒の回避） |
| 2. 自ら挑戦する（パズルやカードゲームなど） |
| 3. バランスのよい健康的な食事をとる |
| 4. 睡眠の質を保つ |
| 5. 血管の健康をよりよく保つ（糖尿病，高血圧，肥満の予防・管理） |
| 6. いつからでも教育・学習活動に参加する |
| 7. 喫煙はやめる |
| 8. 有酸素運動のための時間をつくる |
| 9. 社会的なつながりを維持する |
| 10. うつは治療する（避ける） |

の認知症患者が参加していたが，ビデオゲームによる介入で認知機能の改善が観察されたことが報告されている．

表 2-17 のような先行研究の成果をまとめてみると[111]，日常において知的に刺激のある活動を推奨することは，認知機能の衰えを抑制する意味からも重要であり，心にも体にも刺激のある活気ある生活が望まれる．また，アルツハイマー協会から日常生活で簡単に取り組むことができる認知症予防のための 10 のヒントが提示されている（表 2-18）．

Column 高齢者へのアプローチのコツ

興味のある活動

　老年期における心身機能の向上を図るうえで，さまざまな効果検証の成果が報告されつつあり，日常でこれらの活動を積極的に取り入れることが推奨される．しかし，そもそもそのような活動に興味がなければ，いくらよいとされる活動があっても，実施の可能性が低いのではないかと懸念される．約 200 名の地域在住高齢者にアンケート調査を行ったところ，約半数が「脳の健康のためによいと思って，自ら取り組んでいる活動がある」と回答していた．さらに，その活動の中身をみてみると，最も多かったのが「園芸・ガーデニング」であり，続いて「旅行」「読書」であった（表 1）．また，「現在は，取り組んでいないが，今後に取り組みたい」と回答した内容では，「旅

行」が最も多く，「読書」「園芸」の順であった（**表2**）．このような，今後にやってみたいと思っている「興味がある活動」の効能や良さを示していくことで，さらに多くの高齢者に心身機能の向上に寄与する活動を取り入れてもらえるような状況につながるかもしれない．

表1 現在，あたま（脳）の健康のためによいと思って自ら取り組んでいる活動（上位5位）	
1位	園芸・ガーデニング
2位	旅行
3位	読書
4位	スポーツ観戦
5位	映画鑑賞

著者によるアンケート調査
（地域在住高齢者の218名が対象）

表2 現在は取り組んでいないが，今後に取り組んでみたい活動（上位5位）	
1位	旅行
2位	読書
3位	園芸・ガーデニング
4位	映画鑑賞
5位	市民講座などの学習

著者によるアンケート調査
（地域在住高齢者の218名が対象）

● 文　献 ●

1) Salthouse TA : What and When of Cognitive Aging. *Curr Dir Psychol Sci* **13** : 140–144, 2004

2) Enzinger C, et al : Risk factors for progression of brain atrophy in aging : six-year follow-up of normal subjects. *Neurology* **64** : 1704–1711, 2005

3) Fotenos AF, et al : Normative estimates of cross-sectional and longitudinal brain volume decline in aging and AD. *Neurology* **64** : 1032–1039, 2005

4) Scahill RI, et al : A longitudinal study of brain volume changes in normal aging using serial registered magnetic resonance imaging. *Arch Neurol* **60** : 989–994, 2003

5) Barnes J, et al : A meta-analysis of hippocampal atrophy rates in Alzheimer's disease. *Neurobiol Aging* **30** : 1711–1723, 2009

6) Du AT, et al : Age effects on atrophy rates of entorhinal cortex and hippocampus. *Neurobiol Aging* **27** : 733–740, 2006

7) Raz N, et al : Regional brain changes in aging healthy adults : general trends, individual differences and modifiers. *Cereb Cortex* **15** : 1676–1689, 2005

8) Erickson KI, et al : Physical activity predicts gray matter volume in late adulthood : the Cardiovascular Health Study. *Neurology* **75** : 1415–1422, 2010

9) Palmer K, et al : Differential evolution of cognitive impairment in nondemented older persons : results from the Kungsholmen Project. *Am J Psychiatry* **159** : 436–442, 2002

10) Peres K, et al : Restriction in complex activities of daily living in MCI : impact on outcome. *Neurology* **67** : 461–466, 2006

11) Aggarwal NT, et al : Motor dysfunction in mild cognitive impairment and the risk of incident Alzheimer disease. *Arch Neurol* **63** : 1763–1769, 2006

12) Soumare A, et al : A cross-sectional and longitudinal study of the relationship between walking speed and cognitive function in community-dwelling elderly people. *J Gerontol A Biol Sci Med Sci* **64** : 1058–1065, 2009

13) Buchman AS, et al : Loss of motor function in preclinical Alzheimer's disease. *Expert Rev Neurother* **11** : 665–676, 2011

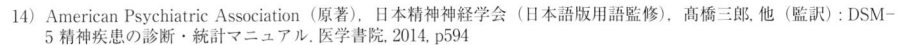
14) American Psychiatric Association（原著）, 日本精神神経学会（日本語版用語監修）, 髙橋三郎, 他（監訳）: DSM-5 精神疾患の診断・統計マニュアル. 医学書院, 2014, p594

15) Horn JL, et al : Refinement and test of the theory of fluid and crystallized general intelligences. *J Educ Psychol* **57** : 253-270, 1966

16) Horn JL, et al : Age differences in fluid and crystallized intelligence. *Acta Psychol（Amst）* **26** : 107-129, 1967

17) Baltes PB, et al : Lifespan psychology : theory and application to intellectual functioning. *Annu Rev Psychol* **50** : 471-507, 1999

18) Schaie KW, et al : The Seattle longitudinal study : relationship between personality and cognition. *Neuropsychol Dev Cogn B Aging Neuropsychol Cogn* **11** : 304-324, 2004

19) Henneges C, et al : Describing the Sequence of Cognitive Decline in Alzheimer's Disease Patients : Results from an Observational Study. *J Alzheimers Dis* **52** : 1065-1080, 2016

20) Kim KW, et al : Diagnostic accuracy of mini-mental status examination and revised hasegawa dementia scale for Alzheimer's disease. *Dement Geriatr Cogn Disord* **19** : 324-330, 2005

21) 鈴木宏幸, 他 : Montreal Cognitive Assessment（MoCA）の日本語版作成とその有効性について. 老年精神医学雑誌 **21** : 198-202, 2010

22) Fujiwara Y, et al : Brief screening tool for mild cognitive impairment in older Japanese : validation of the Japanese version of the Montreal Cognitive Assessment. *Geriatr Gerontol Int* **10** : 225-232, 2010

23) Nasreddine ZS, et al : The Montreal Cognitive Assessment, MoCA : a brief screening tool for mild cognitive impairment. *J Am Geriatr Soc* **53** : 695-699, 2005

24) Rossetti HC, et al : Normative data for the Montreal Cognitive Assessment（MoCA）in a population-based sample. *Neurology* **77** : 1272-1275, 2011

25) Iwatsubo T : Japanese Alzheimer's Disease Neuroimaging Initiative : present status and future. *Alzheimers Dement* **6** : 297-299, 2010

26) Wechsler D（原著）杉下守弘（日本語版作成）: 日本版ウエクスラー記憶検査法（WMS-R）. 日本文化科学社, 2001

27) Aisen PS, et al : Clinical Core of the Alzheimer's Disease Neuroimaging Initiative : progress and plans. *Alzheimers Dement* **6** : 239-246, 2010

28) Burrell JR, et al : Lifting the veil : how to use clinical neuropsychology to assess dementia. *J Neurol Neurosurg Psychiatry* **86** : 1216-1224, 2015

29) Lezak M, et al : Neuropsychological Assessment 4th ed. Oxford University Press, New York, 2004

30) 広田千賀, 他 : 地域高齢者を対象としたTrail Making Testの意義―身体機能とTrail Making Testの成績について の横断分析から. 日本老年医学会雑誌 **45** : 647-654, 2008

31) Corrigan JD, et al : Relationships between parts A and B of the Trail Making Test. *J Clin Psychol* **43** : 402-409, 1987

32) Wechsler D（原著）藤田和弘, 他（日本版作成）: 日本版 WAIS-III 成人知能検査. 日本文化科学社, 2006

33) Bettcher BM, et al : Digit Symbol Substitution Test. Kreutzer JS, et al（eds）: Encyclopedia of Clinical Neuropsychology. Springer Nature, New York, 2011, pp 849-853

34) Tabert MH, et al : Neuropsychological prediction of conversion to Alzheimer disease in patients with mild cognitive impairment. *Arch Gen Psychiatry* **63** : 916-924, 2006

35) Herrmann MJ, et al : Reduced prefrontal oxygenation in Alzheimer disease during verbal fluency tasks. *Am J Geriatr Psychiatry* **16** : 125-135, 2008

36) Richardson HE, et al : A comparison of scoring protocols on the Clock Drawing Test in relation to ease of use, diagnostic group, and correlations with Mini-Mental State Examination. *J Am Geriatr Soc* **50** : 169-173, 2002

37) Kamenski G, et al : Detection of dementia in primary care : comparison of the original and a modified Mini-Cog Assessment with the Mini-Mental State Examination. *Ment Health Fam Med* **6** : 209-217, 2009

38) Ehreke L, et al : Is the Clock Drawing Test a screening tool for the diagnosis of mild cognitive impairment? A systematic review. *Int Psychogeriatr* **22** : 56-63, 2010

39) Arnaiz E, et al : Impaired cerebral glucose metabolism and cognitive functioning predict deterioration in mild cognitive impairment. *Neuroreport* **12** : 851-855, 2001

40) Livingston G, et al : Dementia prevention, intervention, and care. *Lancet* **390** : 2673-2734, 2017

41) Fratiglioni L, et al : An active and socially integrated lifestyle in late life might protect against dementia. *Lancet Neurol* **3** : 343-353, 2004

42) Barnes DE, et al : The projected effect of risk factor reduction on Alzheimer's disease prevalence. *Lancet Neurol* **10** : 819-828, 2011

43) Larson EB, et al : Exercise is associated with reduced risk for incident dementia among persons 65 years of age and older. *Ann Intern Med* **144** : 73-81, 2006

44) Verghese J, et al : Leisure activities and the risk of dementia in the elderly. *N Engl J Med* **348** : 2508-2516,

2003

45) Sachdev PS, et al : Factors predicting reversion from mild cognitive impairment to normal cognitive functioning : a population-based study. *PLoS One* **8** : e59649, 2013

46) Shimada H, et al : Impact of Cognitive Frailty on Daily Activities in Older Persons. *J Nutr Health Aging* **20** : 729-735, 2016

47) Di Carlo A, et al : Daily Function as Predictor of Dementia in Cognitive Impairment, No Dementia (CIND) and Mild Cognitive Impairment (MCI) : An 8-Year Follow-Up in the ILSA Study. *J Alzheimers Dis* **53** : 505-515, 2016

48) Marshall GA, et al : Activities of daily living : where do they fit in the diagnosis of Alzheimer's disease? *Neurodegener Dis Manag* **2** : 483-491, 2012

49) 森田秋子, 他 : 認知機能を行動から評価するための「認知関連行動アセスメント」の開発. 総合リハ **42** : 877-884, 2014

50) Fujisawa C, et al : Physical Function Differences Between the Stages From Normal Cognition to Moderate Alzheimer Disease. *J Am Med Dir Assoc* **18** : 368e9-368e15, 2017

51) Padubidri A, et al : Falls and cognitive decline in Mexican Americans 75 years and older. *Clin Interv Aging* **9** : 719-726, 2014

52) Muir SW, et al : The role of cognitive impairment in fall risk among older adults : a systematic review and meta-analysis. *Age Ageing* **41** : 299-308, 2012

53) Ambrose AF, et al : Falls and Fractures : A systematic approach to screening and prevention. *Maturitas* **82** : 85-93, 2015

54) Allali G, et al : Impact of impaired executive function on gait stability. *Dement Geriatr Cogn Disord* **26** : 364-369, 2008

55) Nieto ML, et al : Cognitive status and physical function in older african americans. *J Am Geriatr Soc* **56** : 2014-2019, 2008

56) Liu-Ambrose TY, et al : Increased risk of falling in older community-dwelling women with mild cognitive impairment. *Physical therapy* **88** : 1482-1491, 2008

57) van Doorn C, et al : Dementia as a risk factor for falls and fall injuries among nursing home residents. *J Am Geriatr Soc* **51** : 1213-1218, 2003

58) Allan LM, et al : Incidence and prediction of falls in dementia : a prospective study in older people. *PLoS One* **4** : e5521, 2009

59) Lundin-Olsson L, et al : "Stops walking when talking" as a predictor of falls in elderly people. *Lancet* **349** : 617, 1997

60) Schmidt RA, et al : Motor Control And Learning 4th ed. Human Kinetics, 2005, p108

61) Beauchet O, et al : Stops walking when talking : a predictor of falls in older adults? *Eur J Neurol* **16** : 786-795, 2009

62) Muir-Hunter SW, et al : Dual-task testing to predict falls in community-dwelling older adults : a systematic review. *Physiotherapy* **102** : 29-40, 2016

63) Starr JM, et al : Brain white matter lesions detected by magnetic resonance (correction of resosnance) imaging are associated with balance and gait speed. *J Neurol Neurosurg Psychiatry* **74** : 94-98, 2003

64) Baloh RW, et al : A longitudinal study of gait and balance dysfunction in normal older people. *Arch Neurol* **60** : 835-839, 2003

65) Murray ME, et al : Functional impact of white matter hyperintensities in cognitively normal elderly subjects. *Arch Neurol* **67** : 1379-1385, 2010

66) Callisaya ML, et al : Progression of white matter hyperintensities of presumed vascular origin increases the risk of falls in older people. *J Gerontol A Biol Sci Med Sci* **70** : 360-366, 2015

67) Makizako H, et al : Poor balance and lower gray matter volume predict falls in older adults with mild cognitive impairment. *BMC neurology* **13** : 102, 2013

68) Kelaiditi E, et al : Cognitive frailty : rational and definition from an (I.A.N.A./I.A.G.G.) international consensus group. *J Nutr Health Aging* **17** : 726-734, 2013

69) Shimada H, et al : Cognitive Frailty Predicts Incident Dementia among Community-Dwelling Older People. *J Clin Med* **7** : 250, 2018

70) Makizako H, et al : Impact of physical frailty on disability in community-dwelling older adults : a prospective cohort study. *BMJ open* **5** : e008462, 2015

71) Liu LK, et al : Cognitive Frailty and Its Association with All-Cause Mortality among Community-Dwelling Older Adults in Taiwan : Results from I-Lan Longitudinal Aging Study. *Rejuvenation Res* **21** : 510-517, 2018

72) Delrieu J, et al : Neuropsychological Profile of "Cognitive Frailty" Subjects in MAPT Study. *J Prev Alzheimers Dis* **3** : 151-159, 2016

73) Lee WJ, et al : Cognitive frailty predicting all-cause mortality among community-living older adults in Taiwan : A 4-year nationwide population-based cohort study. *PLoS One* **13** : e0200447, 2018

74) Winblad B, et al : Mild cognitive impairment--beyond controversies, towards a consensus : report of the International Working Group on Mild Cognitive Impairment. *J Intern Med* **256** : 240-246, 2004

75) Albert MS, et al : The diagnosis of mild cognitive impairment due to Alzheimer's disease : recommendations from the National Institute on Aging-Alzheimer's Association workgroups on diagnostic guidelines for Alzheimer's disease. *Alzheimers Dement* **7** : 270-279, 2011

76) Petersen RC : Mild cognitive impairment as a diagnostic entity. *J Intern Med* **256** : 183-194, 2004

77) Petersen RC : Mild Cognitive Impairment. *Continuum* **22** : 404-418, 2016

78) Mitchell AJ, et al : Rate of progression of mild cognitive impairment to dementia--meta-analysis of 41 robust inception cohort studies. *Acta Psychiatr Scand* **119** : 252-265, 2009

79) Shimada H, et al : Combined prevalence of frailty and mild cognitive impairment in a population of elderly Japanese people. *J Am Med Dir Assoc* **14** : 518-524, 2013

80) Brodaty H, et al : Mild cognitive impairment in a community sample : the Sydney Memory and Ageing Study. *Alzheimers Dement* **9** : 310-317, 2013

81) Waldorff FB, et al : Subjective memory complaints in general practice predicts future dementia : a 4-year follow-up study. *Int J Geriatr Psychiatry* **27** : 1180-1188, 2012

82) Luck T, et al : Incident subjective memory complaints and the risk of subsequent dementia. *Acta Psychiatr Scand* **131** : 290-296, 2015

83) Mitchell AJ, et al : Risk of dementia and mild cognitive impairment in older people with subjective memory complaints : meta-analysis. *Acta Psychiatr Scand* **130** : 439-451, 2014

84) Tsutsumimoto K, et al : Subjective Memory Complaints are Associated with Incident Dementia in Cognitively Intact Older People, but Not in Those with Cognitive Impairment : A 24-Month Prospective Cohort Study. *Am J Geriatr Psychiatry* **25** : 607-616, 2017

85) Verghese J, et al : Motoric cognitive risk syndrome and the risk of dementia. *J Gerontol A Biol Sci Med Sci* **68** : 412-418, 2013

86) Doi T, et al : Motoric Cognitive Risk Syndrome : Prevalence and Risk Factors in Japanese Seniors. *J Am Med Dir Assoc* **16** : 1103, 2015

87) Doi T, et al : Motoric Cognitive Risk Syndrome : Association with Incident Dementia and Disability. *J Alzheimers Dis* **59** : 77-84, 2017

88) Dotson VM, et al : Characteristics of the Florida cognitive activities scale in older African Americans. *Assessment* **15** : 72-77, 2008

89) Krell-Roesch J, et al : Association Between Mentally Stimulating Activities in Late Life and the Outcome of Incident Mild Cognitive Impairment, With an Analysis of the APOE epsilon4 Genotype. *JAMA neurology* **74** : 332-338, 2017

90) Shimada H, et al : Lifestyle activities and the risk of dementia in older Japanese adults. *Geriatr Gerontol Int* **18** : 1491-1496, 2018

91) Ngandu T, et al : A 2 year multidomain intervention of diet, exercise, cognitive training, and vascular risk monitoring versus control to prevent cognitive decline in at-risk elderly people (FINGER) : a randomised controlled trial. *Lancet* **385** : 2255-2263, 2015

92) Marengoni A, et al : The Effect of a 2-Year Intervention Consisting of Diet, Physical Exercise, Cognitive Training, and Monitoring of Vascular Risk on Chronic Morbidity-the FINGER Randomized Controlled Trial. *J Am Med Dir Assoc* **19** : 355-360, 2018

93) Karssemeijer EGA, et al : Positive effects of combined cognitive and physical exercise training on cognitive function in older adults with mild cognitive impairment or dementia : A meta-analysis. *Ageing Res Rev* **40** : 75-83, 2017

94) Lamb SE, et al : Dementia And Physical Activity (DAPA) trial of moderate to high intensity exercise training for people with dementia : randomised controlled trial. *BMJ* **361** : k1675, 2018

95) Barreto PS, et al : Exercise training for preventing dementia, mild cognitive impairment, and clinically meaningful cognitive decline : a systematic review and meta-analysis. *J Gerontol A Biol Sci Med Sci* **73** : 1504-1511, 2018

96) Doi T, et al : Cognitive function and gait speed under normal and dual-task walking among older adults with mild cognitive impairment. *BMC neurology* **14** : 67, 2014

97) Doi T, et al : Effects of white matter lesions on trunk stability during dual-task walking among older adults with mild cognitive impairment. *Age* **37** : 120, 2015

98) Kono A, et al : Frequency of going outdoors : a predictor of functional and psychosocial change among ambulatory frail elders living at home. *J Gerontol A Biol Sci Med Sci* **59** : 275-280, 2004

99) Jacobs JM, et al : Going outdoors daily predicts long-term functional and health benefits among ambulatory old-

er people. *J Aging Health* **20** : 259-272, 2008

100) Harada K, et al : Going outdoors and cognitive function among community-dwelling older adults : Moderating role of physical function. *Geriatr Gerontol Int* **16** : 65-73, 2016

101) Beauchet O, et al : Recurrent falls and dual task-related decrease in walking speed : is there a relationship? *J Am Geriatr Soc* **56** : 1265-1269, 2008

102) 菱川法和, 他 : 回復期脳卒中患者に対する認知関連行動アセスメントの評価者間信頼性の検討. 愛知県理学療法学会誌　**29** : 69 -75, 2017

103) Marusic U, et al : Cognitive-Based Interventions to Improve Mobility : A Systematic Review and Meta-analysis. *J Am Med Dir Assoc* **19** : 484-491, 2018

104) Yamada M, et al : Seated stepping exercise in a dual-task condition improves ambulatory function with a secondary task : a randomized controlled trial. *Aging Clin Exp Res* **23** : 386-392, 2011

105) Konak HE, et al : The effect of single-task and dual-task balance exercise programs on balance performance in adults with osteoporosis : a randomized controlled preliminary trial. *Osteoporos Int* **27** : 3271-3278, 2016

106) Iwasa H, et al : Development of the Japan Science and Technology Agency Index of Competence to Assess Functional Capacity in Older Adults : Conceptual Definitions and Preliminary Items. *Gerontol Geriatr Med* **1** : 2333721415609490, 2015

107) 鈴木隆雄, 他 : 戦略的創造研究推進事業（社会技術研究開発）コミュニティで創る新しい高齢社会のデザイン研究開発プロジェクト「新たな高齢者の健康特性に配慮した生活機能指標の開発」研究開発実施終了報告書. 社会技術研究開発センター, 2013

108) Fabrigoule C, et al : Social and leisure activities and risk of dementia : a prospective longitudinal study. *J Am Geriatr Soc* **43** : 485-490, 1995

109) 杉村美佳, 他 : 非薬物療法によるMild Cognitive Impairment（MCI）から認知症への進行予防効果に関する検討—安心院プロジェクト. 老年精神医学雑誌　**16** : 1387-1393, 2005

110) Yu R, et al : Computer-assisted intervention using touch-screen video game technology on cognitive function and behavioural symptoms for community-dwelling older Chinese adults with mild-to-moderate dementia : preliminary results of a randomized controlled trial. Proceedings of the 1st International Conference on Information and Communication Technologies for Ageing Well and e-Health　297-302, 2015

111) Wang HX, et al : Leisure activities, cognition and dementia. *Biochim Biophys Acta* **1822** : 482-491, 2012

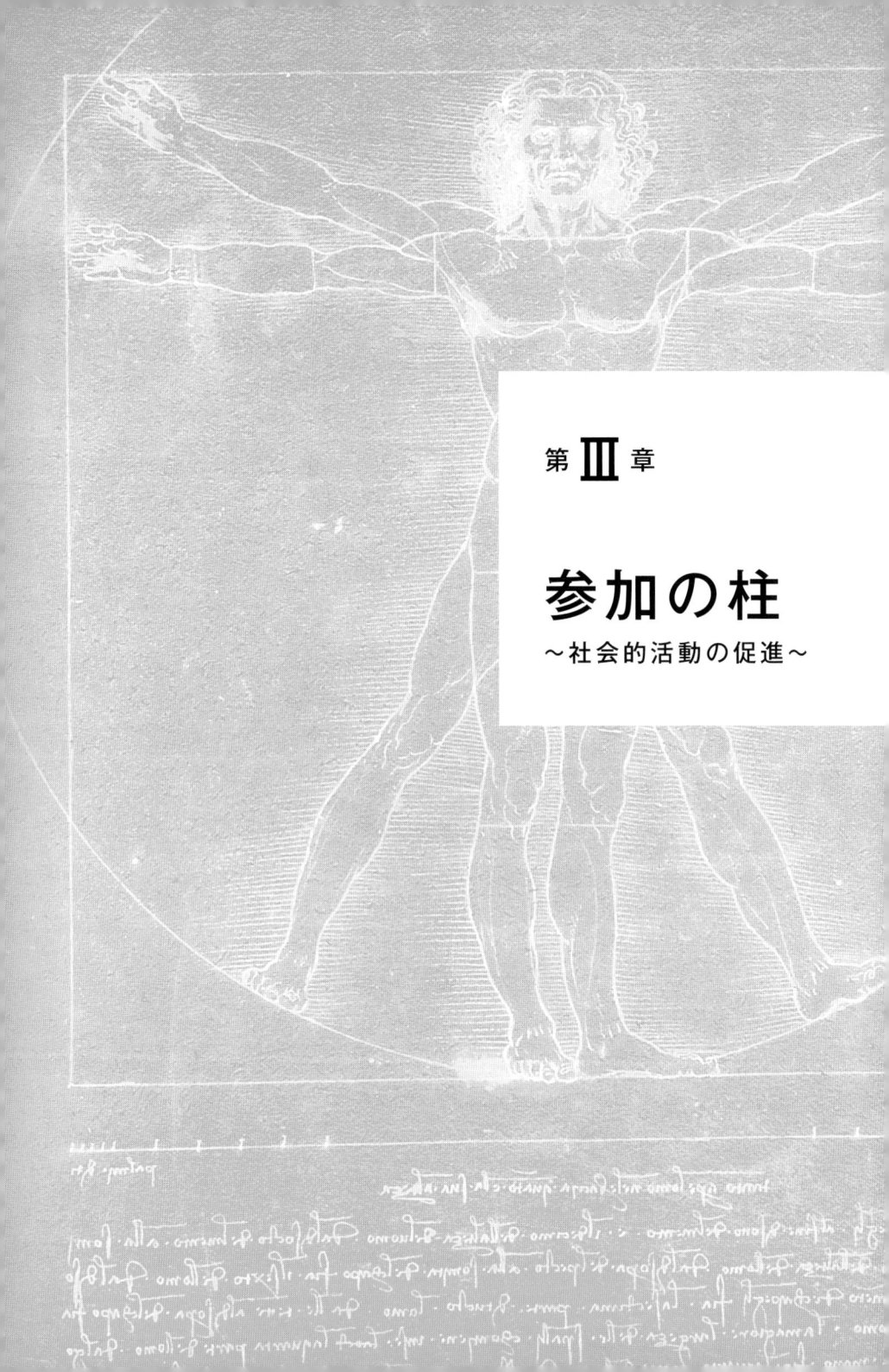

第 III 章

参加の柱
～社会的活動の促進～

 老年期における社会参加の意義

　日常での生活には，さまざまな活動が含まれる．例えば，歩行や階段昇降といった移動に必要な動作や入浴，トイレ動作，整容などの日常のセルフケアに必要な動作は基本的 ADL と呼ばれる．一方で，家事動作や買い物，金銭管理，公共交通機関の利用などは手段的 ADL と呼ばれ，より複雑な能力が求められる．さらに，余暇活動や社会との交流なども日常生活の一つであり，これは広義の ADL に含まれる（**図 3-1**）[1~3]．

　なかでも社会的な側面（社会との交流など）の活動は，より高次な機能を要求される．Fujiwara ら[4] の報告では，これらの生活機能の中でも社会的な役割の維持が後の手段的 ADL の低下を抑制するうえで，非常に重要となることが示されている．例えば，手段的 ADL，知的能動性，社会的役割を含む老研式活動能力指標（**表 3-1**）[5] が満点であり，すべての項目で自立していた 814 名を 8 年間追跡した調査では，社会的役割の低下率が最も高いという結果が出ている（**図 3-2**）．また，初期調査で手段的 ADL が自立していた高齢者においては，初期調査の知的能動性・社会的役割の状況が，将来の手段的 ADL の低下に影響を与える有意な要因であったことが報告されている．つまり，社会的な役割が先行して喪失する例が多いことが推察され，社会的な役割の喪失からおよそ 10 年で ADL 障害の発生に至ることが予測される．そのため，社会参加や社会的交流の維持，社会ネットワークの構築

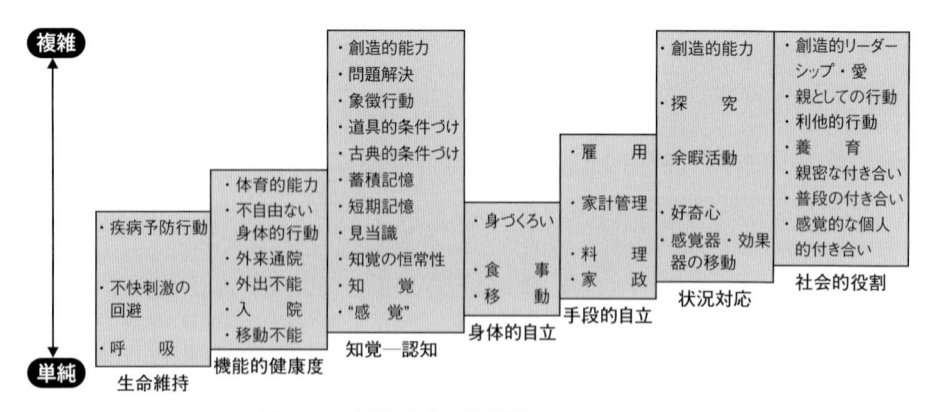

図 3-1　活動能力の諸段階（文献 2）より転載）

といった社会的な側面からの活発な活動の促進は，将来のADL障害の発生を抑制する意味合いでも重要であり高次な活動といえよう．

表3-1　老研式活動能力指標（文献5）より転載）

手段的自立
1.　バスや電車を使って1人で外出できますか
2.　日用品の買い物ができますか
3.　自分で食事の用意ができますか
4.　請求書の支払いができますか
5.　銀行貯金・郵便貯金の出し入れが自分でできますか

知的能動性
6.　年金などの書類が書けますか
7.　新聞を読んでいますか
8.　本や雑誌を読んでいますか
9.　健康についての記事や番組に関心がありますか

社会的役割
10.　友だちの家を訪ねることがありますか
11.　家族や友だちの相談にのることがありますか
12.　病人を見舞うことがありますか
13.　若い人に自分から話しかけることがありますか

注：各項目の「はい」が1点，「いいえ」を0点とし，13点満点として生活での自立を評価する

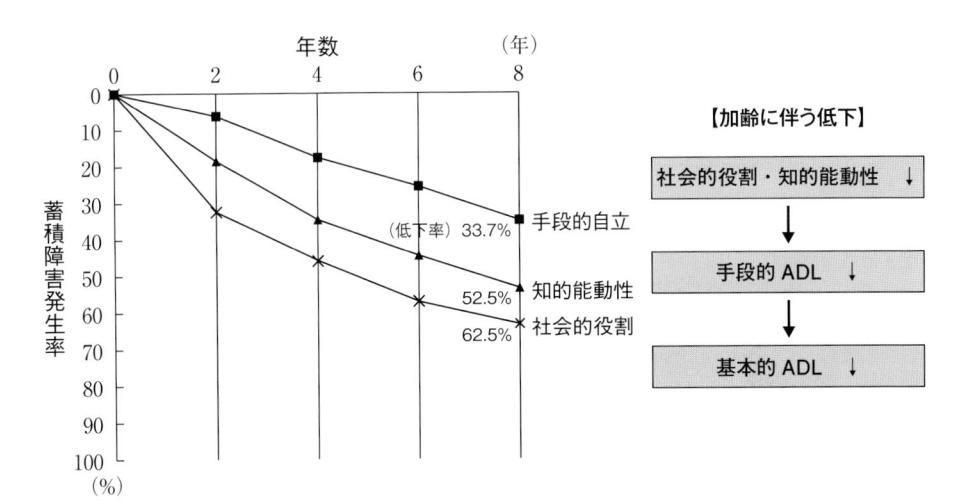

図3-2　高齢者の高次生活機能の加齢変化（文献4）より転載）

社会的役割・知的能動性の低下を認めてから平均10年程度でADL障害が発生する

老年期における社会参加の現状

　わが国の地域在住高齢者 1,365 名を対象に調べた報告によると，「収入のある仕事」「地域の行事・祭り」「自治会活動」「サークル活動」「自主グループ活動」「ボランティア活動」「宗教活動」「習い事」の 8 項目の活動のうち，少なくとも 1 つでも参加している者は 83.6 ％であり，特に「習い事」「地域の行事・祭り」「自治会活動」の実施頻度が高かった（表 3-2）[6]．また，これらの社会的な活動に参加している人は，体力評価の成績が良好であったことが報告されている[6]．つまり，多くの高齢者が何かしらの社会参加に関与しており，積極的に社会参加に関与している高齢者ほど，身体の健康も良好であることが示唆されている．ただし，これらの社会参加への関わり方や参加状況は，地域性や居住環境も大きく関連するであろう．

　居住環境や社会的なネットワークとしての他者との関わりや，地域でのサロン活動のような社会活動の状況などは，将来における認知症や要介護の発生リスクと関連することが報告されている[7〜9]．近年では，地域での高齢者による自主的なサロン活動なども活発に実施されており，国策としても地域での集いの場として活用が促進されている．地域でのサロン活動に参加している高齢者は，将来の要介護の発生リスクが軽減していたことが報告されている[7]．Hikichi ら[7]の報告によると，地域在住高齢者 2,421 名を分析した結果，サロン活動を実施する集いの場を地域に開

表 3-2　**男女別にみた各社会的活動の参加者数と割合**（文献 6）より転載）

項　目	全　数 (n=1,365)	男　性 (n=552)	女　性 (n=813)
地域の行事・祭り	541 (39.6)	229 (41.5)	312 (38.4)
自治会活動	545 (39.9)	276 (50.0)	269 (33.1)
サークル・自主グループ活動	467 (34.2)	161 (29.2)	306 (37.6)
老人クラブ活動	405 (29.7)	162 (29.4)	243 (29.9)
ボランティア活動	229 (16.8)	85 (15.4)	144 (17.7)
宗教活動	103 (7.6)	44 (8.0)	59 (7.3)
商工会・業種活動	18 (1.3)	12 (2.2)	6 (0.7)
有給の仕事	232 (17.0)	130 (23.6)	102 (12.6)
習い事	582 (42.6)	172 (31.2)	410 (50.4)

※ 1：すべて n（％）で表示
※ 2：割合は，全数に対する各社会的活動の参加割合と，男女それぞれの総数に対する各社会的活動の参加割合を示している

設して5年間で，サロン活動に参加している人は参加していない人よりも要介護認定の発生が6.3%低く，統計学的にもサロン活動に参加することで，要介護発生リスクをおよそ半減できることが示されている．

　厚生労働省においても，2014年の介護保険法改正以降，介護予防に取り組む通いの場の拡大を推進しており，そのため通いの場の数は増加してきている．しかし，高齢者の参加（2016年度参加率：4.2%）は十分な状況には至っておらず（図3-3），さらなる拡大が重要となることを示唆しており，特にひきこもりがちな高齢者や健康に無関心な層への働きかけが必要とされている．

　また，わが国においては高齢者の一人暮らし世帯の増大も社会的な活動に影響する重要な要因となりうる．わが国での一人暮らし高齢者の割合は増加しており，2010年での一人暮らし高齢者数は男性で約139万人，女性で約341万人であり，高齢者人口に占める割合は男性11.1%，女性20.3%となっている（図3-4：平成28年高齢社会白書）．独居の高齢者では，家事や生活のための家庭内役割を一手に担う必要があり，自立生活の維持が期待される反面，他者とのコミュニケーションや社会とのつながりが制約されることが懸念され，身体面や認知面，社会面での刺激が低下し，負の影響が生じるおそれもある．特に，独居で社会参加が減少している高齢男性では，生活機能の低下リスクが増大することが報告されている[10]．独居そのものは，生活機能の低下に直結するリスクにはならないかもしれないが，独居であることと社会とのつながりの欠如が加わると，その後の心身機能の低下を加速させる要因となりうるかもしれない．

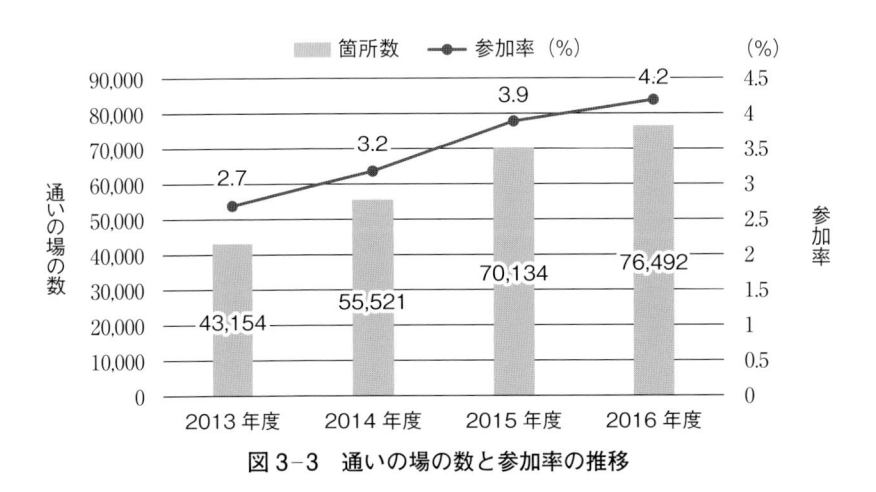

図3-3　通いの場の数と参加率の推移

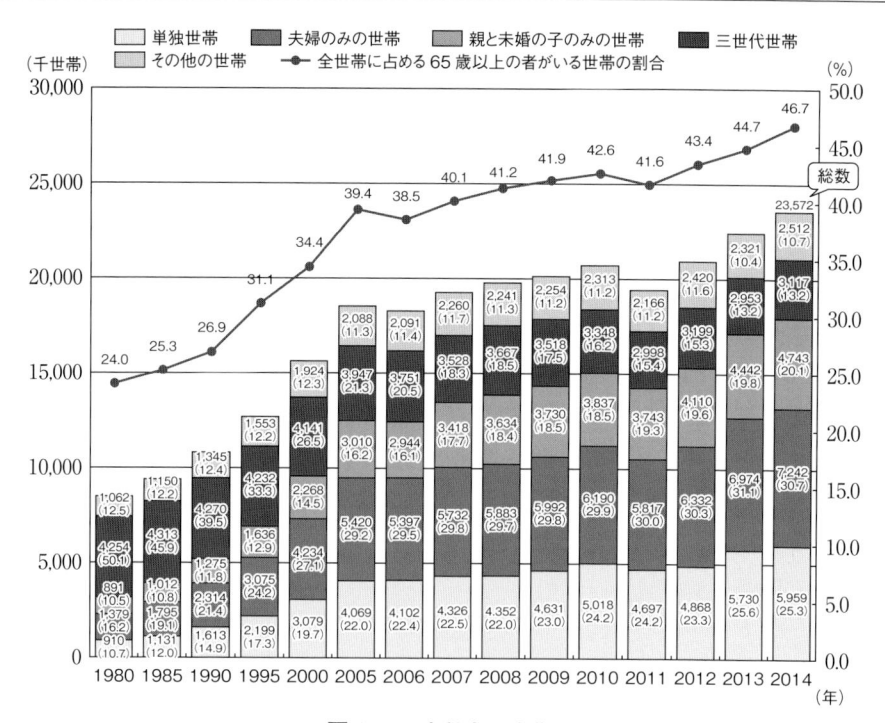

図3-4　高齢者の世帯

資料：1985年以前の数値は厚生省「厚生行政基礎調査」，1986年以降の数値は厚生労働省「国民生活基礎調査」による

注1：1995年の数値は兵庫県を除いたもの，2011年の数値は岩手県，宮城県及び福島県を除いたもの，2012年の数値は福島県を除いたものである

注2：（　）内の数字は65歳以上の者のいる世帯総数に占める割合（％）

注3：四捨五入のため合計は，必ずしも一致しない

社会環境と生活行動

　居住（生活）環境の違いは，日常での社会参加や身体活動を左右する重要な要因となりうる．例えば，近所にスーパーマーケットがあれば普段から歩く機会が増えるかもしれないし，地域の集いの場があればコミュニケーションをとる機会も増えるかもしれない．また，公園や遊歩道が近所で整備されていれば定期的な運動をする機会につながるかもしれないし，駅やバス停が近いと自動車での移動の代わりに公共交通機関の使用頻度が多くなるかもしれない．

　近年では，居住環境と日常行動，とりわけ歩くことに着目した「Walkability（ウォーカビリティ）」を環境の指標とする研究が報告されている．つまり，「歩き

やすい」という環境であれば，積極的な活動の向上につながりやすく，住民の健康維持・向上のためには環境面からのアプローチの重要性も示唆されている．特に，肥満（過体重）を健康問題の一つに取り上げたウォーカビリティの影響が報告されている．Koohsariら[11]の報告では，ウォーカビリティスコア（Walk Score® : www.walkscore.com）が高いことは，体格指数であるBMI（Body Mass Index）の低さと関連しており，中強度以上の身体活動量を左右する間接的な要因であることも示している．

　このような歩きやすい環境を示すウォーカビリティは，身体活動量を増大させるだけでなく，ソーシャル・キャピタル（後述）の向上，肥満率の低さ，抑うつの少なさ，アルコール依存の少なさとも関連することが報告されている[12]．

2 社会的フレイル

フレイルの社会的側面の評価

　老年期においては，将来の生活機能障害や要介護，転倒などの健康に関する有害事象を発生するリスクの高い状態を「フレイル」と表現し，健常な期間と生活機能障害（要介護状態）の中間的な位置づけとして捉えている．このフレイルを考えるうえでは，身体的および認知・心理的な側面に加えて，社会的な側面からの評価および介入の重要性が指摘されている．

　例えば，わが国で活用されている基本チェックリストでは，社会的な側面も含めたフレイル状態を多面的かつ抱括的に把握することが可能である（表3-3）．この基本チェックリストは，運動器の側面や社会参加状況，口腔・栄養状態などを把握する内容で構成された25項目で評価する指標である．基本チェックリストで3点以下を健常（ロバスト），4〜7点をプレフレイル，8点以上をフレイルと分類すると，3年後の要介護発生リスクが，フレイルでは約2.0倍，プレフレイルでは約4.8倍に上昇することが示されており（図3-5）[13]，包括的な側面からフレイルを評価することが可能となるものと考えられる．しかしながら，現状においては社会的な側面のみに焦点をあてた社会的フレイルの評価指標は限られており，国内外を通じて評価方法のコンセンサスが得られているとは言い難い．

表3-3　基本チェックリスト

No	質　問　項　目	回　答		
1	バスや電車で1人で外出していますか	0.　はい	1.　いいえ	
2	日用品の買い物をしていますか	0.　はい	1.　いいえ	
3	預貯金の出し入れをしていますか	0.　はい	1.　いいえ	/5
4	友人の家を訪ねていますか	0.　はい	1.　いいえ	
5	家族や友人の相談にのっていますか	0.　はい	1.　いいえ	
6	階段を手すりや壁をつたわらずに昇っていますか	0.　はい	1.　いいえ	
7	椅子に座った状態から何もつかまらずに立ち上がってますか	0.　はい	1.　いいえ	
8	15分間位続けて歩いていますか	0.　はい	1.　いいえ	/5
9	この1年間に転んだことがありますか	1.　はい	0.　いいえ	
10	転倒に対する不安は大きいですか	1.　はい	0.　いいえ	
11	6カ月間で2〜3kg以上の体重減少はありましたか	1.　はい	0.　いいえ	
12	身長（　　　　cm）　体重（　　　　kg） （＊BMI 18.5未満なら該当） ＊BMI〔＝体重（kg）÷身長（m）÷身長（m）〕	1.　はい	0.　いいえ	/2
13	半年前に比べて堅いものが食べにくくなりましたか	1.　はい	0.　いいえ	
14	お茶や汁物などでむせることがありますか	1.　はい	0.　いいえ	/3
15	口の渇きが気になりますか	1.　はい	0.　いいえ	
16	週に1回以上は外出していますか	0.　はい	1.　いいえ	
17	昨年と比べて外出の回数が減っていますか	1.　はい	0.　いいえ	/2
18	周りの人から「いつも同じことを聞く」などの物忘れがあるといわれますか	1.　はい	0.　いいえ	
19	自分で電話番号を調べて、電話をかけることをしていますか	0.　はい	1.　いいえ	/3
20	今日が何月何日かわからない時がありますか	1.　はい	0.　いいえ	
21	（ここ2週間）毎日の生活に充実感がない	1.　はい	0.　いいえ	
22	（ここ2週間）これまで楽しんでやれていたことが楽しめなくなった	1.　はい	0.　いいえ	
23	（ここ2週間）以前は楽にできていたことが今ではおっくうに感じられる	1.　はい	0.　いいえ	/5
24	（ここ2週間）自分が役に立つ人間だと思えない	1.　はい	0.　いいえ	
25	（ここ2週間）わけもなく疲れたような感じがする	1.　はい	0.　いいえ	

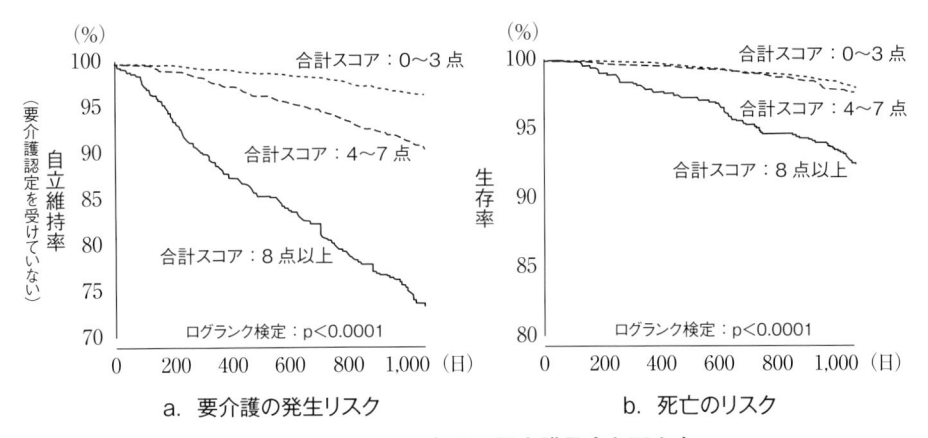

a. 要介護の発生リスク　　　　b. 死亡のリスク

図 3-5　基本チェックリストと 3 年後の要介護発生と死亡率（文献 13）より転載）

　これまでに社会的なフレイルを評価する指標がいくつかの研究グループから報告されている（**表 3-4**）[14]．Tilburg Frailty Indicator に含まれる社会的フレイルの評価には，独居，社会交流の欠如，ソーシャルサポートの欠如が含まれる[15]．また，Garre-Olmo ら[16]によるフレイルの評価には，社会的な側面の評価に独居のほか，ADL 援助者の存在の有無，家族との連絡頻度，友人や近隣との連絡頻度などの 6 項目が含まれ，2 項目以上に該当する場合を社会的フレイルと判定し，その場合は死亡リスクが 2.5 倍以上に上昇すると報告している（**表 3-5**）．そのほか，Teo ら[17]や Bunt ら[18]からも社会的フレイルの指標が報告されており，これらには経済的な状況に関する項目も含まれている．

　これらの社会的フレイルを把握することを目的とした指標の多くには，独居であることが該当項目に含まれる．確かにこれまでの報告からも独居であることは，将来の生活機能障害の発生リスクを高めることになりうるが，独居であっても社会交流が維持されていれば，そのリスクは必ずしも有意とはならないようである[10]．また，独居にて自立生活を営むためには，身体的にも認知的にも複雑で高度な能力を維持しておくことが望まれるため，これらの能力を維持するためには，独居そのものが保護的な要因となるかもしれない．しかし，独居であり，社会的な交流やソーシャルサポートが得られにくい状況となっていると，日常生活でちょっとした不具合が生じた際には，生活機能の低下が加速的に進行してしまう危険も高いであろう．そのため，独居であるか否かに加えて，社会交流やソーシャルサポートの状況なども考慮した評価も構築していかなくてはいけないかもしれない．

　国立長寿医療研究センターで実施している老年症候群に関する地域コホート研究

表3-4　社会的フレイルの評価（文献14）より転載）

研　究	対　象	評　価　指　標	基　準	関連指標など
Gobbens, et al (2010)	地域在住高齢者484名（75歳以上）	Tilburg Frailty Indicatorの3項目	連続連数	関連要因
Gobbens, et al (2014)	地域在住高齢者1,154名（75歳以上）	①独居 ②社会的つながりの欠如 ③社会的支援の欠如		生活の質（QOL）
Gobbens, et al (2017)	地域在住高齢者671名（70歳以上）			生活の質（QOL）
Takabayashi, et al (2017)	地域在住高齢者647名			社会的フレイルのリスク
Makizako, et al (2015)	地域在住高齢者4,304名（65歳以上）	5項目の質問 ①外出頻度が減少している ②友人を訪ねることがない ③友人や家族の役に立っている気がしない ④独居 ⑤誰とも話さない日がある	0：社会的フレイルなし 1：社会的プレフレイル 2〜5：社会的フレイル	生活障害の発生（要介護）
Tsutsumimoto, et al (2017)	地域在住高齢者4,425名（65歳以上）			認知機能・身体機能障害
Garre-Olmo, et al (2013)	地域在住高齢者1,245名（75歳以上）	①独居 ②ADL援助者の欠如 ③家族との接触機会の少なさ（週1回以下） ④友人や近隣者との接触機会の少なさ（週1回以下） ⑤何でも話せるような親密な親友の不在 ⑥過去3カ月におけるADL支援の欠如	2項目以上	生存率
Teo, et al (2017)	高齢中国人2406名（55歳以上）	7項目の社会的フレイルインデックス ①独居 ②教育歴なし ③親密な友人が不在 ④他者接触の少なさ ⑤社会的活動の少なさ ⑥経済的な制約 ⑦社会経済的な欠乏	0：社会的フレイルなし 1：軽度な社会的フレイル 2〜7：高度な社会的フレイル	IADLの制限（重症度）
Bunt, et al (2017)	地域在住高齢者28名	Social Vulnerable Index（オランダ版） ①より広い地域範囲でのコミュニケーション ②住居状況 ③社会的支援 ④日常での社会的な活動 ⑤余暇活動 ⑥Ryffスケール ⑦人生観 ⑧社会経済的状況	連続連数	妥当性

表 3-5　身体的，認知・心理的，社会的フレイルと死亡率（文献16）より転載）

	ハザード比	95% 信頼区間
性別		
・男性	1	－
・女性*	0.35	0.17 ～ 0.71
年齢*	1.08	1.01 ～ 1.16
結婚歴		
・配偶者を亡くしている	1	－
・結婚している	0.62	0.31 ～ 1.23
・独身	0.45	0.10 ～ 2.02
身体的フレイル*	3.09	1.54 ～ 6.17
精神・心理的フレイル	1.23	0.64 ～ 2.36
社会的フレイル*	2.69	1.01 ～ 7.25

* $P<0.05$

（NCGG-SGS：National Center for Geriatrics and Gerontology-Study of Geriatric Syndrome）では，これまでの報告をもとにして老年期における生活機能の低下に影響を及ぼす可能性のある社会的な側面からの潜在的な評価項目を選定し，社会的フレイルの把握を試みた．独居や他者との関わり状況などの社会的な側面を評価する質問紙を用いて，将来の要支援・要介護の発生リスクを見出すことができるかを調べた結果，以下の5つの項目が24カ月以内の要支援・要介護の新規発生と関連していることが確認された[9]．その抽出された5項目は，①独居である（はい），②昨年に比べて外出頻度が減っている（はい），③友人の家を訪ねている（いいえ），④家族や友人の役に立っていると思う（いいえ），⑤誰かと毎日会話をしている（いいえ）であった[9]．これらの5項目を用いて，2項目以上の該当を社会的フレイル，1項目の該当を社会的プレフレイルと操作的に定義して有症率を算出すると，65歳以上の地域在住高齢者で社会的フレイルに該当した割合は，11.1%であり，社会的プレフレイルに該当した割合は，24.8%であった[19]．また，加齢に伴って社会的フレイルに該当する人の割合は増大し，80～84歳では22.0%，85歳以上では41.8%であり（図3-6），身体的フレイルと同様に，年齢が上昇するに伴って社会的フレイルのリスクは増大するものと考えられる．

　このように身体的フレイルのみならず，老年期における社会的な環境や活動状況について知ることは，フレイル状態の予防や改善を考慮するうえでは重要な要素であり，さらには経済状況や社会ネットワーク，社会活動状況なども含めた包括的な社会的フレイルの把握がさらに必要となるであろう．

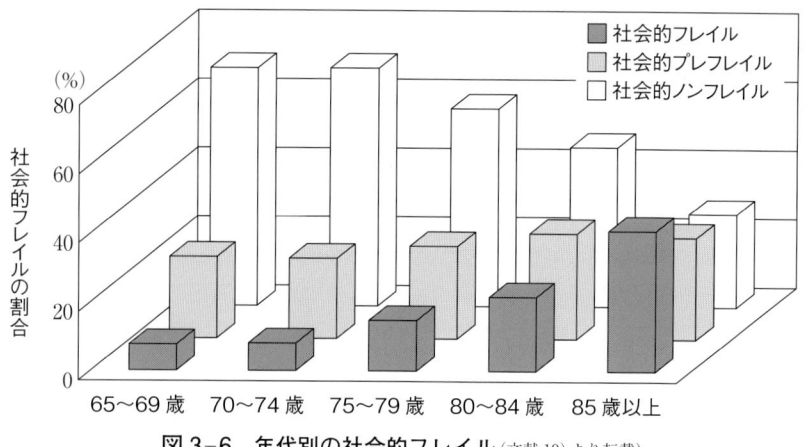

図3-6　年代別の社会的フレイル（文献 19）より転載）

社会的フレイルの弊害

　スペインの 74 歳以上の高齢者 875 名を対象に，フレイルを身体的（慢性疾患の有無，バランス機能，服薬，栄養など），認知・精神的（認知機能，うつ，生活の質など），社会的な側面から評価し，平均 3.6 年の追跡期間における死亡発生と該当するフレイルのタイプとの関連を調べたところ，身体的フレイル（ハザード比 3.09）と社会的フレイル（ハザード比 2.69）は，それぞれ死亡発生のリスクを有意に増大させる要因であった[16]．社会的なフレイルは，独居，ADL の介助者の有無，家族と接する頻度，友達や隣人と接する機会，信頼して相談できる知人の有無，過去 3 カ月間で必要な日常生活（買い物，食事の準備，掃除など）の援助の有無の 6 項目で評価し，2 項目の該当で社会的フレイルと判定している．このような老年期における社会的側面からのフレイルの把握は，将来の死亡発生のリスクを増大させる要因としても非常に重要な視点となりうる．おそらく，社会的フレイルと死亡との関連には，身体的および認知・精神的な要因が介在しているものと推察され，社会的フレイルを有することで，身体的および認知的な刺激が減少し，心身機能の低下が加速するといった社会的フレイルが負の影響を及ぼすことが懸念される．

　NCGG–SGS による社会的フレイルの判定に基づき，社会的ノンフレイル，社会的プレフレイル，社会的フレイルの 3 群に分類して，身体機能および認知機能の低下との関連を調べると，社会的フレイルを有する高齢者では身体機能および認知機能のいずれの低下がともに有意に関連していた（**図3-7**）[19]．社会的フレイルを有する高齢者では，身体機能および認知機能の低下が併存する可能性が示唆され，フ

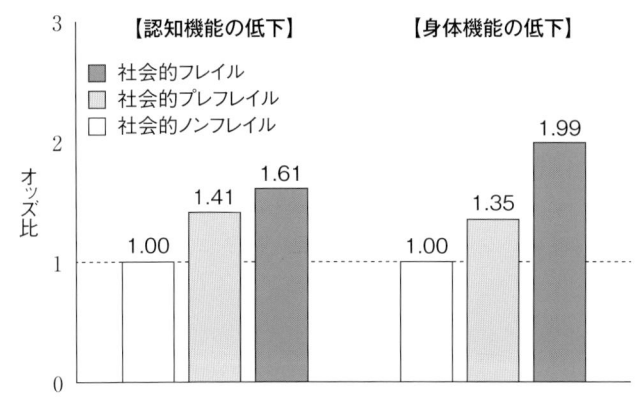

図 3-7　社会的フレイルと身体機能および認知機能（文献 19) より転載)

レイルな状態が多面的に重複した状態では，さらなる心身機能の低下を加速させるおそれがあり，死亡や入院，要介護の発生，転倒，ADL 低下などの有害事象を惹起させることが懸念される．また，社会的なフレイルが将来の要支援・要介護の発生に与える影響を調べるために，要支援・要介護の認定を受けていない高齢者 4,304 名に対して 24 カ月間における要支援・要介護の新規発生を追跡した．その結果，初期調査で社会的フレイルに該当した高齢者では，社会的フレイルなし群よりも要支援・要介護の発生リスクが約 1.7 倍に有意に上昇することが確認された（**図 3-8**) [9].

　フレイルは，包括的な概念であり，特に身体的，認知・心理的，社会的フレイルが取り上げられることが多いが，とりわけ社会的フレイルは他の側面よりも先行して生じ，社会的フレイルが身体的フレイルを引き起こすことが懸念される．地域在住高齢者における社会的フレイルと筋力低下および骨格筋量減少との関連を横断的に分析した結果，社会的フレイルに該当する人では，筋力低下に該当する割合が有意に高く，この関連は年齢や運動習慣などの影響を考慮しても有意であり，そのため社会的フレイルに該当する人は，筋力低下に該当するリスクが約 2 倍上昇することが示されている（**図 3-9**) [20].　なお，骨格筋量の減少との関連については，社会的フレイルの該当者では，骨格筋量の減少に該当する割合が有意に多かったものの，その関連は年齢や運動習慣などの影響を考慮すると有意ではなかった．また，社会的フレイルが身体的フレイルの発生に影響を及ぼすか否かを縦断的な分析で調べた結果が報告されている．身体的フレイルに該当しなかった 1,226 名を対象とし，4 年間の追跡期間における新規の身体的フレイル発生に対する社会的フレイルの影響

【社会的フレイルの評価】

・独居　（はい）
・外出頻度の減少　（いいえ）
・友人の家へ訪問　（いいえ）
・役に立っている　（いいえ）
・毎日誰かと会話　（いいえ）

社会的フレイル　　≧２項目
社会的プレフレイル＝１項目
社会的ノンフレイル＝０項目

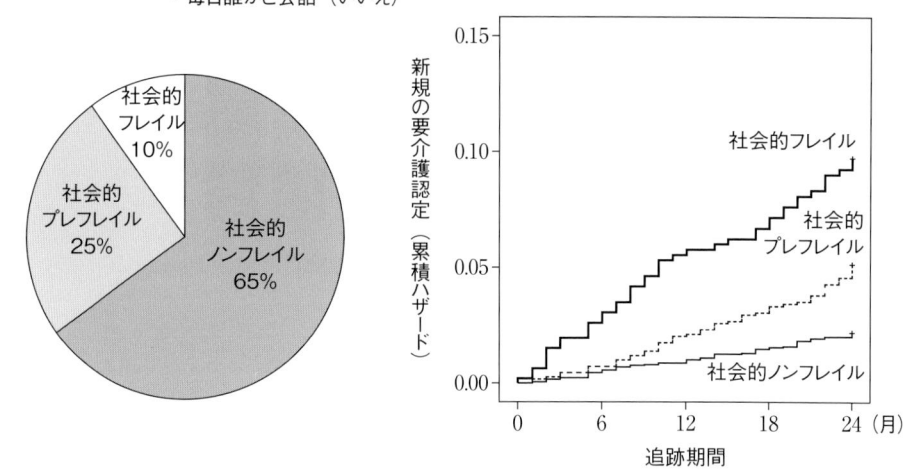

図 3-8　社会的フレイルと 24 カ月間の要支援・要介護発生リスク（生存曲線）
（文献 9）より転載）

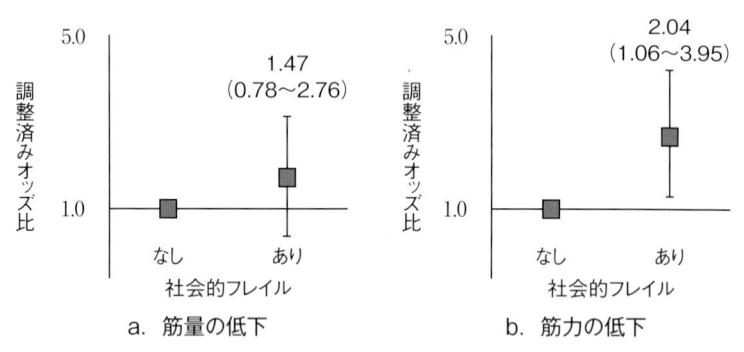

a.　筋量の低下　　　　　　b.　筋力の低下

図 3-9　社会的フレイルと筋機能（文献 20）より転載）

　を調べてみると，初期調査の段階で社会的フレイルを有する人では，そうでない人に比べて身体的フレイルの発生リスクが約４倍に高いことが示されており，身体的なプレフレイルの発生に対しても有意に発生リスクを増大させることが報告されている（**図 3-10**）[21]．

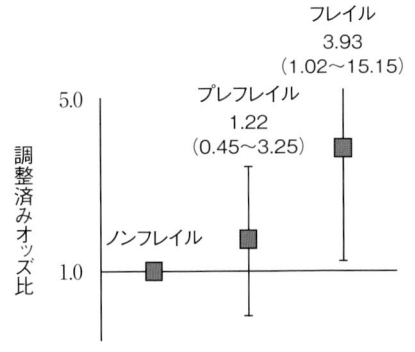

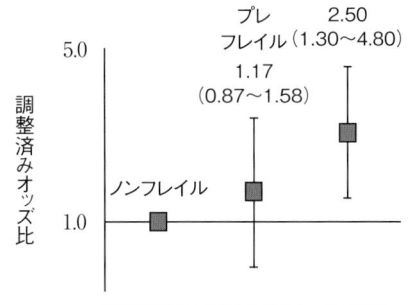

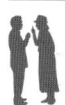

a. 4年後の身体的フレイルの発生　　b. 4年後の身体的プレフレイルの発生

図3-10　社会的フレイルによる身体的フレイルの発生リスク (文献21) より転載)

初期調査時において，身体的プレフレイルもしくは身体的フレイルを有していない地域高齢者1,226名

　このようにフレイルのさまざまな側面は，相互に関係して影響しあっていると考えられるが，とりわけ社会的な側面でのフレイルの発生は，その後の身体的および認知・心理的な側面におけるフレイルを惹起しやすく，その結果として要支援・要介護が必要となる生活機能の障害へと移行するリスクが増大する例が多いかもしれない．そのため，社会参加や社会とのつながりを活性化させて維持し，社会的なフレイルをいかに予防するかは，人生100年といわれる時代において，子育てを終えて退職の時期を迎えた以降の数十年を長期的に健康な生活を達成するうえで重要な課題となるであろう．

3 ソーシャル・ネットワーク

　ソーシャル・ネットワークは，社会的結びつきの構造的側面，規模・頻度・密度などの客観的特性を表す際に用いられるとされており[22)]，ネットワークのサイズ（大きさ，広がり）のほか，他者・社会との接触頻度，社会参加の状況や孤立感，人と社会とのつながりの満足感などを指標に調べられることが多い．高齢者におけるソーシャル・ネットワークの不足・欠如は，抑うつ[23)]や主観的健康感の低下[24)]

に影響するほか，自殺のリスク[25]とも関連することが報告されている．また，心疾患や脳卒中の発症リスクを上昇させたり[26,27]，身体的および認知的な健康状態の悪化を招くなどといった[28,29]，さまざまな健康状態に影響を与える要因の一つとされている．

ソーシャル・ネットワークの状況を尺度化する指標として，1988年にLubben Social Network Scale (LSNS) が開発された[30]．その後に実用性と心理測定学的特性を高めた短縮版スクリーニング尺度Lubben Social Network Scale-6 (LSNS-6) に改訂され[31]，2011年には日本語版LSNS-6 (総得点範囲は0〜30点) として信頼性および妥当性が確認されている (**表3-6**)[22]．日本語版LSNS-6によるソーシャル・ネットワークの評価では，同居家族が増えるほど平均得点が高く，自殺の危険のある群や主観的健康感が不良な群では低い値を示す傾向が報告されている[22]．

社会的なつながりには，認知機能の低下にも影響を与える要因となることが報告されている．他者・社会との接触頻度，社会参加の状況や孤立感，人と社会とのつながりの満足感などと認知症の発症リスクとの関連を調べたメタアナリシスでは，社会的な相互のつながりの欠如は認知症の発症リスクを高めることが報告されている (**表3-7**)[32]．

老年期において地域社会や他者とのつながりを維持することは，身体的ならびに精神的な健康状態を良好に保持するうえでも重要な要因の一つといえよう．

表3-6　日本語版Lubben Social Network Scale 短縮版 (LSNS-6) (文献22) より転載)

家族：ここでは，家族や親戚などについて考えます
1. 少なくとも月に1回，会ったり話をしたりする家族や親戚は何人いますか？ 　　0＝いない　1＝1人　2＝2人　3＝3, 4人　4＝5〜8人　5＝9人以上
2. あなたが，個人的なことでも話すことができるくらい気楽に感じられる家族や親戚は何人いますか？ 　　0＝いない　1＝1人　2＝2人　3＝3, 4人　4＝5〜8人　5＝9人以上
3. あなたが，助けを求めることができるくらい親しく感じられる家族や親戚は何人いますか？ 　　0＝いない　1＝1人　2＝2人　3＝3, 4人　4＝5〜8人　5＝9人以上
友人関係：ここでは，近くに住んでいる人を含むあなたの友人全体について考えます
4. 少なくとも月に1回，会ったり話をしたりする友人は何人いますか？ 　　0＝いない　1＝1人　2＝2人　3＝3, 4人　4＝5〜8人　5＝9人以上
5. あなたが，個人的なことでも話すことができるくらい気楽に感じられる友人は何人いますか？ 　　0＝いない　1＝1人　2＝2人　3＝3, 4人　4＝5〜8人　5＝9人以上
6. あなたが，助けを求めることができるくらい親しく感じられる友人は何人いますか？ 　　0＝いない　1＝1人　2＝2人　3＝3, 4人　4＝5〜8人　5＝9人以上

※ LSNS-6の総点点は，これらの6項目の各点数を均等に加算して求めます．総得点の範囲は0〜30点です

表 3-7　社会的な相互のつながりの欠如と認知症の発症リスク （文献32）より転載）

	比較		相対危険 （95%信頼区間）	比重 （%）
He（2000）	友人なし vs 友人あり		1.32（0.81〜2.16）	14.1
Fratiglioni（2000）	友人・親族なし vs 友人・親族あり		1.50（0.97〜2.32）	16.3
Amieva（2010）	0〜3人 vs 8人以上の社会的ネットワーク		0.91（0.69〜1.21）	24.1
Saczynski（2006）	0〜1人 vs 4〜5人の絆（親密な関係）		2.34（1.18〜4.65）	9.0
Wilson（2007）	ネットワークの狭小における高いスコア		0.99（0.95〜1.03）	36.5

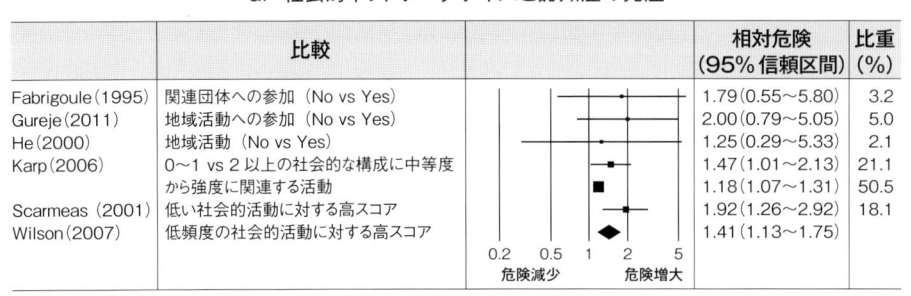

0.5　1　2　5
危険減少　危険増大

異質性：$\chi^2=11.05$, df=4, p=0.03, $I^2=64\%$

a.　社会的ネットワークサイズと認知症の発症

	比較		相対危険 （95%信頼区間）	比重 （%）
Fabrigoule（1995）	関連団体への参加（No vs Yes）		1.79（0.55〜5.80）	3.2
Gureje（2011）	地域活動への参加（No vs Yes）		2.00（0.79〜5.05）	5.0
He（2000）	地域活動（No vs Yes）		1.25（0.29〜5.33）	2.1
Karp（2006）	0〜1 vs 2以上の社会的な構成に中等度 から強度に関連する活動		1.47（1.01〜2.13）	21.1
			1.18（1.07〜1.31）	50.5
Scarmeas（2001）	低い社会的活動に対する高スコア		1.92（1.26〜2.92）	18.1
Wilson（2007）	低頻度の社会的活動に対する高スコア		1.41（1.13〜1.75）	

0.2　0.5　1　2　5
危険減少　危険増大

異質性：$\chi^2=7.27$, df=5, p=0.20, $I^2=31\%$

b.　社会参加と認知症の発症

	比較		相対危険 （95%信頼区間）	比重 （%）
Chen（2011）	子供やその他の親族の訪問（まったくない vs 月・ 週に少なくとも1回）		1.58（0.52〜4.81）	2.3
			1.75（1.16〜2.65）	16.6
Crooks（2008）	家族や友人からの訪問，電話，メール（週1回 以下 vs 毎日）		1.09（0.67〜1.78）	11.7
			1.40（0.51〜3.81）	2.8
Fabrigoule（1995）	友人や家族を訪問（No vs Yes）		1.58（1.00〜2.49）	13.6
Fratiglioni（2000）	友人や家族との接触（No vs 毎日）		2.40（1.05〜5.51）	4.1
He（2000）	友人の訪問（No vs Yes）		1.67（1.25〜2.23）	34.3
Gureje（2011）	家族との活動に参加（No vs Yes）		1.43（0.92〜2.22）	14.6
Scarmeas（2001）	友人や家族の訪問（No vs Yes）		1.57（1.32〜1.85）	
Akbaraly（2009）	社会支援活動（高い vs 低い）			

0.5　1　2　5
危険減少　危険増大

異質性：$\chi^2=3.79$, df=7, p=0.80, $I^2=0\%$

c.　社会的接触と認知症の発症

	比較		相対危険 （95%信頼区間）	比重 （%）
He（2000）	孤独 vs 非孤独		1.63（0.93〜2.86）	25.1
Chen（2011）	孤独感あり vs 孤独感なし		1.69（0.74〜3.87）	11.5
Wilson（2007）	孤独に関する高いスコア		1.54（1.08〜2.19）	63.4
			1.58（1.19〜2.09）	

0.5　1　2　5
危険減少　危険増大

異質性　$\chi^2=0.06$, df=2, p=0.97, $I^2=0\%$

d.　孤独と認知症の発症

表3-7　つづき

	比較		相対危険 （95％信頼区間）	比重 （％）
Chen（2011）	他者との良好な関係，友人の得られやすさ （No vs Yes）		1.92（0.92〜4.01） 1.43（0.99〜2.07）	10.3 25.8
Crooks（2008）	家族や友人との接触状況に対する満足（No vs Yes）		0.83（0.56〜1.24）	23.8
Fratiglioni（2000）	親族や友人との接触に対する満足（No vs Yes）		1.30（1.06〜1.59）	40.1
Amieva（2010）	相互交流が乏しい・満足していない vs 満足している		1.25（0.96〜1.62）	

0.5　1　2　5
危険減少　　危険増大

異質性　χ²=5.95，df=3，p=0.11，I²=49%

e．社会的ネットワークの満足と認知症の発症

4 ソーシャル・キャピタル

　ソーシャル・キャピタルには，さまざまな定義が用いられることがあり，必ずしも一般的なコンセンサスが得られている状況ではない．一つの例には，「信頼・規範・ネットワークといった社会組織の特徴であり，人々の協調行動を促進することにより社会の効率を高めるもの」[33]とする概念をソーシャル・キャピタルと説明されることがある．よりわかりやすく表現すると，社会や地域における人々の信頼関係や結びつきを表すものであり，相互の信頼や協力が得られやすいソーシャル・キャピタルが蓄積された社会では，他者への警戒が低く，治安，経済，教育，健康などに良好な影響をもたらすことが推察される．

　ソーシャル・キャピタルと健康との関連を考える際には，ソーシャル・キャピタルを集団の特性として考えるのか，個人の特性として考えるのか，という2つの立場が存在するとされる[34]．例えば，集団の特性として考える場合，人種的にも社会的にも比較的に均一で類似した価値観をもち，また家族や人々の結びつきが強いコミュニティでは，疾患発症のリスクが低いことが報告されている[35]．つまり，地域における人々のつながりや社会的なつながりの強さが，その地域の人々の健康状態に影響を与える要因となりうるとされている．また，個人の有する社会的な関係性も健康状態に影響することが報告されており，例えば死亡率をアウトカムとしてみた場合，社会的な関係性を有することは，喫煙者が禁煙することによる死亡率を抑制させる効果と同程度の効果があることも報告されている[36]．

　このような個人の有する社会的なつながりについては，直接的なネットワークに

よる影響だけではなく，ネットワークでつながっていない人に対しても波及的な影響がもたらされることが示唆されている．例えば，禁煙といった健康に結びつく行動は，直接的につながっている家族や友人にその行動が波及することは容易に想像できるかもしれない．おそらく，行動を共にする機会が多い家族やお互いに影響力の強い親しい友人同士では，行動が類似してきたり，望ましい行動であれば見習うこともあるだろう．このような行動は，直接はつながっていない友人の友人，さらにはその友人にまで波及する可能性が示唆されている[37]．一方で，健康的な行動のみならず，肥満といった健康に負の影響を及ぼしうる影響も，社会的なつながりを通じて拡大すると考えられている[38]．

ソーシャル・キャピタルと心身機能

1990 年代後半以降，ソーシャル・キャピタルが健康指標にさまざまな影響を及ぼすことが報告されている．Kawachi ら[39]の報告では，所得格差があるほど人々の間に信頼がなくなり，死亡率が増大することが示されている．また，Nieminen ら[40]の報告においてもソーシャル・キャピタルは死亡率と関連することが示されており，そのほかに冠動脈疾患の発生率[41]にも影響することが報告されている．特に主観的健康感は，ソーシャル・キャピタルによって左右されることが複数の報告によって示されている．ソーシャル・キャピタルが低いほど主観的な健康感は低くなり[42]，高いソーシャル・キャピタルは，将来の主観的健康感を予測する重要な要因であることが報告されている[43]．

また，わが国においても，地域のソーシャル・キャピタルと 4 年間の要介護状態の発生を調べたコホート研究から[44]，ソーシャル・キャピタルの指標の一つである「地域の信頼」が弱い地域に居住の女性は，信頼が強い地域に居住の女性に比べて，要介護状態になるリスクが 68％高くなることが示されている．ソーシャル・キャピタルをどのように評価するかという点についての議論はあるが，Tomioka ら[45]はさまざまな社会的活動の参加状況でソーシャル・キャピタルを評価し，IADL 能力との関連を調べた結果，ソーシャル・キャピタルは IADL 能力と関連することが報告されている．なお，ボランティア活動のほか，スポーツグループ，趣味グループ，文化的活動グループ，市民クラブ，近所づきあい，仕事（有給）の活動を含んでいた．高取ら[46]は，個人レベルのソーシャル・キャピタルの強度を定量化するために，内閣府によるソーシャル・キャピタル調査[47]でも用いられた 3 分野である「近隣住民への信頼の強さ」「近隣住民との交流」「社会参加の多さ」をもとに，4

表3-8　個人レベルのソーシャル・キャピタル強度定量化のための設問

近隣住民への信頼の強さ
日常生活において近隣の人々との信頼関係はどの程度重要だと思いますか？ 以下の中からあてはまるものを1つ選んでください 　　①重要ではない　②あまり重要ではない　③どちらともいえない 　　④ある程度重要　⑤非常に重要

近隣住民との交流
ご近所の方とどのようなおつきあいをしていますか？ 以下の中からあてはまるものを1つ選んでください 　　①つきあいはまったくしていない　②あいさつ程度のつきあいしかいない 　　③日常的に立ち話をする程度のつきあいはしている 　　④互いに相談したり，生活面で協力しあっている

社会参加
あなたは現在，地域で下のような活動をされていますか？ 以下の中からあてはまるものすべてに○をつけてください 　　①地縁的な活動（自治会，老人会，サロンなど） 　　②運動（体操教室，グランドゴルフなど）　③趣味（俳句，絵画，カラオケなど） 　　④ボランティア，NPO，市民活動　⑤参加していない

件法または5件法から点数化して（**表3-8**），主観的な年齢（主観で感じる年齢）との関連を調べている．その結果，主観的な年齢の若さは，地域のつながりの豊かさとも関連することが示されており，ソーシャル・キャピタルは心理的な健康状態の一因となりうることが示唆されている．

　このような流れのなか，地域社会において地域住民同士の「つながり」や「支えあい」を強めることが，介護予防の中心的な役割を担うことにつながる可能性が期待されており，ソーシャル・キャピタルの醸成が健康長寿の実現の一つの鍵となるかもしれない．ソーシャル・キャピタルの向上による地域づくりの重要性が，具体的な国の目標としても掲げられており，地域でのサロン活動の充実や集いの場の確保など，地域づくりの重要性がさらに高まっている．ソーシャル・キャピタルの向上による社会環境の質を改善することで，介護予防や健康増進につながるであろうし，実はこのような社会とのつながりの強化は，震災などの予期せぬ非常時における備えや直後の救護，中長期的な復興にも影響を及ぼすとされている[48, 49]．しかしながら，これらのソーシャル・キャピタルは短期間で醸成されるものではないであろう．

　そのツールとして，健康増進を目的とした運動教室が地域でのソーシャル・キャピタルを強化する役割を担うこともあるであろうし，共通の趣味を通じて活動することが社会とのつながりを強固にするかもしれない．実際の通いの場においては，

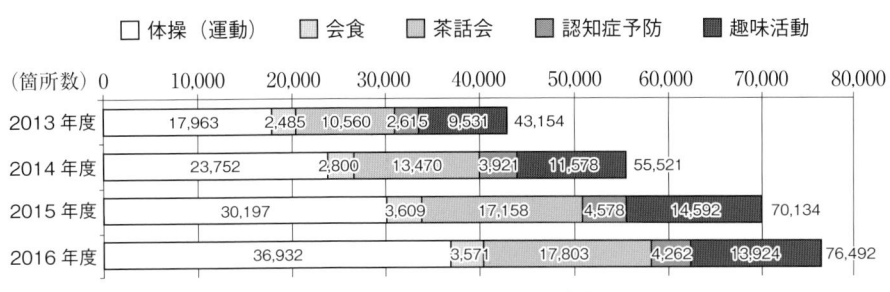

図3-11 通いの場の主な内容

実施内容として約半数が体操（運動）であり，趣味活動が約20%を占めている（**図3-11**）．このような普段からの通いの場や集いの場を通じて，地域での人々の信頼を高めてソーシャル・キャピタルを高めておくことは，意図せぬ緊急な災害時などの「地域の予備力」につながるかもしれない．

Column 現場からのメッセージ

病院を退職した後の充実人生

　40年あまり看護師を続けてきて，2010年3月に無事定年を迎え，現役には終止符を打ったはずでした．そんなころに，国立長寿医療研究センターの研究員の人から声をかけてもらい，スタッフとして地域での研究（脳とからだの健康チェック）に参加するようになりました（図）．それから早や10年近くが経とうとしています．この「脳とからだの健康チェック」では，それまでやってきた患者さんと接する看護師の仕事とは違い，健康な人が対象であることに，はじめは戸惑いもありました．認知症に対する疑問や不安を抱いてくる人，認知症ではないことを確認する意味でくる人など，さまざまです．

　私は，主に採血を担当しており，一人の人と接するのは数分程度です．その間の他愛もない会話に心がほっこりして幸せを感じます．ほんの僅かな時間であっても，心に寄り添うことの大切さを改めて知ることができました．第1回目に健診を受けられた人たちが，自主

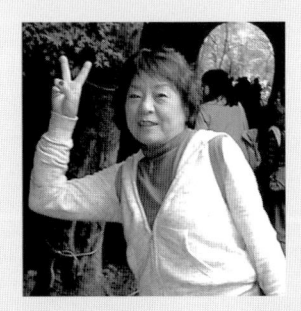

図　現在も健診スタッフ（看護師）として働き，リフレッシュクラブでも活動する百武悦子さん

的に認知症予防のための運動などを実施する大府リフレッシュクラブを立ち上げ，私もスタッフとしてではなく，クラブの一員として参加し，ストレッチ，筋力トレーニング，コグニサイズなどを行っています．仲間の皆さんの屈託のない笑顔，笑い声が元気をいっぱいくれます．健診やリフレッシュクラブに参加して，たくさんの人と出会い，クラブの皆さんから教えられることも多く，この10年間はかけがえのない時間であり，すばらしいものです．これぞ，私の充実人生です．

5 社会的活動への参加の効用

抑うつや認知症の予防

　積極的な社会的活動への参加は，心身面に対するさまざまな効用が期待されており，特に抑うつや認知症の発症予防に対する報告が散見される．例えば，社会的活動と抑うつとの関連性に関する報告では，社会的活動の実施状況が活発であることは，抑うつの低さと関連していることが示されている（**表3-9**）[50]．さらに，6〜18年間の追跡データを含む縦断研究の結果からも社会的活動の実施は，将来の抑うつの発生の抑制に効果的であることが示されている（**表3-10**）[50]．老年期における積極的な社会的活動の実施は，精神的な面に対しても良好な効果をもたらすことが期待される．

　また，認知症の発症を予防もしくは遅延させる効果が期待されるのが，社会的な活動の一つとしても捉えられる仕事やボランティア活動である．ドイツやフランスの研究グループからの報告では，退職する年齢が遅いほど，認知機能低下の発生や認知症の発症の抑制される可能性が示されている[51, 52]．職種に依存することも予想されるが，仕事を通じて複雑な作業の遂行のほか，社会的なつながりや役割を有していることは，認知機能の維持に有用であろう．さらには，退職後における社会的な活動として，ボランティア活動による認知機能の低下抑制に効果をもたらすことが期待されている．

　スウェーデンにおける退職後の高齢者を対象とした5年間の縦断的な解析の結果，ボランティア活動を継続していた人では，ボランティア活動に参加していない

表3-9　横断分析による社会的活動の実施と抑うつとの関連の検証（文献50）より転載）

研究	人数（年齢）	指標	
		社会的活動	うつ
Chan, et al	4,489 (60+)	複雑	CES-D
Jang and Chiriboga	675 (60+)	総合点	CES-D
Kim and Chen	148 (60+)	頻度（1〜4）	CES-D
Kim, et al	210 (65+)	LSNS	GDS-SF
Litwin	1,350 (65〜85)	複数	CES-D
Luppa, et al	1,006 (75+)	SNI	CES-D
Oddone, et al	211 (60+)	DSSI	MAD-RS
Park, et al	674 (60+)	頻度（0〜3）	GDS-SF
Sonnenberg, et al	2,823 (55〜85)	ネットワークサイズ	CES-D

すべての報告で社会的活動の実施状況が活発であることは，抑うつの低さと関連していることが示されている．LSNS：Lubben's Social Network Scale，SNI：Wenger and Tucker's Social Network Index，DSSI：Duke Social Support Index，CES-D：Center for Epidemiologic Studies-Depression Scale，GDS-SF：Geriatric Depression Scale-Short Form，MAD-RS：Montgomery-Åsberg Depression Rating Scale

表3-10　縦断分析による社会的活動の実施と将来の抑うつの発生抑制の検証（文献50）より転載）

研究	人数（年齢）	追跡（年）	指標	
			社会的活動	うつ
Chao	4,049 (60+)	14	頻度（1〜4）	CES-D
Chiao, et al	1,388 (60〜64)	18	複数	CES-D
Hsu	1,918 (60+)	18	はい/いいえ	CES-D
Lou, et al	1,184（平均81.7）	6	ISE	DRS

すべて縦断研究の結果で，社会的活動の実施は将来の抑うつの発生の抑制に効果的であることが示されている．ISE：Index of Social Engagement，CES-D：Center for Epidemiologic Studies-Depression Scale，DRS：Depression Rating Scale

人，またはボランティア活動を辞めた人に比べて，自覚的な認知機能の衰えが抑制されており，認知症の発症リスクも軽減されていた[53]．また，Infurnaら[54]が60歳以上の13,262名を対象に14年間にわたる認知機能の変化とボランティア活動の実施状況との関係を調べたところ，ボランティア経験が多い人では認知機能の低下の発生割合が低いことが示されている（図3-12）．

とはいえ，個人での活動が好みで，集団での社会活動を好まない人も少なくないであろう．Leeら[55]の高齢者を対象とした報告では，電話や手紙による子ども（家族）

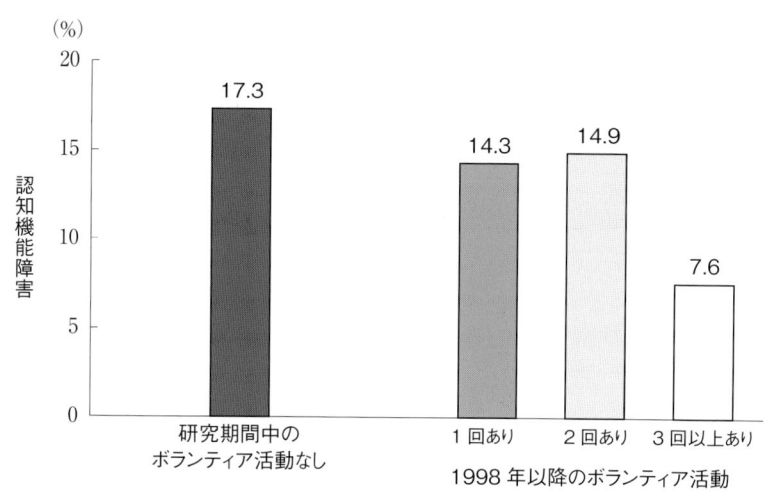

図 3-12　ボランティア活動の実施状況と認知機能の変化 (N = 13,262)

との連絡や友人とのコンタクトといったインフォーマル（形式ばらない普段どおり）な社会的活動のほうが，ボランティアグループや趣味グループなどへの参加といったフォーマル（形式ばった）な社会的活動よりも老年期のうつ傾向の抑制には有効である可能性が示されている[55]．また，社会的な活動を日常で積極的に取り入れることに加えて，これらの社会的な活動への満足度が低い場合は，認知症の発症を高めることが示唆されている[32]．

　このように，集団によるフォーマルな社会的な活動のみならず，家族や友人などとのインフォーマルな形式でも交流やつながりを保有していることは，心身の健康に有益であり，さらにはこれらの社会的な活動に満足感を有することは重要といえるであろう．

6　社会的活動促進の戦略

　フレイルは可逆性を有するとされており，介入による将来の要介護発生リスクの回避やフレイルからの脱却が期待される．身体的フレイルを標的とした介入による効果検証については多くの報告がなされているが，社会的フレイルに対する介入の

表 3-11　日常での活動と認知症の発症リスク（文献57）より転載）

	合　計（n=4564）		
	ハザード比（95%信頼区間）	P 値
低強度レベルの身体活動	1.03（0.78 ～ 1.36）	0.850
中強度レベルの身体活動	1.06（0.78 ～ 1.43）	0.706
ボードゲームや学習のような認知的な刺激	0.90（0.67 ～ 1.20）	0.457
本や新聞を読む	0.83（0.48 ～ 1.44）	0.511
文化的なレッスン	1.24（0.93 ～ 1.65）	0.139
パソコンの使用	1.15（0.80 ～ 1.66）	0.439
友人の訪問	0.85（0.59 ～ 1.21）	0.355
日常での外出	1.16（0.88 ～ 1.52）	0.299
日常会話	0.56（0.35 ～ 0.89）	0.015
自動車運転	0.63（0.45 ～ 0.88）	0.007
買い物	0.57（0.34 ～ 0.96）	0.033
家の掃除	0.83（0.56 ～ 1.24）	0.366
ゴミ出し	0.96（0.67 ～ 1.38）	0.817
庭掃除・ガーデニング	0.71（0.54 ～ 0.94）	0.016
ペットや孫の世話	0.88（0.67 ～ 1.16）	0.361
仕事	0.87（0.62 ～ 1.24）	0.443

III

効果検証の報告はきわめて限られている[56]．

　しかしながら，運動を中心とした介入においても教室型のグループ運動を介入手段として用いられることが多く，グループ運動介入では身体的な側面のみならず，対人交流が促進される場面も多く，社会的フレイルの解消にも効果の波及が期待できる．わが国の各地域で広く展開されている社会的な交流を促進するサロン活動のような集会に参加することで，要介護の発生リスクが軽減することが報告されており[7]，地域での集会に参加することで社会的な側面に加えて，外出行動および対人交流を通じて身体面や認知・精神面に対しても機能維持・向上の効果が期待できる．

　例えば，Shimada ら[57]の報告における日常での活動と認知症の発症リスクとの関係をみてみると，平均追跡期間 3 年 6 カ月における認知症の発症と関連した日常生活での活動の一つに，日常での会話の有無があげられている．他者との会話が毎日ある人では，そうではない人に比べて，認知症の発症リスク（ハザード比）が 0.56 であり（表 3-11），40% 以上ものリスク低減につながることが期待されている．

　スペインで実施された地域での介入研究の成果では，専門家ではないボランティアによる訪問での社会的支援の介入によって，栄養状態やフレイルの改善に対する効果が報告されている[58]．ボランティアによる介入では，週2回の12週間での訪問で外出の促進や会話，興味や話題の共有などの社会的な側面からの支援を主として実施しており，認知機能を活性させるような機会も取り入れている．また，このような専門家ではないボランティアによる介入では，ガイドブックを用いた栄養介入や筋力強化の運動をフレイル高齢者に促進することで，さらに高いフレイルからの脱却が期待できるとしている（**図3-13**）[58]．このように，社会的な側面からの介入によって，フレイルからの脱却や要介護の回避が期待されるが，推奨すべき対象をはじめとして，効果的な介入方法やその効果量に関しては，今後も検証を重ねていく必要がある．つまり，社会的なフレイルを有する高齢者のみならず，たとえ身体的および認知的なフレイルな状態であっても，社会的な側面からの介入で身体的および認知的なフレイルの悪化を予防し，要介護の回避や生活の質の維持・向上につながることが期待される．

　また，外出することは，さまざまな外的な環境から刺激を得ることができ，心身機能の維持・向上には欠くことのできない重要な要素であろう．外出行動は，脳機

【身体運動と栄養介入群】
- ガイドブックを用いた栄養に関する議論（サプリメントは使わず，通常の食事でのタンパク質，水分・エネルギー摂取に関する内容）
- 計8つの栄養に関する議論
- 週1回の自主運動を推奨
- 筋力トレーニング（6種類の運動を15回反復×2セット）
- 健康食品，高たんぱく・高エネルギーレシピの紹介

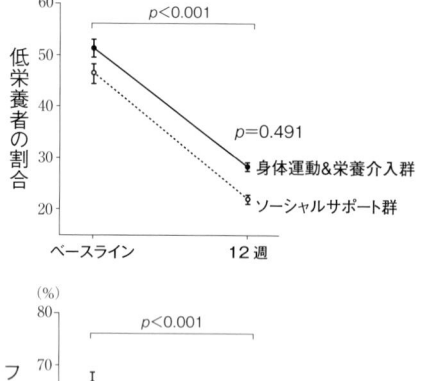

【ソーシャルサポート群（アクティブコントロール）】
- 訪問でのソーシャルサポート
- 栄養や運動に関する議論は行わない
- 外出支援，おしゃべり，趣味の共有など
- 認知トレーニングの機会は提供

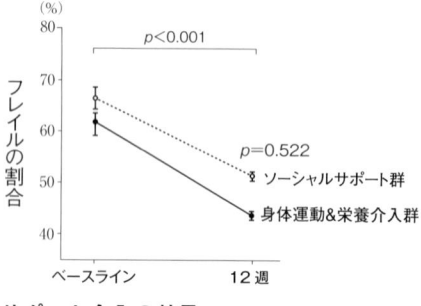

図3-13　フレイルに対するソーシャルサポート介入の効果（文献58より転載）

能を維持するためにも推奨したい活動の一つである．地域高齢者20名を対象に言語流暢性課題遂行中の脳血流動態と外出頻度との関連を調べた結果，毎日外出している人では，それ以下の頻度の人に比べて課題遂行中の前頭前野における脳活動の活性化が高かった（p34の**図1-23**）[59]．また，他者との顔を合わせての会話（face-to-face conversation）は，前頭葉や側頭葉の活動を活性化することが報告されており[60]，社会的な活動を通じて他者とのコミュニケーションを活発に行うことは，脳活動の活性化を維持して脳機能を保持するうえで非常に重要であろう．

わが国における社会的活動やソーシャル・キャピタルを高めることによる効果の検証が，地域介入研究として報告されている．愛知県武豊町をフィールドとして実施された検証では，徒歩でアクセス可能な範囲に高齢者のサロンを積極的に多数設置して，地域のソーシャル・キャピタルの向上とそれによる健康指標への影響を調べている．その結果，サロンの参加者は非参加者に比べて2年後の主観的な健康感に有意な差が生じていた[61]．また，東京都で実施している介入研究「りぷりんと（REPRINTS：東京都健康長寿医療センター）」では，高齢者ボランティアによる児童に対する絵本の読み聞かせを行うことによる効果を検証している．高齢者ボランティアを養成し，高齢者と児童の世代間交流を促進することで，高齢者の主観的健康感や社会的サポート・ネットワークが増進され，地域共生意識および体力の一部に効果が認められている[62]．

Column 高齢者へのアプローチのコツ

内的報酬と外的報酬

運動をはじめとした健康行動を継続するためには，モチベーション（意欲）は非常に重要な要素となる．そのモチベーションを左右する要因の一つに報酬がある．一般的に「報酬」と聞くと，金銭や物品などが与えられることが想像されるかもしれない．報酬には，金銭や物品の享受といった外的報酬のほかにも，その行動による充実感ややりがい，心身への効果の実感などといった内的報酬がある．健康的な行動を長続きしてもらうには，外的報酬よりも内的報酬の果たす役割が大きい．ちなみに，外的報酬による行動の強化はあまり長続きしにくい．例えば，運動を始めることで身体が軽く感じるようになった，階段の上り下りが楽になった，膝の痛みが気にならなくなった，といった心身の変化にポジティブな感情を抱き，その行動による報酬として感じることができれば，行動が強化され，長続きしやすい．また，立っている姿勢や歩く姿勢がよくなったなどと他者に褒められることも報酬の一つであ

り，モチベーションの向上につながる.

　高齢者へのアプローチを考える際には，いかにモチベーションを高め，維持するかも重要であり，その方策として内的な報酬に気づきを促すような働きかけも有益である.

● 文 献 ●

1) Lawton MP, et al : Assessment of older people : self-maintaining and instrumental activities of daily living. *Gerontologist* **9** : 179-186, 1969

2) Lawton MP, et al : Assessing the competence of older people.Kent DP, et al (eds) : Research, Planning, and Action for the Elderly : the Power and Potential of Social Science. Behavioral Publications　New York, 1972

3) 柴田　博，他 : ADL（Activities of Daily Living）研究の最近の動向. 社会老年学　**21** : 70-83, 1984

4) Fujiwara Y, et al : Longitudinal changes in higher-level functional capacity of an older population living in a Japanese urban community. *Arch Gerontol Geriatr* **36** : 141-153, 2003

5) 古谷野亘，他 : 地域老人における活動能力の測定—老研式活動能力指標の開発. 日公衛誌　**34** : 109-114, 1986

6) 生内由佳，他 : 地域在住高齢者における社会的活動への参加と体力との関連. 日公衛誌　**63** : 727-737, 2016

7) Hikichi H, et al : Effect of a community intervention programme promoting social interactions on functional disability prevention for older adults : propensity score matching and instrumental variable analyses. JAGES Taketoyo study. *J Epidemiol Community Health* **69** : 905-10, 2015

8) Fratiglioni L, et al : Influence of social network on occurrence of dementia : a community-based longitudinal study. *Lancet* **355** : 1315-1319, 2000

9) Makizako H, et al : Social Frailty in Community-Dwelling Older Adults as a Risk Factor for Disability. *J Am Med Dir Assoc* **16** : 1003e7-11, 2015

10) Lund R, et al : Can the higher risk of disability onset among older people who live alone be alleviated by strong social relations? A longitudinal study of non-disabled men and women. *Age Ageing*　**39** : 319-326, 2010

11) Koohsari MJ, et al : Walkable Urban Design Attributes and Japanese Older Adults' Body Mass Index : Mediation Effects of Physical Activity and Sedentary Behavior. *Am J Health Promot*　890117118814385, 2018

12) Renalds A, et al : systematic review of built environment and health. Fam Community Health　**33** : 68-78, 2010

13) Satake S, et al : Validity of Total Kihon Checklist Score for Predicting the Incidence of 3-Year Dependency and Mortality in a Community-Dwelling Older Population. *J Am Med Dir Assoc*　**18** : 552, 2017

14) Makizako H, et al : Social Frailty Among Community-Dwelling Older Adults : Recommended Assessments and Implications. *Ann Geriatr Med Res*　**22** : 3-8, 2018

15) Gobbens RJ, et al : The prediction of quality of life by physical, psychological and social components of frailty in community-dwelling older people. *Qual Life Res*　**23** : 2289-2300, 2014

16) Garre-Olmo J, et al : Prevalence of frailty phenotypes and risk of mortality in a community-dwelling elderly cohort. *Age Ageing*　**42** : 46-51, 2013

17) Teo N, et al : Social Frailty and Functional Disability : Findings From the Singapore Longitudinal Ageing Studies. *J Am Med Dir Assoc*　**18** : 637, 2017

18) Bunt S, et al : Cross-Cultural Adaptation of the Social Vulnerability Index for Use in the Dutch Context. *Int J Environ Res Public Health*　**14** : ii, 2017

19) Tsutsumimoto K, et al : Association of Social Frailty With Both Cognitive and Physical Deficits Among Older People. *J Am Med Dir Assoc*　**18** : 603-607, 2017

20) Makizako H, et al : Associations of social frailty with loss of muscle mass and muscle weakness among community-dwelling older adults. *Geriatr Gerontol Int*　**19** : 76-80, 2019

21) Makizako H, et al : Social Frailty Leads to the Development of Physical Frailty among Physically Non-Frail Adults : A Four-Year Follow-Up Longitudinal Cohort Study. *Int J Environ Res Public Health*　**15** : ii, 2018

22) 栗本鮎美，他 : 日本語版Lubben Social Network Scale短縮版（LSNS-6）の作成と信頼性および妥当性の検討. 日老医誌　**48** : 149-157, 2011

23) Aung MN, et al : The social network index and its relation to later-life depression among the elderly aged >/= 80 years in Northern Thailand. *Clin Interv Aging* **11** : 1067-1174, 2016

24) Windsor TD, et al : Structural and functional social network attributes moderate the association of self-rated health with mental health in midlife and older adults. *Int Psychogeriatr* **28** : 49-61, 2016

25) Chang Q, et al : A meta-analytic review on social relationships and suicidal ideation among older adults. *Soc Sci Med* **191** : 65-76, 2017

26) Nagayoshi M, et al : Social network, social support, and risk of incident stroke : Atherosclerosis Risk in Communities study. *Stroke* **45** : 2868-2873, 2014

27) Cene CW, et al : Social isolation, vital exhaustion, and incident heart failure : findings from the Atherosclerosis Risk in Communities Study. *Eur J Heart Fail* **14** : 748-753, 2012

28) Litwin H, et al : The effect of social network on the physical activity-cognitive function nexus in late life. *Int Psychogeriatr* **18** : 1-10, 2018

29) Ali T, et al : Effects of social network diversity on mortality, cognition and physical function in the elderly : a longitudinal analysis of the Chicago Health and Aging Project (CHAP). *J Epidemiol Community Health* **72** : 990-996, 2018

30) Lubben J : Assessing social networks among elderly populations. *Family & Community Health* **11** : 42-52, 1988

31) Lubben J, et al : Performance of an abbreviated version of the Lubben Social Network Scale among three European community-dwelling older adult populations. *Gerontologist* **46** : 503-513, 2006

32) Kuiper JS, et al : Social relationships and risk of dementia : A systematic review and meta-analysis of longitudinal cohort studies. *Ageing Res Rev* **22** : 39-57, 2015

33) Putnam RD（著）, 柴内康文（訳）: 孤独なボウリング―米国コミュニティの崩壊と再生. 柏書房, 2006

34) 相田 潤, 他 : ソーシャル・キャピタルと健康格差. 医療と社会 **24** : 57-74, 2014

35) Egolf B, et al : The Roseto effect : a 50-year comparison of mortality rates. *Am J Public Health* **82** : 1089-1092, 1992

36) Holt-Lunstad J, et al : Social relationships and mortality risk : a meta-analytic review. *PLoS Med* **7** : e1000316, 2010

37) Christakis NA, et al : The collective dynamics of smoking in a large social network. *N Engl J Med* **358** : 2249-2258, 2008

38) Christakis NA, et al : The spread of obesity in a large social network over 32 years. *N Engl J Med* **357** : 370-379, 2007

39) Kawachi I, et al : Social capital, income inequality, and mortality. *Am J Public Health* **87** : 1491-1498, 1997

40) Nieminen T, et al : Social capital and all-cause mortality among Finnish men and women aged 30-79. *Eur J Public Health* **25** : 972-978, 2015

41) Sundquist K, et al : Neighbourhood deprivation and incidence of coronary heart disease : a multilevel study of 2.6 million women and men in Sweden. *J Epidemiol Community Health* **58** : 71-77, 2004

42) Giordano GN, et al : The impact of changes in different aspects of social capital and material conditions on self-rated health over time : a longitudinal cohort study. *Soc Sci Med* **70** : 700-710, 2010

43) Giordano GN, et al : Social capital and self-rated health--a study of temporal (causal) relationships. *Soc Sci Med* **75** : 340-348, 2012

44) Aida J, et al : Does social capital affect the incidence of functional disability in older Japanese? A prospective population-based cohort study. *J Epidemiol Community Health* **67** : 42-47, 2013

45) Tomioka K, et al : Age and gender differences in the association between social participation and instrumental activities of daily living among community-dwelling elderly. *BMC geriatrics* **17** : 99, 2017

46) 高取克彦, 他 : 地域在住高齢者における主観的年齢と運動機能, フレイルおよび個人レベルのソーシャル・キャピタル強度との関係. 理学療法学 **45** : 297-303, 2018

47) 内閣府ホームページ : 平成14年度ソーシャル・キャピタル―豊かな人間関係と市民活動の好循環を求めて 2003 https://www.npo-homepage.go.jp/toukei/2009izen-chousa/2009izen-sonota/2002social-capital. 2019年5月12日閲覧

48) DP A : The Power of People : Social Capital's Role in Recovery from the 1995 Kobe Earthquake. *Natural Hazards* **56** : 595-611, 2011

49) Nakagawa Y : Social Capital : A Missing Link to Disaster Recovery. *Int J Mass Emerg Disasters* **22** : 5-34, 2004

50) Merema MR : An Update on Social Activity and Depression in the Elderly : A Brief Review of Recent Findings and Key Issues. *Healthy Aging & Clinical Care in the Elderly* **6** : 11-15, 2014

51) Grotz C, et al : Retirement age and the age of onset of Alzheimer's disease : results from the ICTUS study. *PLoS One* **10** : e0115056, 2015

52) Dufouil C, et al : Older age at retirement is associated with decreased risk of dementia. *Eur J Epidemiol* **29** : 353-361, 2014

53) Griep Y, et al : Can volunteering in later life reduce the risk of dementia? A 5-year longitudinal study among

volunteering and non-volunteering retired seniors. *PLoS One* **12** : e0173885, 2017

54) Infurna FJ, et al : Volunteering Is Associated with Lower Risk of Cognitive Impairment. *J Am Geriatr Soc* **64** : 2263-2269, 2016

55) Lee SH, et al : Which type of social activities decrease depression in the elderly? An analysis of a population-based study in South Korea. *Iran J Public Health* **43** : 903-912, 2014

56) Dedeyne L, et al : Effects of multi-domain interventions in (pre) frail elderly on frailty, functional, and cognitive status : a systematic review. *Clin Interv Aging* **12** : 873-896, 2017

57) Shimada H, et al : Lifestyle activities and the risk of dementia in older Japanese adults. *Geriatr Gerontol Int* **18** : 1491-1496, 2018

58) Luger E, et al : Effects of a Home-Based and Volunteer-Administered Physical Training, Nutritional, and Social Support Program on Malnutrition and Frailty in Older Persons : A Randomized Controlled Trial. *J Am Med Dir Assoc* **17** : 671e9-16, 2016

59) Makizako H, et al : Relationship between going outdoors daily and activation of the prefrontal cortex during verbal fluency tasks (VFTs) among older adults : a near-infrared spectroscopy study. *Arch Gerontol Geriatr* **56** : 118-123, 2013

60) Suda M, et al : Frontopolar activation during face-to-face conversation : an in situ study using near-infrared spectroscopy. *Neuropsychologia* **48** : 441-447, 2010

61) Ichida Y, et al : Does social participation improve self-rated health in the older population? A quasi-experimental intervention study. *Soc Sci Med* **94** : 83-90, 2013

62) 藤原佳典, 他 : 都市部高齢者による世代間交流型ヘルスプロモーションプログラム—"REPRINTS"の1年間の歩みと短期的効果. 日公衛誌 **53** : 702-714, 2006

老年健康科学 〜運動促進・知的活動・社会参加のススメ

発　行　2019 年 8 月 1 日　第 1 版第 1 刷 ©
著　者　牧迫飛雄馬
発行者　濱田亮宏
発行所　株式会社ヒューマン・プレス
　　　　〒 244-0805　横浜市戸塚区川上町 167-1
　　　　TEL 045-410-8792　FAX 045-410-8793
　　　　https://www.human-press.jp/
装　丁　ブックウォール
印刷所　株式会社双文社印刷

疾患別リハビリテーション リスク管理マニュアル

編集 聖マリアンナ医科大学病院 リハビリテーション部

リスク管理がリハビリテーションのゴールを変える!!

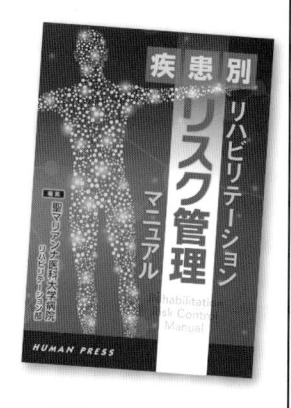

　本書は、リハビリテーションのトップランナーとして走ってきた臨床集団のノウハウが凝縮した極意書である。常に今の常識は通用するのか、新しい常識が生まれていないのかを追及し、最大限の効果・結果を示してきた。その筆者らが、現場で遭遇することが多い疾患を厳選し、エビデンスに基づいた知識から考えられる特有のリスク、および重複する他疾患の禁忌事項を豊富な図表で分かりやすく解説。また近年、耳目を集めるICUおよび腎疾患、せん妄、がん、サルコペニアなどにおける具体的なリハビリテーションの流れと治療技術の全ノウハウを曝け出した臨床バイブルである。初学者だけでなく中堅セラピストにとっても、確認と研鑽に最適な一冊である。ぜひ、門外不出と噂される知識を手に入れ、効果が目に見えるリハビリテーションを展開してほしい。

定価 (本体 4,800 円+税) ／ A5 判・520 頁 ／ 2018 年　　ISBN 978-4-908933-11-0

CONTENTS

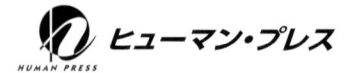
ヒューマン・プレス

〒244-0805 神奈川県横浜市戸塚区川上町 167-1
TEL：045-410-8792　　FAX：045-410-8793
ホームページ：https://www.human-press.jp/